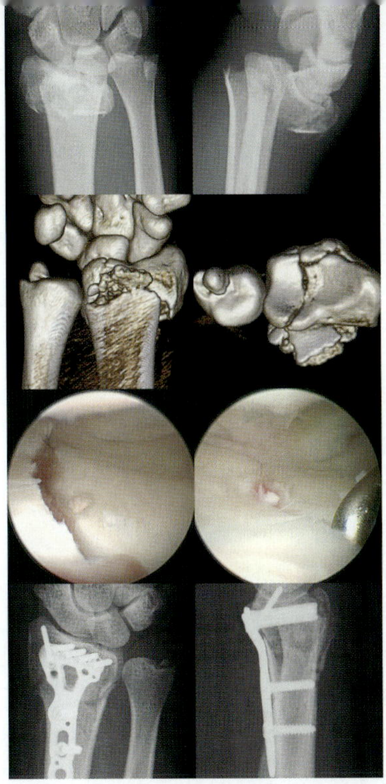

Distal Radius Fractures

橈骨遠位端骨折を究める

診療の実践 A to Z

安部幸雄【編集】
Yukio Abe

南江堂

執筆者一覧

◉編集

安部　幸雄　山口県済生会下関総合病院整形外科 科長

◉執筆（執筆順）

森谷　浩治　新潟手の外科研究所 研究部長

今谷　潤也　岡山済生会総合病院整形外科 診療部長

森友　寿夫　大阪行岡医療大学行岡病院手外科センター 教授

粕渕　賢志　大阪行岡医療大学医療学部理学療法学科 講師

松浦　佑介　千葉大学整形外科 助教

藤原　浩芳　京都第二赤十字病院整形外科 部長

児玉　成人　滋賀医科大学附属病院リハビリテーション部 准教授

金城　養典　清恵会病院整形外科 副部長 / 手外科マイクロサージャリーセンター センター長

高畑　智嗣　JA かみつが厚生連上都賀総合病院整形外科 部長

長尾　聡哉　板橋区医師会病院整形外科 部長

近藤　秀則　岡山済生会総合病院整形外科 医長

川崎　恵吉　昭和大学横浜市北部病院整形外科 准教授

長田　伝重　獨協医科大学日光医療センター整形外科 主任教授

森谷　史朗　岡山済生会総合病院整形外科 医長

安部　幸雄　山口県済生会下関総合病院整形外科 科長

渡邉健太郎　名古屋掖済会病院整形外科・リウマチ科 主任部長

西脇　正夫　川崎市立川崎病院整形外科 手肘外科センター長

門馬　秀介　千葉ろうさい病院重症・救命科 / 集中治療部 / 外傷センター 部長

坂野　裕昭　平塚共済病院 副院長

酒井　昭典　産業医科大学病院四肢外傷センター 部長 / 整形外科 教授

善家　雄吉　産業医科大学整形外科 講師

村瀬　　剛　大阪大学整形外科 准教授

阿部　真悟　市立豊中病院整形外科

三浦　俊樹　JR 東京総合病院整形外科 部長

仲西　康顕　奈良県立医科大学整形外科 助教

清水　隆昌　奈良県立医科大学整形外科 助教

面川　庄平　奈良県立医科大学手の外科 教授

泉山　　公　永生会南多摩病院整形外科，骨折・手外科センター 副院長

加地　良雄　香川大学整形外科 講師

鈴木　歩実　聖隷浜松病院手外科・マイクロサージャリーセンター 医長

河野　正明　興生総合病院整形外科 副院長

千葉　恭平　興生総合病院整形外科 医長

山中　一良　済生会神奈川県病院整形外科 専任部長

寺浦　英俊　東住吉森本病院整形外科 部長 / 大阪市立大学医学部 臨床教授

序文

橈骨遠位端骨折の治療に携わったことのない整形外科医はいないはずである．それほど一般的な外傷の“教科書”ともいえる本をこの度発刊できる機会を得た．このきっかけは私が『橈骨遠位端骨折診療ガイドライン 2017』策定委員会の委員長をさせていただいたことが大きく関与している．ガイドラインは基本的に論文を集積して得られた知見のエビデンスを評価し，現時点での標準的治療を提供するものと考えている．2017 年 4 月に発刊後，様々なご意見をいただいた．そのなかには「このガイドラインには先生の意見が入っていない」と指摘する先生方も少なからずおられた．エキスパートオピニオンとしてある程度の意見は委員会として提供させていただいたが，ガイドラインとはあくまで客観的なものと捉えていたのでこれも致し方ないと考えた．しかし，私や理事を含めた 15 名の委員会のメンバーも，up to date な自分の意見も発表したいと思われていたことと思う．そのような思いを察知した南江堂の方々に timely にそそのかされ（？），今回の発刊にいたった．

私は昭和 62 年（1987 年）に医師になり，その翌年より整形外科医として診療を開始した．当時の橈骨遠位端骨折の治療は，徒手整復，ギプス固定が原則で，多少あるいはかなりのギプス内転位を生じ，変形治癒にいたっても機能障害は軽度である，という認識であったと記憶している．3 年ほど在籍したその病院では手術は皆無であった．その後 cotton-loader 肢位の固定による拘縮や CRPS，変形治癒による弊害などの合併症が指摘され，ピンニング治療が盛んとなって創外固定も一世を風靡した．2000 年代になって掌側ロッキングプレート固定が瞬く間に一般的となり，現在の好成績が得られるようになった．この時代の変遷をつぶさに経験できたことはとても幸運であったと思う．

ご承知の通り本骨折の教科書には，2010 年に発刊された斎藤英彦先生，森谷浩治先生の編集による格調高い名著『橈骨遠位端骨折—進歩と治療法の選択』がある．この本の業績を汚さないように，そして最新の知見を取り入れるべく，ガイドラインのメンバーを中心として計 33 名の先生方に執筆を依頼させていただいた．各先生方は 30 歳代から上は 60 歳になろうとする様々な年齢層であるが，いずれも本骨折の診療の第一線に携わっておられる方々である．その内容は，疫学，解剖，バイオメカニクス，診断，治療，リハビリテーション，治療評価，合併症を基本骨格として，高度粉砕骨折や骨粗鬆症性骨折，先端技術を使用した矯正骨切り術，さらに昨今，しばしば議題に取り上げられる marginal fracture（volar rim fracture）を含んでいる．また実践編として，現在日本にて使用できる各種掌側ロッキングプレートと尺骨遠位端骨折用プレートについて，その特徴，実際の使用法とコツを，開発者あるいは経験豊富な先生方に述べていただいた．240 ページものボリュームの原稿を校正するのは大変と当初は思っていたが，いざ始めると内容の面白さに 2 日で一気に終了させてしまった．ぜひ皆様も本書の隅々までお読みいただき，現時点での本骨折の最新の治療を実感していただきたい．

私の本骨折に対する手術治療の第一例目は 1992 年，創外固定にて治療した症例であった．以来これまで約 1,000 例に及ぶ本骨折の症例の手術を経験した．この間，様々な先生に本骨折の治療についてアドバイスをいただいた．特に小郡第一総合病院の土井一輝統括院長，光市立光総合病院の桑田憲幸院長には手の外科のイロハからご教授していただいた．米国コネチカット州の Dr. H. Kirk Watson には手関節の面白さを教えていただいた．また学会を通じて他大学，海外の先生方とも交流およびご指導していただいたことが現在の自分を支えているのは言うまでもない．また，本書の企画および制作において多大なご尽力をいただいた南江堂の諸氏を含め，この場をお借りして改めて深謝致します．

2019 年 3 月吉日

安部幸雄

目次

III 診断

IV 治療

V 特殊な骨折の診断と治療

IX 術後合併症とその対策【泉山　公】

X 実践編：各プレートの特徴と具体的手術法

I

橈骨遠位端骨折の疫学

A 発生状況およびその危険因子

1 発生率

橈骨遠位端骨折は骨脆弱性骨折のなかでも脊椎圧迫骨折，大腿骨近位部骨折に続いて発生率が高く，日常診療でもよくみかける[1～4]．日本にも本骨折の疫学に関するレビューは以前からあり，そのなかでは身体活動性の比較的高い50～70歳の女性に多く発生すると記述されている[1, 5]．

2008年以降の論文からも成人（16歳以上）を対象とした橈骨遠位端骨折の発生率は，諸外国において年間人口1万人あたり14.5～29人（男性：10～17人，女性：18.9～37人）にのぼり，女性が男性の1.9～3.12倍多く占め[6～12]，この発生率の性差には有意差がみられたとの報告もあった[13]．また，欧州では社会経済的に恵まれない人たちにおける橈骨遠位端骨折は富裕層と比べて有意に若年者の男性に多く発生している[14]．日本では人口1万人あたり10.8～19.7人の発生率であり，性差も男性：女性＝1：3.2～6.4と諸外国と大差ない[2～4, 15, 16]．

加齢とともに橈骨遠位端骨折の発生率は増加し，70歳以上では若年と比べて男性は2倍，女性は17.7倍になるものの，80歳を超えたあたりで発生率は頂点を迎え，以後は減少に転ずる[6, 9, 17]．80歳以上に限ると，その発生率は人口1万人あたり男性が46.6人，女性は110.7人と報告されている[8]．日本では60歳代[16]または70歳代[4]が発生率の頂点になっている．

発生率の経年的な動向に関しては以前から「増加している」と「増加は認められない」が対峙していた[1]．2008年以後の論文からも増加[3, 9, 10, 12, 16]，不変[7]，減少[6, 11]と一貫性がみられず，日本の調査では発生率に経年的な増減を認めていない[2, 4]．

2 受傷機転

従来，冬季の屋外，特に凍結した路面で転倒受傷することが典型とされてきた[1, 5]．2008年以降の論文からも立位からの転倒（低エネルギー骨折）による受傷が最多であり，原因の49～77％を占めている[7, 8, 18]．低エネルギー骨折は有意に女性で多く発生し，転落・交通事故などの高エネルギー骨折は男性に多い[8, 17]．本骨折の受傷場所は屋外，受傷時期は冬季が多く[2, 3, 7, 8, 15, 19]，特に12月と1月の発生率が他の月よりも有意に高い[20]．なお，利き手・非利き手での発生に差異はない[18]．

3 骨折形態

Colles骨折が全体の約80％を占め，AO分類では関節外骨折(23-A)が全年齢を通して最も頻度が高く，関節内骨折(23-C)は50歳未満で少ないが年齢とともに増加していくことが以前の特徴であった[1)]．2008年以降も骨折の転位方向は背側が圧倒的に多く[7, 8)]，AO分類ではA型が54～66％，関節内部分骨折であるB型が9～14％，関節内完全骨折であるC型が25～32％を占めている[7, 18)]．年齢とともにA型とC型の発生率は増加し，受傷外力が強くなるほどC型は増えるものの，B型の発生に年齢や受傷外力の影響は認められていない[7, 18)]．また，有意にA型は女性，B型は男性に発生するとの報告がある[8)]．

4 他の脆弱性骨折との関係

比較的低年齢の高齢者に橈骨遠位端骨折は発生しやすく，大腿骨近位部骨折を将来的に受傷する相対リスクも1.9～3.22と見積もられ，脆弱性骨折連鎖のはじまりとされている[21)]．2008年以降の論文からも本骨折の受傷後1年以内に続発する大腿骨近位部骨折は人口1万人あたり84.6人にのぼり，非骨折群と比べると5.67倍の発生率になる[22)]．また，多変量解析を用いた研究では，ハザード比3.45のリスクで橈骨遠位端骨折後に大腿骨近位部骨折が発生すると報告されている[22)]．この続発性大腿骨近位部骨折は本骨折の受傷後1ヵ月以内が最多となっており，他の主要な脆弱性骨折も橈骨遠位端骨折の受傷後10年以内に発生するリスクが有意に高くなっている[22, 23)]．

5 発生にかかわる危険因子

橈骨遠位端骨折の危険因子として，骨量低下や性別，人種，遺伝，転倒，過度の飲酒，動物性蛋白質摂取の不足，早期閉経，高い活動性，視力低下や歩行頻度が高いこと，歩行速度が速いこと，利き手が左であることなどが以前からあげられていた[1, 5)]．

2008年以降の論文では健常者と比べて橈骨遠位端骨折患者は体重が少なく，body mass index(BMI)も低いと報告されている[23～27)]．以前からの骨粗鬆症や骨量減少の有病率[23, 24, 26～29)]，骨密度低値[23～28, 30)]に加えて，中手骨や脛骨遠位部における皮質骨の菲薄化[25, 31)]も関係が認められている．また，グルココルチコイドの使用歴[24)]や早期閉経[26, 27)]，独居[23, 24)]，血清ビタミンD低値[26, 30)]，短い片脚起立時間[29)]，遺伝子[32)]との有意な関連も指摘されている．なお，男性では都会暮らし[17)]や男性ホルモン低値[33)]，女性では骨折の既往[26, 27)]との関係がみられる．

このように本骨折の発生には多数の関連因子が報告されているが，そのなかでも危険因子としては高齢[13, 24)]や女性[13)]，体重やBMIの低値[24)]，独居[24)]，グルココルチコイドの使用歴[24)]，骨粗鬆症や骨量減少の有病率[13, 23, 24, 27, 29)]，氷晶雨や路面の凍結，低気温といった気象[8, 20)]，中手骨における骨皮質の多孔性や橈骨遠位端部の骨微細構造の劣化[25, 31, 34)]，血清ビタミンD低値[26)]，片脚起立時間が15秒未満[29)]，骨芽細胞分化にかかわるRUNX2の11A対立遺伝子を保有[32)]，テストステロン低値[33)]などが報告されている．なお，高エネルギー骨折の危険因子としては男性(オッズ比7.01)や田舎暮らし(オッズ比2.08)，夏季(オッズ比2.38)があげられている[17]．

文献

1) 森谷浩治：橈骨遠位端骨折の疫学．橈骨遠位端骨折—進歩と治療法の選択，斎藤英彦ほか(編)，金原出版，東京，p.16-18, 2010
2) 佐久間真由美ほか：2010年佐渡市における骨粗鬆症関連骨折発生調査．Osteoporosis Japan **20**：245-247，2012
3) Sakuma M et al：Incidence of osteoporotic fractures in Sado, Japan, in 2010. J Bone Miner Metab **32**：200-205, 2014
4) Oinuma T et al：Secular change of the incidence of four fracture types associated with senile osteoporosis in Sado, Japan：the results of a 3-year survey. J Bone Miner Metab **28**：55-59, 2010
5) 日本整形外科学会診療ガイドライン委員会ほか(編)：橈骨遠位端骨折の疫学．橈骨遠位端骨折診療ガイドライン2012，南江堂，東京，p.7-9，2012
6) Wilcke MK et al：Epidemiology and changed surgical treatment methods for fractures of the distal radius：a registry analysis of 42,583 patients in Stockholm County, Sweden, 2004-2010. Acta Orthop **84**：292-296, 2013
7) Sigurdardottir K et al：Epidemiology and treatment of distal radius fractures in Reykjavik, Iceland, in 2004. Comparison with an Icelandic study from 1985. Acta Orthop **82**：494-498, 2011
8) Flinkkilä T et al：Epidemiology and seasonal variation of distal radius fractures in Oulu, Finland. Osteoporos Int **22**：2307-2312, 2011
9) Tsai CH et al：A population-based study on trend in incidence of distal radial fractures in adults in Taiwan in 2000-2007. Osteoporos Int **22**：2809-2815, 2011
10) Mellstrand-Navarro C et al：The operative treatment of fractures of the distal radius is increasing：results from a nationwide Swedish study. Bone Joint J **96-B**：963-969, 2014
11) Jo YH et al：National surgical trends for distal radius fractures in Korea. J Korean Med Sci **32**：1181-1186, 2017
12) Jerrhag D et al：Epidemiology and time trends of distal forearm fractures in adults- a study of 11.2 million person-years in Sweden. BMC Musculoskelet Disord **18**：240, 2017
13) Harness NG et al：Distal radius fracture risk reduction with a comprehensive osteoporosis management program. J Hand Surg **37-A**：1543-1549, 2012
14) Clement ND et al：Does socioeconomic status influence the epidemiology and outcome of distal radial fractures in adults? Eur J Orthop Surg Traumatol **27**：1075-1082, 2017
15) Sakuma M et al：Incidence and outcome of osteoporotic fractures in 2004 in Sado City, Niigata Prefecture, Japan. J Bone Miner Metab **26**：373-378, 2008
16) Tsukutani Y et al：Epidemiology of fragility fractures in Sakaiminato, Japan：incidence, secular trends, and prognosis. Osteoporos Int **26**：2249-2255, 2015
17) Diamantopoulos AP et al：The epidemiology of low- and high-energy distal radius fracture in middle-aged and elderly men and women in Southern Norway. PLoS One **7**：e43367, 2012
18) Koo OT et al：Distal radius fractures：an epidemiological review. Orthop Surg **5**：209-213, 2013
19) 菅原長弘ほか：当院における過去12年間の橈骨遠位端骨折の疫学的検討．山形県病医誌 **43**：19-21, 2009
20) Giladi AM et al：Variation in the incidence of distal radius fractures in the U.S. elderly as related to slippery weather conditions. Plast Reconstr Surg **133**：321-332, 2014
21) 森谷浩治：橈骨遠位端骨折．整形外科 **65**：795-801，2014
22) Chen CW et al：Incidence of subsequent hip fractures is significantly increased within the first month after distal radius fracture in patients older than 60 years. J Trauma Acute Care Surg **74**：317-321, 2013
23) Øyen J et al：Low bone mineral density is a significant risk factor for low-energy distal radius fractures in middle-aged and elderly men：a case-control study. BMC Musculoskelet Disord **12**：

67, 2011
24) Øyen J et al : Low-energy distal radius fractures in middle-aged and elderly women-seasonal variations, prevalence of osteoporosis, and associates with fractures. Osteoporos Int **21** : 1247-1255, 2010
25) Dhainaut A et al : Cortical hand bone porosity and its association with distal radius fracture in middle aged and elderly women. PLoS One **8** : e68405, 2013
26) Øyen J et al : Vitamin D inadequacy is associated with low-energy distal radius fractures : a case-control study. Bone **48** : 1140-1145, 2011
27) Øyen J et al : Osteoporosis as a risk factor for distal radius fractures : a case-control study. J Bone Joint Surg **93-A** : 348-356, 2011
28) Lee JO et al : Age- and site-related bone mineral densities in Korean women with a distal radius fracture compared with the reference Korean female population. J Hand Surg **35-A** : 1435-1441, 2010
29) Sakai A et al : Shorter unipedal standing time and lower bone mineral density in women with distal radius fractures. Osteoporos Int **21** : 733-739, 2010
30) Jang WY et al : Vitamin D levels in post-menopausal Korean women with a distal radius fracture. Injury **43** : 237-241, 2012
31) Rozental TD et al : Premenopausal women with a distal radial fracture have deteriorated trabecular bone density and morphology compared with controls without a fracture. J Bone Joint Surg **95-A** : 633-642, 2013
32) Morrison NA et al : Polyalanine repeat polymorphism in RUNX2 is associated with site-specific fracture in post-menopausal females. PLoS One **8** : e72740, 2013
33) Risto O et al : Elderly men with a history of distal radius fracture have significantly lower calcaneal bone density and free androgen index than age-matched controls. Aging Male **15** : 59-62, 2012
34) Christen D et al : Improved fracture risk assessment based on nonlinear micro-finite element simulations from HRpQCT images at the distal radius. J Bone Miner Res **28** : 2601-2608, 2013

B 治療方法の傾向と特徴

1980年代のはじめには観血的整復内固定(open reduction and internal fixation：ORIF)を施行された橈骨遠位端骨折は全症例の2％であり，主たる治療法は保存療法であった[1)]．ORIFが治療全体に占める割合は1996年になっても3％に過ぎず，この傾向は掌側ロッキングプレートが出現するまで大きく変わることはなかった[1)]．2000年以降に掌側ロッキングプレートが台頭するに従いORIFは増加し，2005年では16％に達した[1)]．

2008年以後も橈骨遠位端骨折の70～90％は保存的に治療され，特に60歳以上に対しては有意に保存療法が選択されている[2～4)]．ただし，手術療法は全治療法の20.2～35.8％を占めるにいたり，この割合には経年的な増加がみられている[5～10)]．男女間で選択される治療法の差異は非常に少ないものの，女性では治療全体に占める手術療法の割合が男性よりも高い(男：女＝1：2.7～3.5)[4, 7, 9)]．この手術療法が最も増えている年代は50～74歳代であり(特に60歳未満)，2005～2010年の間に41％も増加していた[2, 7)]．近年，手術内容にも劇的な変化がみられており，2006～2008年でプレートによるORIFが創外固定の2倍にまで増え，この変化は女性で著しい[9)]．Wilckeの報告では2004年にプレートの約4倍の実施があった創外固定は経年的に減少し，2008年で同程度，2010年になるとプレート実施が創外固定の約4.5倍になり，これを図示すると“X”型を呈していた(**図1**)[5)]．このプレート増加・創外固定減少の傾向は各年代で等しく認められ，特に50～74歳代では2005～2010年の間でプレート使用は4.4倍となり，創外固定器の使用は77％も減少するなど顕著である[7)]．このように経年的な増加がみられ

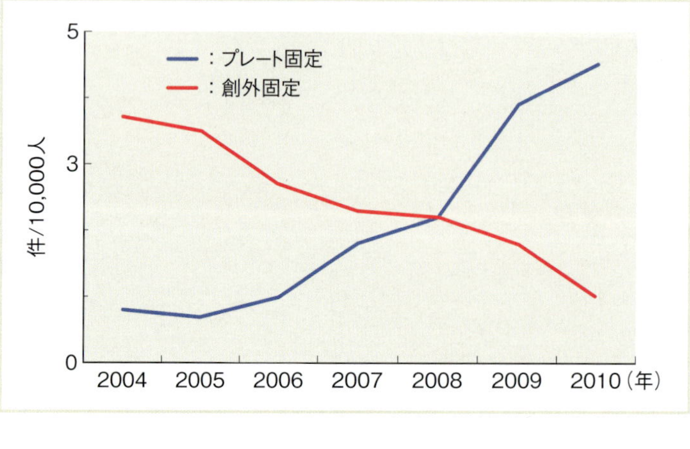

図1 手術療法におけるプレート固定と創外固定の経年的な実施傾向

るプレートを用いたORIFは2015年で手術療法の60.9％を占めるまでになっている[8]．なお，経皮的鋼線固定の実施状況に経年的な変化はみられていない[5,9]．

治療法の選択は患者や実施者の状態に影響されている．患者が高齢や男性，黒人，併存症を有する場合は有意にORIFが選択されず，社会経済上位者に対してはORIFが実施されやすい[10]．その一方で，人種間で治療法の選択に差異はないとする報告もある[4]．術者の年齢は有意に手術療法の選択と関連しており，若年術者ほどORIFを施行しがちであり，術者の年齢とともにORIFを選択する割合は直線的に減少する[11]．特に40歳以下では，それ以外の術者と比べて，有意に創外固定や経皮的鋼線固定を行わない傾向にある[11]．米国手外科学会員に代表される手外科を専門とする医師はそれ以外の医師と比べて有意にORIFを施行し（約2.7～2.8倍），それには地域や手外科の修練状況が大きく関与している[4,10～12]．言い換えると一般整形外科医は手外科医よりも有意に保存療法を選択しているといえる（オッズ比5.7）[4]．

◉ 文献

1) 森谷浩治：橈骨遠位端骨折の疫学．橈骨遠位端骨折―進歩と治療法の選択，斎藤英彦ほか（編），金原出版，東京，p.16-18, 2010
2) Koo OT et al：Distal radius fractures：an epidemiological review. Orthop Surg **5**：209-213, 2013
3) 菅原長弘ほか：当院における過去12年間の橈骨遠位端骨折の疫学的検討．山形県病医誌 **43**：19-21, 2009
4) Chung KC et al：Trends in the United States in the treatment of distal radial fractures in the elderly. J Bone Joint Surg **91-A**：1868-1873, 2009
5) Wilcke MK et al：Epidemiology and changed surgical treatment methods for fractures of the distal radius：a registry analysis of 42,583 patients in Stockholm County, Sweden, 2004-2010. Acta Orthop **84**：292-296, 2013
6) Flinkkilä T et al：Epidemiology and seasonal variation of distal radius fractures in Oulu, Finland. Osteoporos Int **22**：2307-2312, 2011
7) Mellstrand-Navarro C et al：The operative treatment of fractures of the distal radius is increasing：results from a nationwide Swedish study. Bone Joint J **96-B**：963-969, 2014
8) Jo YH et al：National surgical trends for distal radius fractures in Korea. J Korean Med Sci **32**：1181-1186, 2017
9) Mattila VM et al：Significant change in the surgical treatment of distal radius fractures：a nationwide study between 1998 and 2008 in Finland. J Trauma **71**：939-942, 2011
10) Chung KC et al：Variations in the use of internal fixation for distal radial fracture in the United States medicare population. J Bone Joint Surg **93-A**：2154-2162, 2011
11) Waljee JF et al：The influence of surgeon age on distal radius fracture treatment in the United States：a population-based study. J Hand Surg **39-A**：844-851,2014
12) Chung KC et al：The relationship between ASSH membership and the treatment of distal radius fracture in the United States medicare population. J Hand Surg **36-A**：1288-1293, 2011

Ⅱ

手関節の解剖・
バイオメカニクス
および受傷機転

A 橈骨遠位端の骨・軟部組織構造

橈骨遠位端骨折の治療を安全に遂行するために必要な橈骨遠位端部の機能解剖について述べる．特に掌側ロッキングプレート固定法を行ううえで重要な橈骨遠位端掌側面の骨・軟部組織構造の特徴については，解剖屍体標本を用いて行った解剖学的・組織学的研究[1〜4]の結果を交え，詳述する．

1 橈骨遠位端掌側部の局所解剖

a. 肉眼解剖

橈骨掌側面で最も掌側に突出した点を結んだ骨性隆起線（以下，S line）上には手関節面側から観察すると，橈側と尺側に2つの隆起点が存在している．更に，尺側の隆起点は橈側のそれより大きく掌側方向に突出している（図1）．これらと屈筋腱との位置関係では，長母指屈筋腱（以下，FPL）は2つの隆起点の間の浅い溝の底部を走行しており，尺側の隆起点を基点として，その橈側平均10.5 mm（± 1.2）部に位置している[3]．また，示指深指屈筋腱（以下，示指FDP）は尺側隆起点の橈側を，中指深指屈筋腱（以下，中指FDP）はその尺側を走行している（図2）．すなわち，術後断裂が頻発しているFPLと示指FDPはこの2つの隆起点の間を走行しており，同部でプレートやスクリューを橈骨のS lineよりも掌側に突出させないことが必須であると考えられる．一方，S lineは橈側では方形回内筋窩の最遠位の骨性隆起線（以下，PF line）に一致して存在するのに対し，尺側ではPF lineより遠位，すなわち月状骨窩関節面掌側縁に近接した位置に存在する（図3）．

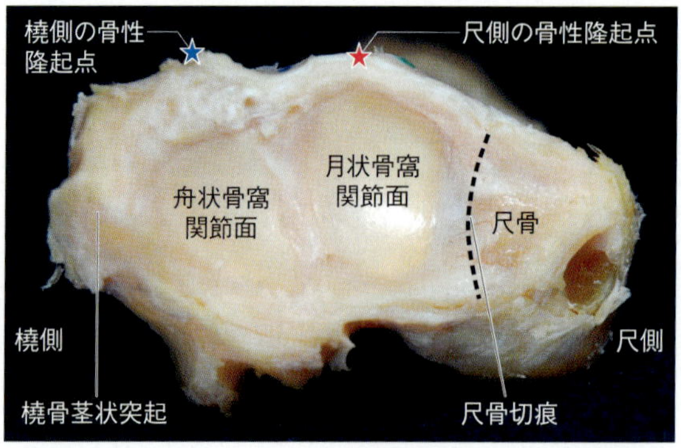

図1 手関節面側からみた橈骨遠位端
掌側には橈側（青★）と尺側（赤★）に2つの骨性隆起点が存在し，尺側の隆起点は橈側のそれより大きい．

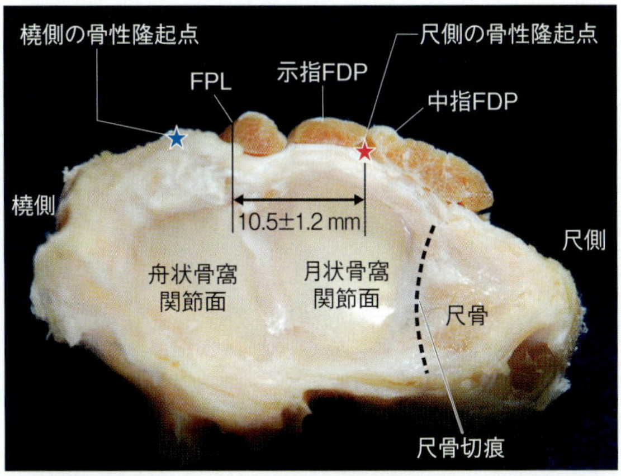

図2 手関節面側からみた橈骨遠位端

FPLは2つの頂点の間の浅い溝の底部，尺側骨性隆起点(赤★)を基点として橈側平均10.5 mm(±1.2)部を走行する．示指FDPは尺側骨性隆起点の橈側を，中指FDPはその尺側を走行する．

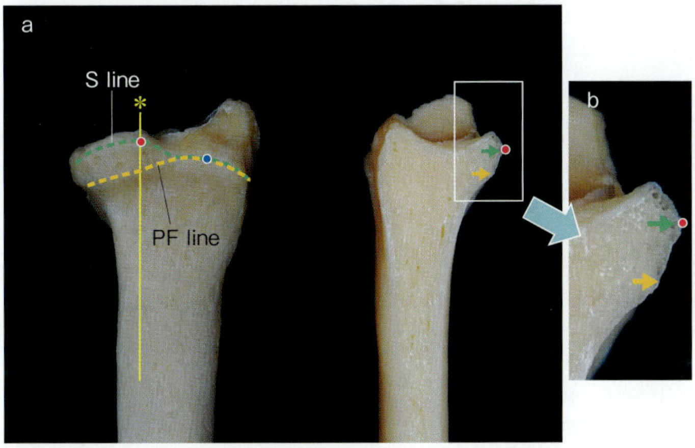

図3 橈骨遠位端掌側面の骨形態

a：最も掌側に突出した点を結んだS line(緑破線)と方形回内筋窩の最遠位の骨性隆起点を結んだPF line(黄破線)．

b：尺側骨性隆起点レベル(＊)での矢状断面にはS lineに相当する部分の変曲点(緑矢印)とPF lineに相当する変曲点(黄矢印)が明瞭に観察される．

(Imatani J et al：J Hand Surg **37**：1550-1554, 2012[2]より許諾を得て転載)

b. 組織学的検討

橈骨掌側面を最橈側部から最尺側部までの連続切片で観察すると，PF line(図4：黄★)は，組織学的にも骨の変曲点として明確に観察される．肉眼所見と同様に，橈側ではS line(図4：緑★)はPF lineと一致して存在するため変曲点は1箇所であるのに対し，尺側ではS lineとPF lineによる2箇所の変曲点が存在する．PF lineと橈骨関節面との間は強靱な橈骨手根骨間靱帯および関節包の起始部となっている．その起始部の幅は橈側では幅広く，尺側に向かうに従い徐々にその幅を減じており，舟状骨窩部では月状骨窩部のおおむね2倍である．方形回内筋の走行との関係では，PF lineと同筋の遠位縁とは必ずしも一致していない．Orbayら[5, 6]が報告した，方形回内筋と掌側関節包の間に存在する軟部組織構造である“Intermediate fibrous zone”は，S lineと方形回内

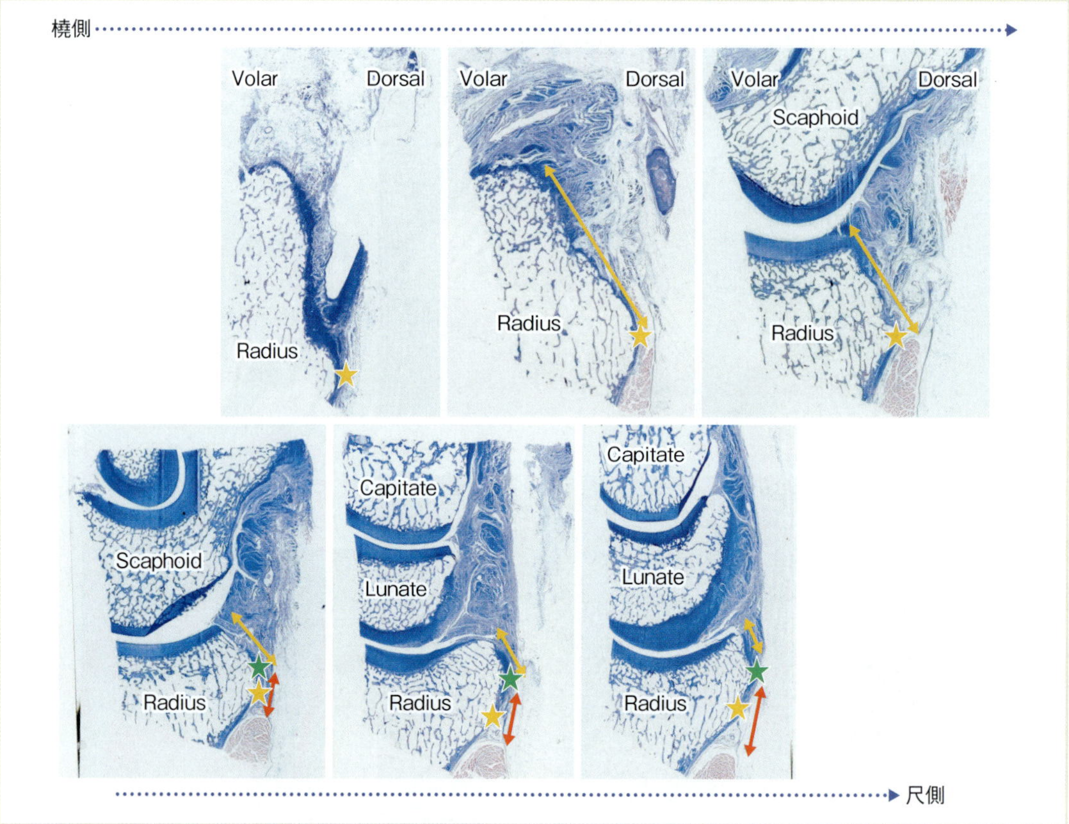

図4　橈骨遠位端矢状断での掌側面の組織学的検討

PF lineに相当するPronator fossaの最遠位部の骨性隆起点(黄点)およびS lineに相当する最も掌側に突出した点(緑点). 方形回内筋と掌側関節包(黄矢印)の間に存在する軟部組織構造である"Intermediate fibrous zone"(赤矢印).
(Imatani J et al : J Hand Surg **37** : 1550-1554, 2012[2]より許諾を得て転載)

筋遠位縁の間の結合組織として考えられ(図4：赤矢印), 橈側へ向うに従い徐々にその幅を減じ, 舟状骨窩橈側では消失する.

c. "Watershed line"

Orbayら[5, 6]は自らが提唱した"Watershed line"という概念を紹介した論文のなかで, これを越えたり, 接したりしないことが屈筋腱損傷の防止に必須であるとした. しかし文献上, この言葉の引用元は不明であり, 言葉の定義自体も曖昧であった. また, 解剖学書にも同部の詳細な記載はなく, グラント解剖学図譜[7]では橈骨遠位端掌側部分のscaphoidおよびlunate fossaと方形回内筋窩の間に骨性の隆起した部分が図示されているが, 明確な名称はつけられていない. またグレイの教科書[8]でも, 手関節掌側関節包付着部と遠位骨端線部分の差異が指摘されているに過ぎない.

"Watershed"とは水系が2つに分かれる境界点を意味し, 分水界もしくは分水嶺と訳される. したがって言葉の意味からすれば, 橈骨遠位端掌側部における"Watershed

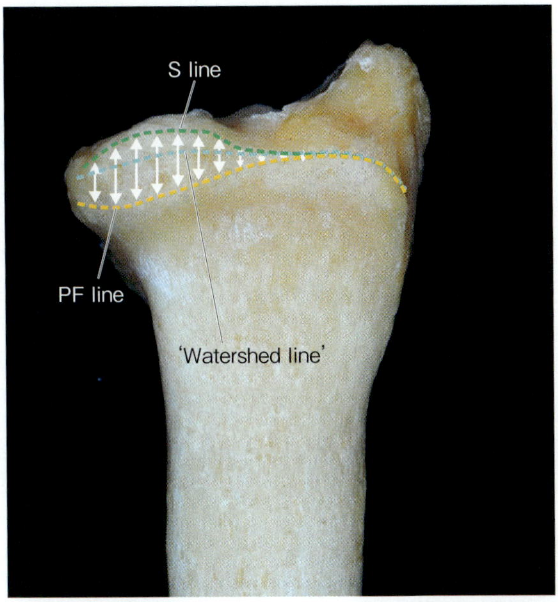

図5 "Watershed line"とは？
"Watershed line"を安全なプレート設置の目安と定義するのであれば，橈側1/3ではPF line（黄線）に一致して存在するが，尺側2/3ではS line（緑線）とPF lineの間に存在し，これは実際に使用するインプラントのデザインや厚みに応じて変化するhypothetical line（仮想線，水色線）といえる．

line"は同部掌側面で最も掌側に突出した骨性隆起線，すなわち今回S lineとして示した線といえる（図5：緑線）．しかしOrbayらの論文では，"Watershed line"はそれよりも明らかに近位に図示され，かつ本文でも"The pronator fossa is limited distally by a ridge called the watershed line"と記述されている[6]．これらのことからOrbayらのいう"Watershed line"は方形回内筋窩の最遠位の骨性隆起線，すなわちPF lineと考えられる（図5：黄線）．このような記載の曖昧さがその定義自体を不明確にした原因と思われる．

著者らの行った解剖学的・組織学的研究の結果から，"Watershed line"を安全なプレート設置の目安と定義するのであれば，"Watershed line"は橈側1/3ではPF lineに一致して存在し，それより尺側ではS lineとPF lineの間に存在し，これは実際に使用するインプラントのデザインや厚みに応じて変化するhypothetical line（仮想線）であると表現することができる（図5：水色線）．

また，橈骨と手根骨を結ぶ掌側の靱帯構造である橈骨手根間靱帯は，前述したように極めて強靱であり，橈側から橈側側副靱帯（RCL），橈骨舟状有頭骨靱帯（RSC），橈骨月状骨靱帯（RL），橈骨舟状月状骨靱帯（RSL）が橈骨掌側部より起始する（図6a）．

2 橈骨遠位端背側部の局所解剖

橈側から第1区画には長母指外転筋腱と短母指伸筋腱が，第2区画には長・短橈側手根伸筋腱が，第3区画には長母指伸筋腱が，第4区画には総指伸筋腱および固有示指伸筋腱が，第5区画には固有小指伸筋腱が，第6区画には尺側手根伸筋腱が通る．橈骨背側面中央，すなわち第2背側区画と第3背側区画の間にはLister 結節がある（図7）．

橈骨と手根骨を結ぶ背側の橈骨手根間靱帯としては，橈側から橈骨舟状骨靱帯（RS），

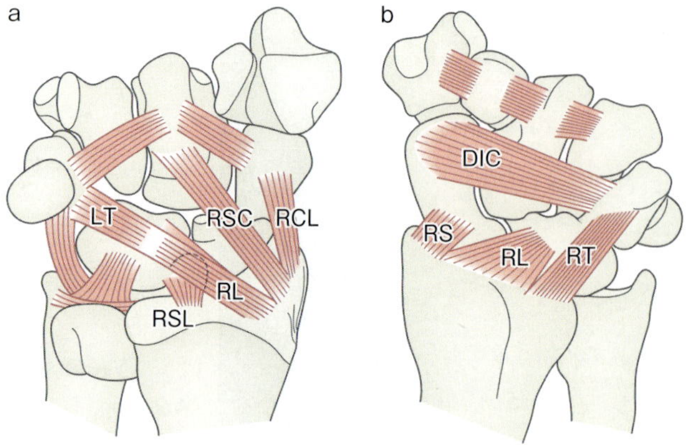

図6 橈骨と手根骨を結ぶ掌側および背側の橈骨手根間靱帯

(Taleisnik J：The Wrist, Churchill Livingstone, 1985を参考に作成)

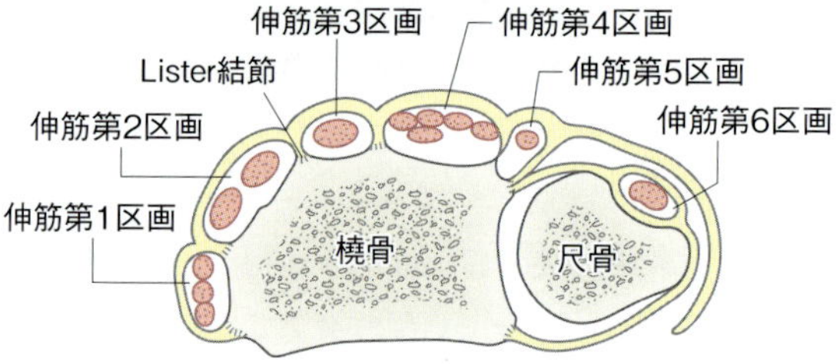

第1区画：長母指外転筋腱および短母指伸筋腱
第2区画：長・短橈側手根伸筋腱
第3区画：長母指伸筋腱
第4区画：総指伸筋腱および固有示指伸筋腱
第5区画：固有小指伸筋腱
第6区画：尺側手根伸筋腱

図7 背側区画横断図と各区画内を走行する伸筋腱

(Agur AR, Dalley AF：Grant's Atlas of Anatomy, 13th Ed, Lippincott Williams & Wilkins, 2013を参考に作成)

橈骨月状骨靱帯(RL)，橈骨三角骨靱帯(RT)が橈骨背側部より起始する．これらは合わせて背側橈骨手根靱帯(DRC)と呼ばれる．この遠位には舟状骨の橈側と三角骨の尺側に付着する背側手根間靱帯(DIC)がある(**図6b**)．

3 橈骨遠位端関節面の局所解剖(図1)

橈骨遠位端の関節面の形は遠位からみて橈骨茎状突起を頂点，尺骨切痕(sigmoid notch)を底辺とする三角形に近い．関節面には橈側と尺側に窪みを形成し，それぞれ舟状骨および月状骨と関節を形成することから舟状骨窩関節面(scaphoid facet)，月状骨窩関節面(lunate facet)と呼ばれる．

最後に解剖屍体標本を用いた解剖学的・組織学的研究に多大なるご協力を賜りました東京医科歯科大学臨床解剖学教室　秋田恵一教授をはじめ関係諸氏に深甚なる感謝の意を表します．

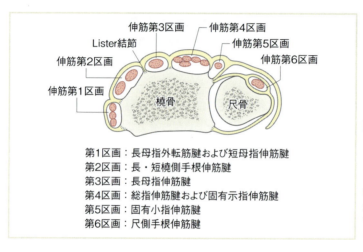

◉ 文献

1) 今谷潤也ほか：橈骨遠位端掌側部の組織学的検討―いわゆるWatershed Lineを中心に．日手会誌 **26**：466-468，2010
2) Imatani J et al：An anatomical study of the watershed line on the volar, distal aspect of the radius：implications for plate placement and avoidance of tendon ruptures. J Hand Surg **37**：1550-1554, 2012
3) 清水弘毅ほか：橈骨遠位端掌側における屈筋腱の走行位置．日手会誌 **27**：587-589，2011
4) Imatani J et al：Volar distal radius anatomy applied to the treatment of distal radius fracture. J Wrist Surg **6**：174-177, 2017
5) Orbay JL：Volar plate fixation of distal radius fractures. Hand Clinc **21**：347-354, 2005
6) Orbay JL et al：Current concepts in volar fixed-angle fixation of unstable distal radius fractures. Clin Orthop Relat Res **445**：58-67, 2006
7) Agur AR et al：Grant's Atlas of Anatomy, 11th Ed, Lippincott Williams & Wilkins, Baltimore, 2004
8) Gray H：Gray's Anatomy, 37th Ed, Churchill Livingstone, New York, 1989

B 手関節のバイオメカニクス

手関節の運動は橈骨手根関節と手根中央関節，手根列内の手根骨運動の合成運動である．手根中央関節を構成する手根骨は，舟状骨，月状骨，三角骨からなる近位手根列と，大菱形骨，小菱形骨，有頭骨，有鉤骨からなる遠位手根列がある．これらの骨は靱帯により支持され，手関節の動きを可能にしている．これまで手関節の運動は，掌背屈と橈尺屈の2つの方向であると考えられていたが，近年これらのほかに橈屈と背屈を組み合わせた橈背屈，尺屈と掌屈を組み合わせた掌尺屈という斜めの方向の運動が注目されている．この橈背屈から掌尺屈方向への運動はダーツを投げる動作に似ているためダーツスロー・モーションと呼ばれている（図1）．ダーツスロー・モーションは日常生活上よく使われ，最も生理的でコントロールしやすい手関節の動きであり，手根中央関節が動きの要であるといわれている．また，ダーツスロー・モーションに直交する橈掌屈から尺背屈への運動はリバース・ダーツスロー・モーションといわれ（図1），手根中央関節の動きが小さく，橈骨手根関節の動きが要となる運動方向であると考えられている．

本項では，ダーツスロー・モーションとリバース・ダーツスロー・モーションを含めた手関節運動時の橈骨手根関節と手根中央関節の三次元機能解剖について解説する．

1 手根中央関節

手根中央関節は，近位手根列の3つの骨と遠位手根列の4つの骨との間の関節であり，

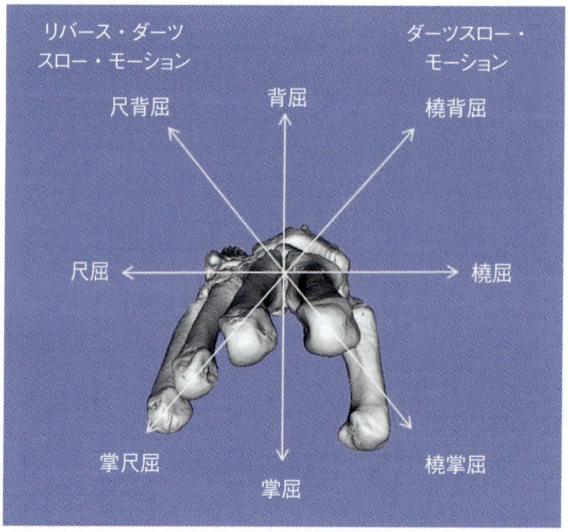

図1　手関節の運動方向

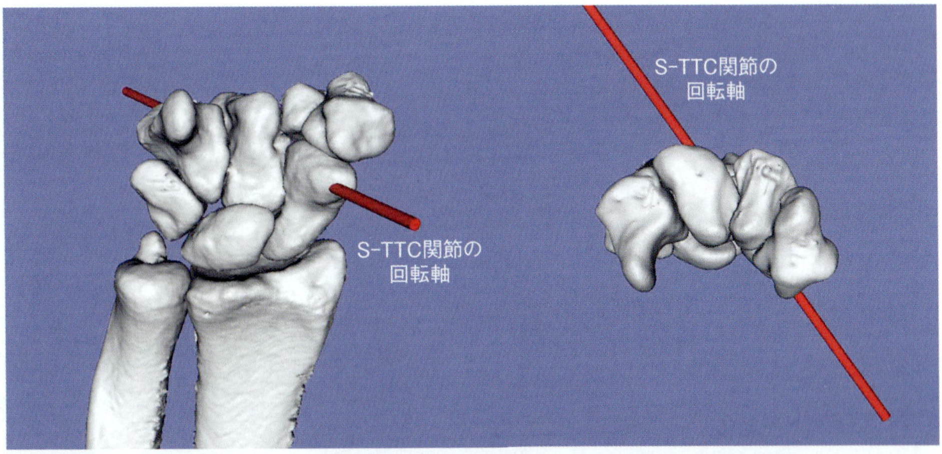

図2　舟状骨と大・小菱形骨・有頭骨ユニットの関節（S-TTC関節）の回転軸（掌側および遠位からみた右手関節）

回転軸は舟状骨結節を橈掌側から尺背側にかけて斜め45°に貫通し，ダーツスロー・モーション方向に動く一軸性関節である．

橈骨手根関節に比べ骨性支持力の強い関節である．手根中央関節を舟状骨側，月状骨側，三角骨側の関節群に分けて述べる．

a. 舟状骨側

舟状骨は大・小菱形骨，有頭骨と関節面を持ち，舟状大菱形小菱形骨間（STT）関節と舟状有頭骨間（SC）関節を形成する．遠位手根列の大・小菱形骨，有頭骨の間には相互にほとんど動きがないため，STT関節とSC関節は同じ動きをすると考えることができる．そのため，大・小菱形骨・有頭骨（TTC）はひとつのユニットとして捉えることができ，手根中央関節の橈側の動きは舟状骨に対してTTCが動く舟状骨―大・小菱形骨・有頭骨（S-TTC）関節の動きとして捉えるべきである[1)]．

S-TTC関節の動く方向は，手関節を掌背屈，ダーツスロー・モーション，橈尺屈のいかなる方向に動かしてもほとんど一定であり，その運動方向は橈背屈から掌尺屈への斜め45°方向のダーツスロー・モーション方向である[2, 3)]．また，ダーツスロー・モーションに直交するリバース・ダーツスロー・モーション方向に手関節を動かした際も，S-TTC関節はダーツスロー・モーション方向に動いている．つまり，S-TTC関節は手関節の運動方向にかかわらず，ダーツスロー・モーション方向のみに動く，一軸性関節であるといえる．S-TTC関節の回転軸は舟状骨結節を橈掌側から尺背側にかけて斜め45°に貫通しており（図2），回転軸が舟状骨結節の橈掌側に出ていくところが舟状大菱形骨靱帯の起始部，尺背側に出るところが舟状有頭骨靱帯の起始部となっている．S-TTC関節の回転軸まわりの可動域は，橈尺屈で一番大きく，ダーツスロー・モーション，掌背屈になるにつれ小さくなる[2)]．また，掌背屈がリバース・ダーツスロー・モーション側に傾くと，S-TTC関節の動きはロックされたようになり，可動域は更に小さくなる[2)]．

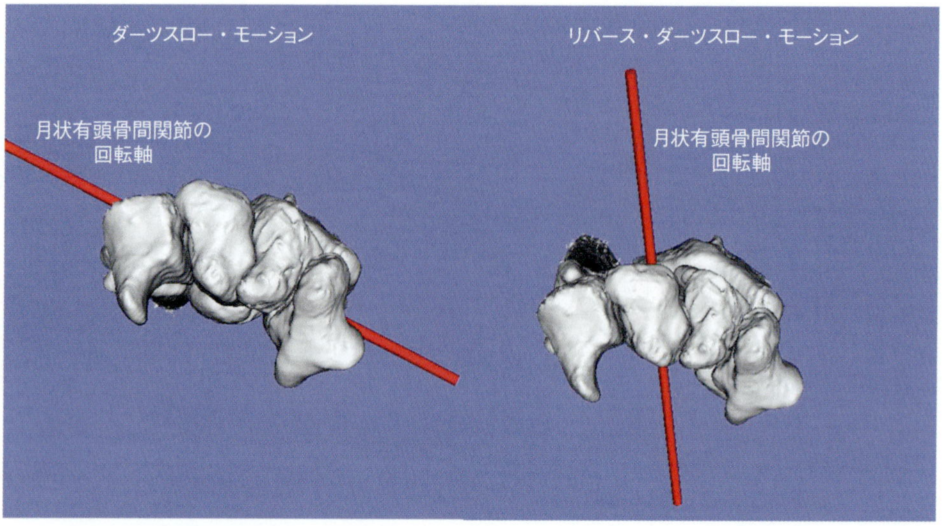

図3　手根中央関節の月状骨・三角骨側(LT-CH関節)を構成する月状有頭骨間関節の回転軸(遠位からみた右手関節)

手関節を掌背屈，ダーツスロー・モーションするときでは，月状有頭骨間関節はダーツスロー・モーション方向に動く．リバース・ダーツスロー・モーション時は橈尺屈の動きが生じる．

b. 月状骨・三角骨側

月状骨は有頭骨と月状有頭骨間(LC)関節を形成し，三角骨は三角有鉤骨間(TH)関節を形成する．月状骨と三角骨の間にはある程度の可動域があるが，それらの運動方向は，手関節の運動方向にかかわらず，常によく似ている[2)]．また，有頭骨と有鉤骨の相互の可動性は非常に小さい．そのため，手根中央関節の月状骨・三角骨側の関節群は，月状骨-三角骨ユニットと有頭骨-有鉤骨ユニットの関節(LT-CH関節)と考えることができる．

手関節の橈尺屈運動では，LT-CH関節は橈背屈から掌尺屈のダーツスロー・モーション方向に動き，LT-CH関節の回転軸は，有頭骨中心を通過し橈掌側から尺背側にかけて斜め約45°に位置している[3)]．また，手関節をダーツスロー・モーション方向に動かすと，LT-CH関節はダーツスロー・モーション方向に動くが，橈尺屈運動のときに比べ，少し掌背屈側に傾いたダーツスロー・モーション方向となる(図3)[2)]．一方，手関節の掌背屈運動では，LT-CH関節は掌背屈方向に有頭骨中心を通る回転軸まわりに回転する[2)]．また，手関節がリバース・ダーツスロー・モーションで尺背側方向に動いたときは，LT-CH関節は尺屈方向に動く(図3)．よって，S-TTC関節とは異なり，LT-CH関節は自由度が大きい二軸性の関節であるといえる．

2 舟状月状骨間関節

手根中央関節の基本運動は橈掌側から尺背側に向かって45°斜めに走る回転軸を長軸とする楕円球の運動であり，運動面はダーツスロー・モーション平面である．手関節の橈尺屈運動では，手根中央関節の舟状骨側であるS-TTC関節と，月状骨・三角骨側の

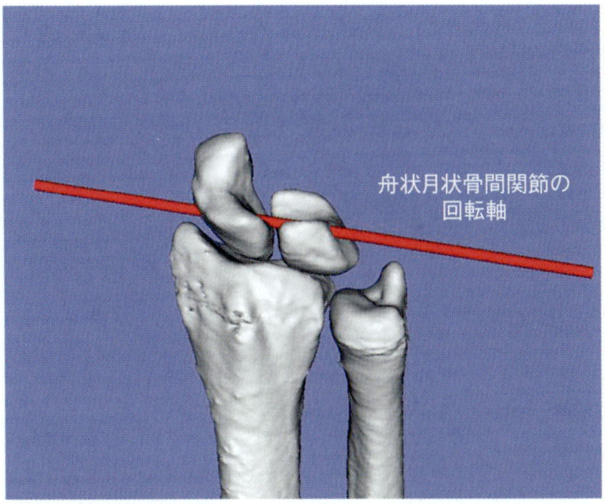

図4 舟状月状骨間関節の回転軸(背側からみた右手関節)

舟状月状骨間関節は平面関節であり，この平面に沿って舟状骨と月状骨は背側SL靱帯部を支点とした運動を行う

LT-CH関節はともにダーツスロー・モーション方向に動く．しかし，手関節の掌背屈運動では，LT-CH関節は掌背屈方向に動く．つまり，S-TTC関節とLT-CH関節は，橈尺屈運動では同じ方向に動いているが，ダーツスロー・モーション，掌背屈運動と運動方向が矢状面に近づくにつれ運動方向がずれてくる[2]．また，手関節のリバース・ダーツスロー・モーション方向の運動においても，LT-CH関節は橈尺屈方向に動き，S-TTC関節と運動方向は異なる．

そのため，S-TTC関節とLT-CH関節の運動方向のずれを調整するために舟状月状骨間(SL)関節の動きが必要となる．SL関節は平面関節で，この平面に沿って舟状骨と月状骨は背側SL靱帯部を支点とした運動を行う(図4)．また，SL関節の可動域はS-TTC関節とLT-CH関節の運動方向のずれが小さい橈尺屈運動では小さく，ずれが大きい掌背屈運動とリバース・ダーツスロー・モーションでは大きくなる．

3 橈骨手根関節

橈骨手根関節は橈骨舟状骨間(RS)関節と橈骨月状骨間(RL)関節から構成される．RS関節とRL関節はともに楕円関節であり，ある程度橈尺屈，回内外運動が可能であるが，その主要な動きは掌背屈運動である．

手関節橈尺屈運動での橈骨手根関節は，手根中央関節の運動方向とは反対の橈掌屈から尺背屈への運動が生じる[2]．つまり，手関節が橈尺屈方向に動くときは，手根中央関節のダーツスロー・モーションでの余分な動きを橈骨手根関節が合目的に補正し，全体として手関節が橈尺側に動くことが可能となる．たとえば，手関節が橈屈するときは，手根中央関節が橈背屈することにより生じる背屈方向のベクトルを橈骨手根関節が橈掌屈して補正する．

手関節全体がダーツスロー・モーション方向に動くと，橈骨手根関節では手根中央関節とよく似た橈背屈から掌尺屈方向への運動が起こる(図5)[2]．橈骨手根関節と手根中央関節の運動方向が似ているため，手関節のダーツスロー・モーション方向の動きは橈

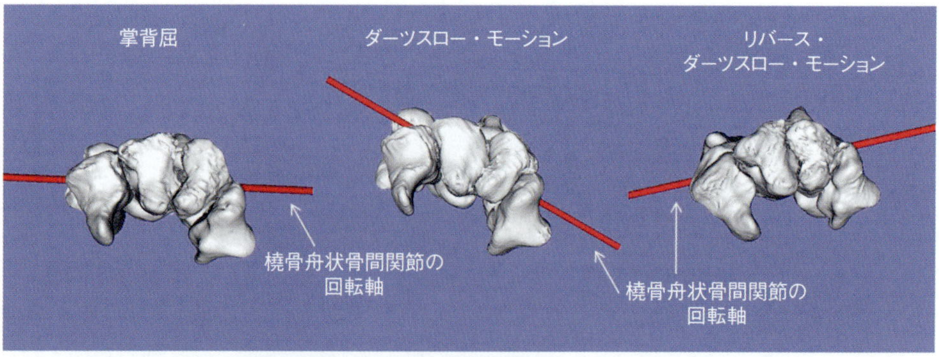

図5　橈骨舟状骨間関節の回転軸(遠位からみた右手関節)

橈骨舟状骨間関節は手関節全体の運動方向と同様に動く.

尺屈よりも可動域が大きく，また使用する頻度の高い運動方向であると示唆されている[2]．更に，橈骨手根関節の可動域は橈尺屈からダーツスロー・モーションに近づくにつれ減少し，ダーツスロー・モーションから掌背屈に変化するに従い動きが増加する．また，RS関節とRL関節の動きは，手関節が矢状面からそれぞれ45°と30°の角度でのダーツスロー・モーションの場合にはほとんどなくなり，手根中央関節の単独運動に近くなるといわれている[4]．よって，手関節の運動のなかで，ダーツスロー・モーションが最も橈骨手根関節の可動域が減少する運動方向である．

手関節掌背屈運動では，橈骨手根関節は掌背屈方向に動き(図5)[2]，橈骨手根関節の動きの比重が高くなる．しかし，最大背屈や最大掌屈では手根中央関節の舟状骨側のダーツスロー・モーション方向の動きが加わるため，背屈ではやや橈側寄りに，掌屈ではやや尺側寄りに手関節が動く．

手関節がリバース・ダーツスロー・モーション方向に動くときは，掌背屈側に傾いたリバース・ダーツスロー・モーション方向に橈骨手根関節は動く(図5)．つまり，橈骨手根関節の運動方向が掌背屈側に傾いているため，手根中央関節が橈尺屈方向に動くことにより合目的に手関節の動きを補正し，全体としてリバース・ダーツスロー・モーション方向に動くことが可能となる．また，リバース・ダーツスロー・モーションのときの各関節の貢献度は，橈骨手根関節が非常に大きく，手根中央関節は小さい．特に舟状骨側は，S-TTC関節がダーツスロー・モーション方向に動くため，RS関節が動きの要となる．

4 リハビリテーションへの応用(図6)

ダーツスロー・モーションは，日常生活で最も用いられることの多い運動方向であり，ハンマーを使用するときや，コップを使用する，ボールを投げるなどの，特に道具を使用する動作で用いられる．また，橈骨遠位端骨折後では，手根中央関節の動きが制限され，ダーツスロー・モーションの可動域が減少するといわれている[5]．そのため，橈骨遠位端骨折後，特に関節内骨折の術後早期などで橈骨手根関節をすぐに動かすことが困

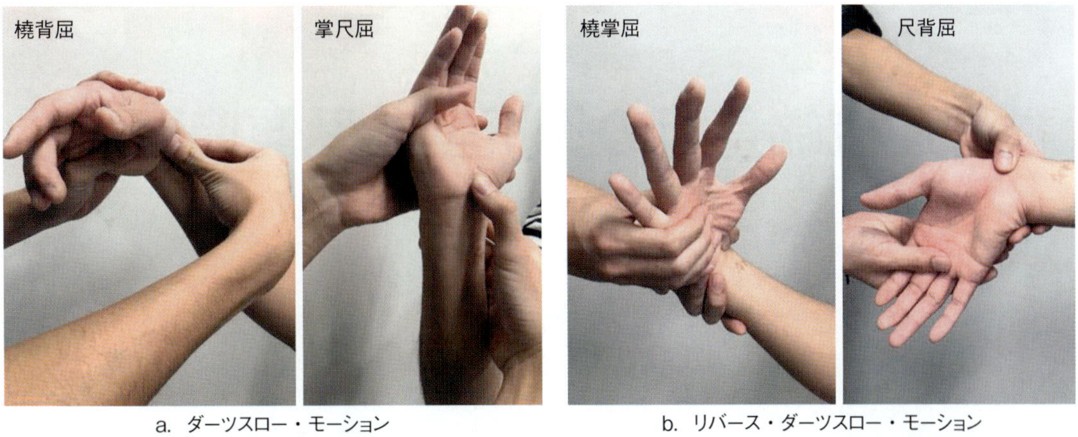

図6　ダーツスロー・モーション，リバース・ダーツスロー・モーションの関節可動域練習への応用
舟状骨または月状骨を触診し，橈骨手根関節の動きを評価しながら行う．

難なときでも，ダーツスロー・モーションであれば，骨折部にストレスをかけずに早期からリハビリテーションが可能であり，手根中央関節の拘縮の予防・改善，日常生活活動の能力の向上を図ることができる．

また，橈骨遠位端骨折後は橈骨手根関節が原因で関節拘縮が生じることが多い．リバース・ダーツスロー・モーションをリハビリテーションに応用することにより橈骨手根関節の可動域が改善するといわれている[6)]．よって，骨折部が安定したのちは，橈骨手根関節の動きが要であるリバース・ダーツスロー・モーションを適用することにより，より効果的なリハビリテーションが実施できると考えられる．

◉文献

1) Moritomo H et al：The scaphotrapezio-trapezoidal joint. Part 1：An anatomic and radiographic study. J Hand Surg Am **25**：899-910, 2000
2) Moritomo H et al：In vivo three-dimensional kinematics of the midcarpal joint of the wrist. J Bone Joint Surg Am **88**：611-621, 2006
3) Moritomo H et al：Capitate-based kinematics of the midcarpal joint during wrist radioulnar deviation：an in vivo three-dimensional motion analysis. J Hand Surg Am **29**：668-75, 2004
4) Crisco JJ et al：In vivo radiocarpal kinematics and the dart thrower's motion. J Bone Joint Surg Am **87**：2729-2740, 2005
5) Lee S et al：CT-based three-dimensional kinematic comparison of dart-throwing motion between wrists with malunited distal radius and contralateral normal wrists. Clin Radiol **69**：462-467, 2014
6) 桂　理 ほか：橈骨遠位端関節内骨折術後ハンドセラピィにおける橈骨手根関節に対する早期アプローチの試み．日手会誌 **28**：578-581，2012

C 橈骨遠位端骨折の骨折型と受傷機転

橈骨遠位端骨折には様々な骨折型ならびに程度が存在するが，これらを決定する因子としては以下のものがあげられる．

Ⅰ．患者因子

①解剖学的特徴(ulnar variance, radial inclination, palmar tilt , volar rim形状など)

②骨強度(骨質，骨密度)

Ⅱ．外的因子

①受傷時の肢位(手関節，前腕)

②受傷時に接触する地面の違い(地面の硬さ，摩擦など)

③加速度

表1 Fernandez分類

Type Ⅰ	bending fracture
Ⅱ	shear fracture of the joint surface
Ⅲ	compression fracture of the joint surface
Ⅳ	avulsion fractures
Ⅴ	combined fractures

(Fernandez D, Jupiter JB：Fractures of the Distal Radius：A Practical Approach to Management, 2nd Ed, Springer-Verlag, p.23-52, 2002[1]を参考に作成)

橈骨遠位端骨折の受傷機転における骨折型の理論はFernandezによってまとめられ説明されている[1]．ここでは，Fernandezの分類(表1)を参考に，新たな知見を加えて解説する．

1 Type Ⅰ：bending fracture

皮質骨の薄い骨幹端に引張応力が加わり引張破断，その対側の皮質骨に圧縮応力が加わり粉砕することによって発生する骨折．

a. Colles骨折

手関節を背屈位で手を着いて受傷すると(図1)，近位から橈骨の軸圧に沿って伝搬される体重による力と，地面からの衝撃によって手根骨を介して伝わる反力の2つの力が手関節部に集中する．骨幹端掌側が引張応力によって破断すると同時に橈骨の関節窩背側面に圧縮力が加わることで，骨幹端背側が粉砕しColles骨折を生じる(図2)．これはFrykmanによって屍体を用いた衝突実験により証明されている[2]．手関節を90°伸展位で垂直に接地した際の有限要素解析の応力分布(最小主応力：圧縮応力)を図3に示す．橈骨関節面における圧縮力が強い部位は舟状骨窩の背側に存在し(図3b)，橈側の骨幹端背側優位に軸圧が伝播している(図3d)．これにより引張応力が発生する事で回転モーメントが発生し，遠位骨片ならびに手根骨が背側に転位することが考えられる．

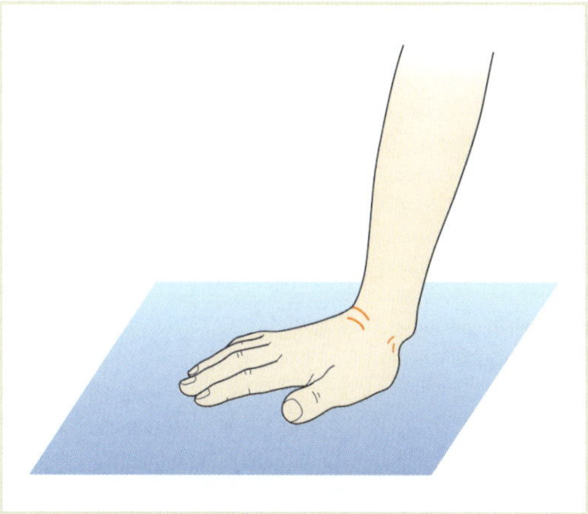

図1　Colles骨折の受傷メカニズム

手関節を過背屈して手掌をついて受傷.

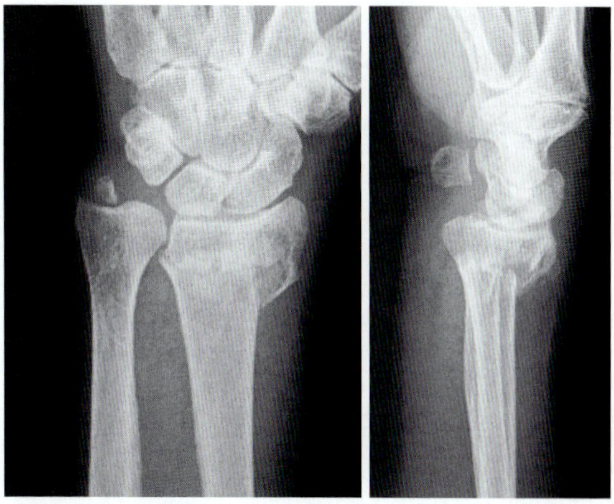

図2　Colles骨折

69歳，女性．椅子の上で作業し手関節背屈した状態で手をついて転倒受傷．背側に粉砕を伴い，関節面が背屈転位するColles骨折を認める.

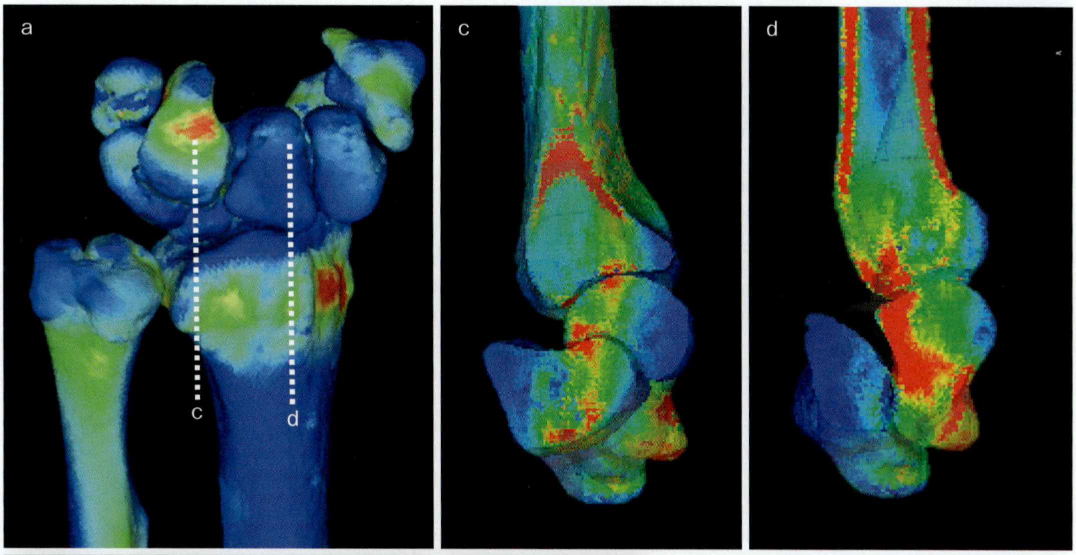

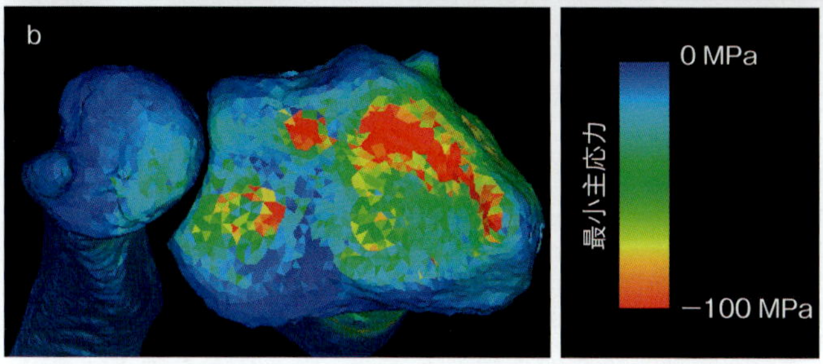

図3　手関節90°背屈時の有限要素解析(最小主応力)

a：背面
b：橈骨手根関節(舟状骨窩・月状骨窩・尺骨頭)
c：月状骨窩・矢状断面
d：舟状骨窩・矢状断面

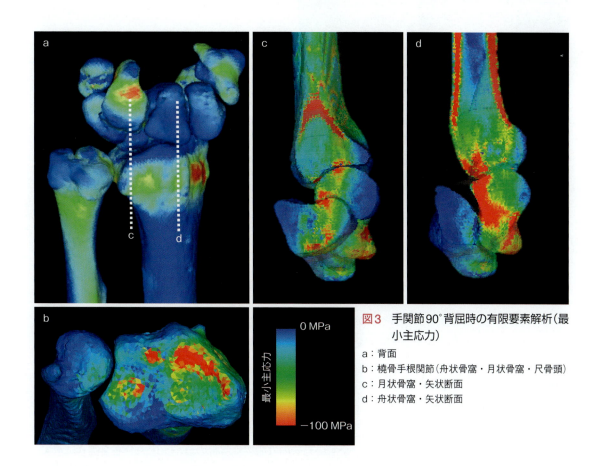

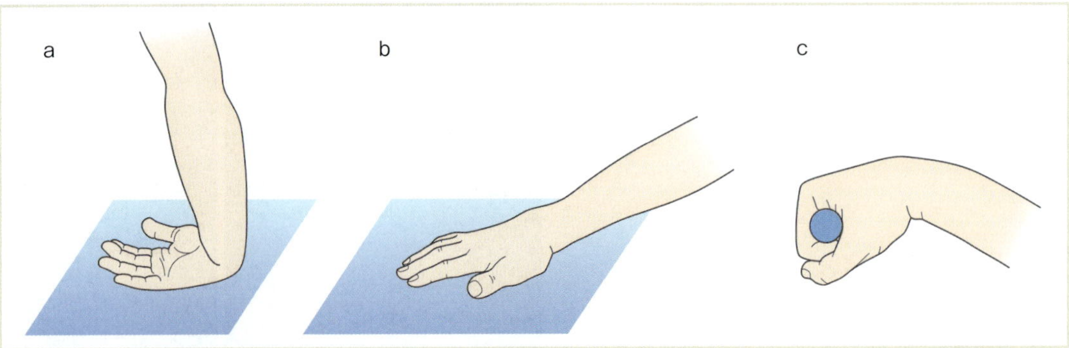

図4　Smith骨折の受傷メカニズム

a：手関節掌屈位で手背部をついて受傷．
b：手関節を軽度背屈位で浅い接地角度で手掌部をついて受傷．
c：ハンドルなどを強く握った状態で，軽度屈曲位で強い外力が加わり受傷．

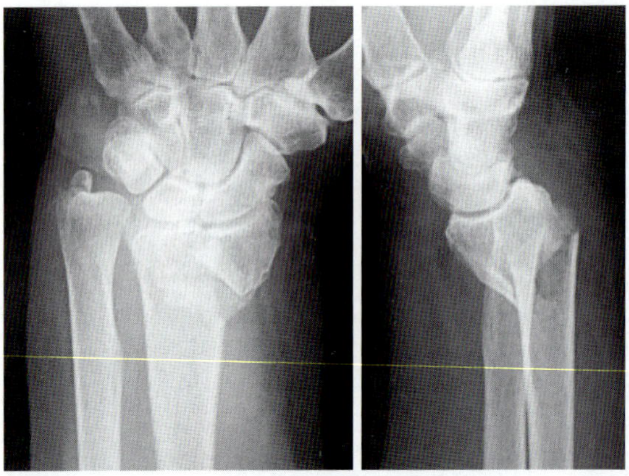

図5　Smith骨折

74歳，女性．家のなかで段差につまずき受傷．骨幹端掌側に粉砕を伴い，関節面が掌屈転位するColles骨折を認める．

b. Smith骨折

手関節を屈曲して手背をついて受傷すると(図4)，橈骨の関節窩の掌側に圧縮力が生じ，骨幹端掌側が粉砕すると同時に，骨幹端背側が引張応力によって破壊されSmith骨折を生じる．この肢位での骨折もFrykmanが行った衝突実験にて証明されている[2)]が，臨床上このような肢位で発症するSmith骨折は3.8％とまれであることをMatsuuraらが報告した[3)]．また，同論文で臨床上最も多い発症機序は手掌をついて前方転倒することによって発症しており，屍体を用いた研究においてもその発症機序が証明された[3)]．図4bのように歩行もしくは走行中に躓き，手を前に出して手掌部を接地すると骨幹端掌側面に圧縮応力が生じ，背側に引張応力が発生することでSmith骨折をきたす(図5)．浅い接地角度(30°)で手掌部を着いた際の有限要素解析の最小主応力分布を図6に示す．橈骨関節面における圧縮力が強い部位が月状骨窩掌側に存在し，骨幹端掌側優位に圧縮力が伝播している．また，背側に引張応力が発生することによって，回転モーメントが発生し，遠位骨片ならびに手根骨が掌側に転位することが考えられる．更に，図4cの

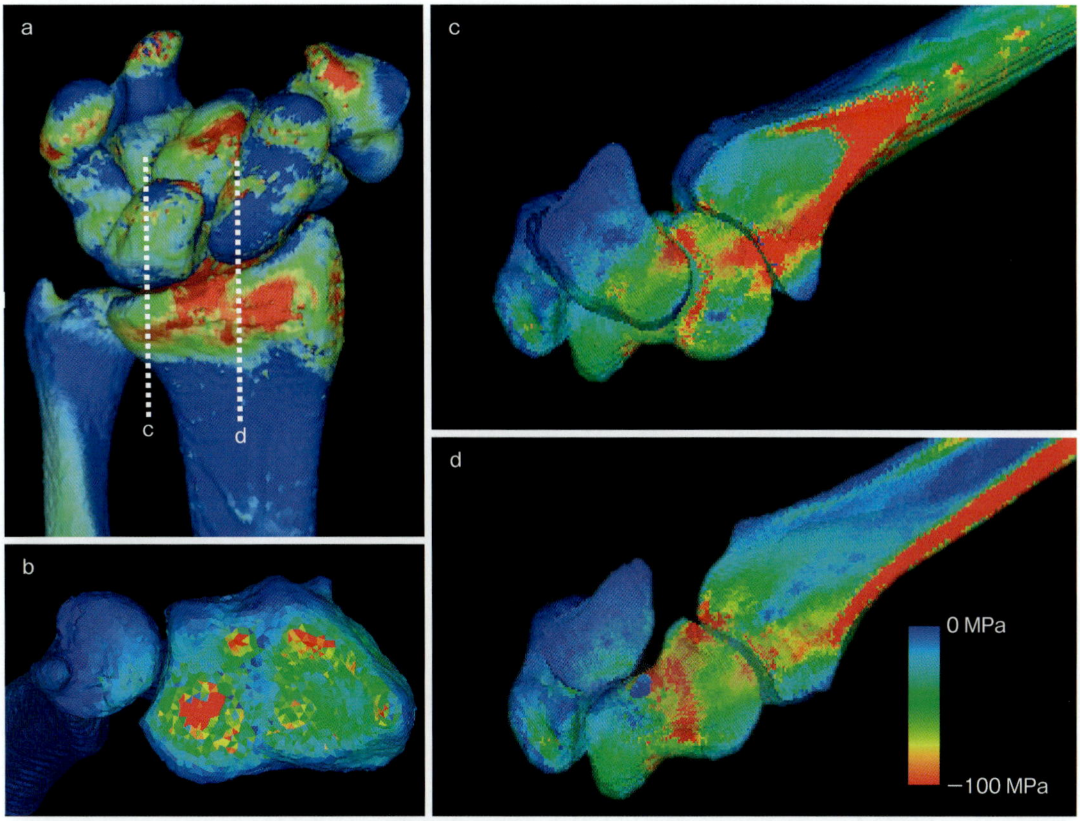

図6　手関節30°背屈時の有限要素解析(最小主応力)

a：背面
b：橈骨手根関節(舟状骨窩・月状骨窩・尺骨頭)
c：月状骨窩・矢状断面
d：舟状骨窩・矢状断面

ように，自転車・バイクなどのハンドルを手関節軽度掌屈位で握った状態で受傷するようなSmith骨折が存在する．この場合，骨幹端の骨折線は横骨折か，わずかな斜骨折であることが多く，骨粗鬆症の患者もしくは高エネルギー外傷の場合，粉砕骨折となる．

2 Type Ⅱ：shearing fracture of the joint surface (掌側Barton骨折，背側Barton骨折，橈骨茎状突起骨折)

部分関節内骨折およびvolar rimの剪断骨折に伴う手根骨の掌側脱臼のメカニズムは掌側転位型関節外骨折と同様のメカニズムが若年者に生じた場合に発生すると考えられている．これは強靱な掌側橈骨手根靱帯が損傷を免れること，若年者のほうが骨強度が高く，受傷形態がより高エネルギーであることで，bending forceから生み出される回転モーメントで皮質骨の引張応力による破断が生じる前に，直接的な剪断力により剪断破壊にいたることでBarton骨折をきたす(図7)と推察される．

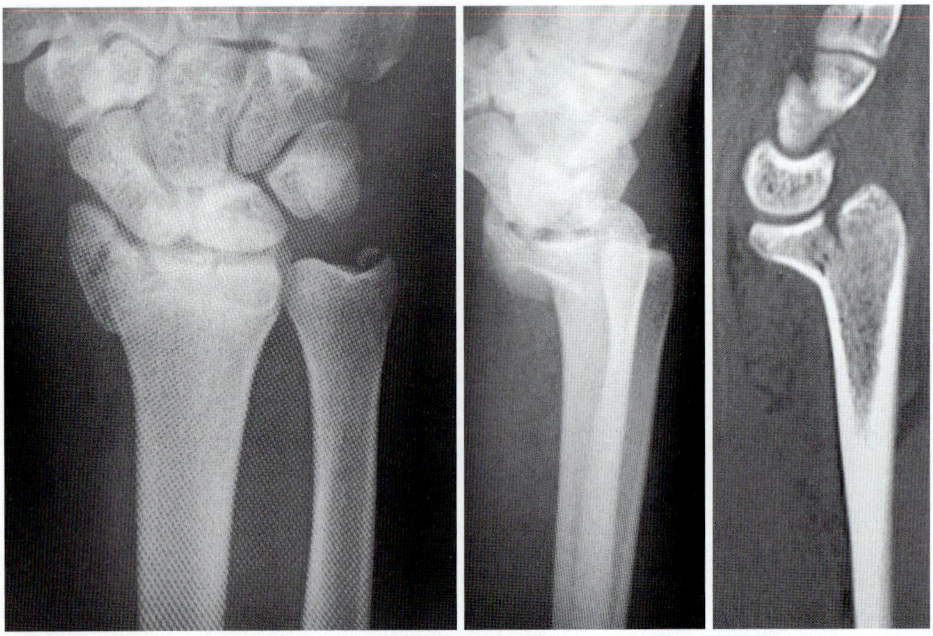

図7 （掌側）Barton骨折

18歳，男性．車運転中に衝突して受傷．骨幹端掌側に粉砕を伴い，関節面掌側の剪断骨折を認め，骨片が掌側近位に転位する掌側Barton骨折を認める．

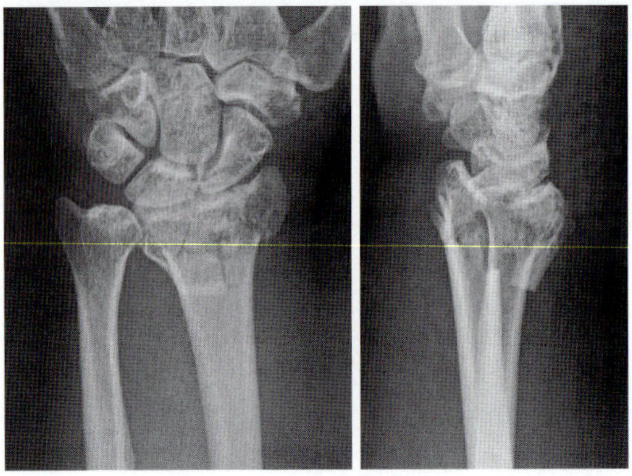

図8 粉砕Colles骨折

79歳，女性．庭先で段差に躓き後方に転倒．関節面に粉砕を伴うSmith骨折を認める．

3 Type Ⅲ：compression fracture of the joint surface

軟骨下骨と骨幹端部の海綿骨の嵌頓を伴う関節面の破壊．Type Ⅰ：bending fractureを生じるよりも強い軸圧力がより複雑な関節内骨折を引き起こす（図8）．高エネルギー外傷や骨粗鬆症の強い症例に発生する．関節内骨折の形態は非常に多岐にわたり，接地角度や解剖学的構造の違いにより生じると考えられている[4)]．

4 Type Ⅳ：avulsion fractures

avulsion fracture（裂離骨折）は靱帯付着部に対する損傷と関連している．強固な掌側

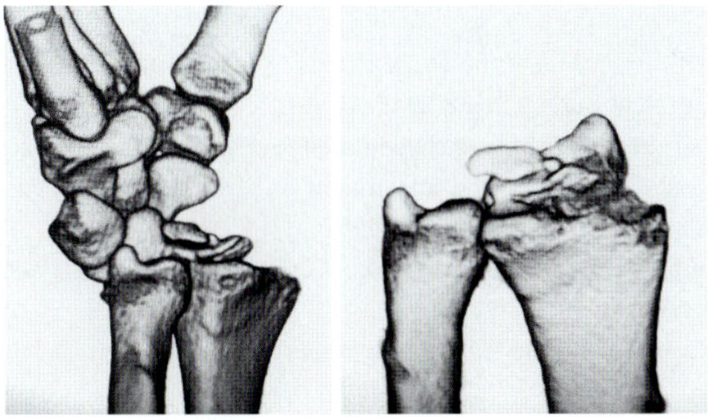

図9 剝離骨折

18歳，男性．自転車走行中に車と衝突し受傷．橈骨茎状突起，月状骨窩掌側縁の剝離骨折を認め，手根骨が背側に脱臼している．直ちに脱臼を整復し創外固定を装着．後日観血的整復固定術を施行した．

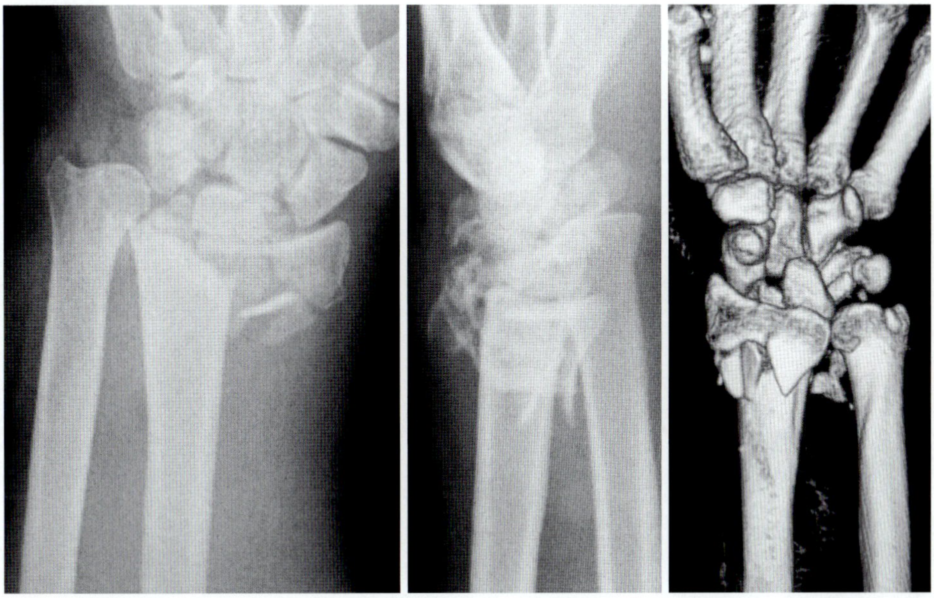

図10 複合損傷

40歳男性．仕事中に高所より墜落受傷．経舟状月状骨周囲脱臼を伴う粉砕骨折．橈骨遠位背側の剝離骨折と橈骨茎状突起の剪断骨折を基本とする複合損傷．

靱帯（主に橈骨手根靱帯）の牽引力によって剝離骨折が生じる．手関節がねじれることにより橈骨茎状突起または尺骨茎状突起骨折を合併する橈骨手根関節脱臼が必ず生じる（図9）．通常，高エネルギー外傷によって発症するため軟部組織損傷を合併し，（創外固定を含む）外固定が必要となる．

5 Type V：combined fractures

bending/compression/shearing/avulsion mechanismが複合して損傷する．通常，高エネルギー外傷で発生し，他の骨性組織または軟部組織の損傷を合併する（図10）．

文献

1) Fernandez D, Jupiter JB : Fractures of the Distal Radius : A Practical Approach to Management, 2nd Ed, Springer-Verlag, New York, p.23-52, 2002
2) Frykman G : Fracture of the distal radius including sequelae-shoulder-hand-finger syndrome, disturbance in the distal radio-ulnar joint and impairment of nerve function : a clinical and experimental study. Acta Orthop Scand **108**(Suppl) : 3+, 1967
3) Matsuura Y et al : Smith's Fracture Generally Occurs After Falling on the Palm of the Hand. J Orthop Res **35** : 2435-2441, 2017
4) Castaing J : Les fracture récentes de l'extremité inférieuré du radius chez l'adulte. Rev Chir Orthop **50** : 581-696, 1964

III

診断

A 診断の流れ：初診で診るべき所見

1 受傷機転の聴取

転倒による受傷が圧倒的に多い．高所よりの転落や交通事故などの高エネルギー外傷による受傷では粉砕の程度が強い可能性がある．手をついたときの手関節の肢位を必ず聞き取ることが重要である．たいていの場合，手関節背屈位で手をついてColles骨折となるが，まれに自転車のハンドルを持ったまま転倒する場合など手関節掌屈位で手をついてSmith骨折となる．

2 視診，触診

手関節背屈位で手をついて転倒したという既往があり，手関節の腫脹と疼痛，更には典型的なフォーク状変形（**図1**）を認めれば診断は容易である．しかし，転位が軽度のものや，幼児では典型的な変形をきたさないので，橈骨遠位端部の圧痛や腫脹などをよく観察する必要がある．また，多発外傷などの場合には，他の外傷に気をとられ本骨折を見逃すこともあり注意を要する．

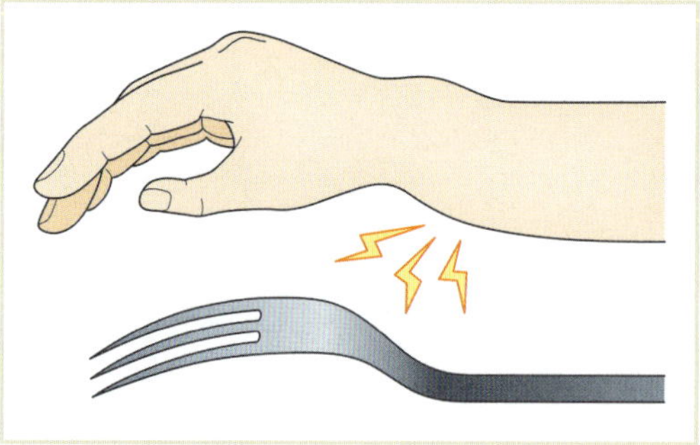

図1 フォーク状変形

B 画像診断

他医で不適切な初期治療を受けた症例は，受傷時のX線像を取りよせて検討すると，受傷時のX線診断の不十分さによるところが大きい．

橈骨遠位端関節内骨折の手術適応，手術進入路および固定法の決定に際しては，橈骨関節面の骨折線および骨折転位が術前から正確に診断されていなければならない．骨折した橈骨関節面のgap形成，粉砕陥没などを治療するために，術前に行わなければならない画像診断について述べる．

1 単純X線

まず整復前の手関節の正面・側面2方向単純X線像を正確な肢位で撮影する．手関節正面像は，肩関節を90°外転し，肘関節を台と同じ高さで90°屈曲位にして，カセットを手掌下において掌背側方向に撮影する．側面像は，体幹に上腕をつけて肘関節を90°屈曲にして橈尺側方向に撮影する．しかし，関節内骨折か否か，もしそうであれば関節面の不整があるかどうかは2方向撮影だけでは把握しにくいことが多い．粉砕の程度や骨片の転位方向を3次元的に認識するには両斜位を含めての4方向撮影が有効である．新鮮時のX線読影は，治療方針の決定を念頭に置いて骨折を評価しなければならない．すなわち，保存療法でよいのか，あるいは手術療法も考慮しなければならないのかを念頭において治療プログラムを立てる必要がある．整復前のX線像に加えて，腋窩伝達麻酔下に垂直牽引を行い，靱帯を介しての転位骨片の整復(ligamentotaxis)後にX線撮影を行ってはじめて治療方針を立てることが可能となる．ここで注意することは，整復後のX線像は，一見すると整復が良好でこのまま保存療法でいけるのではないかと安易に考えたくなる症例が多いことである．冷静にまずColles型かSmith型か，手根骨が背側転位しているか，掌側転位しているか，橈骨関節面の背側傾斜角(dorsal tilt)の程度などをシェーマ化して診断する．回内方向の斜位撮影は正面および側面像に比べ，関節内骨折の転位の程度や舟状骨骨折の合併がより明らかにされることが多い．

単純X線4方向以外に，X線装置の管球を遠位に30°傾斜した正面像，管球を遠位に15°または22°傾斜した側面像は，関節内骨折の評価に有効である．手関節を75°掌屈し，橈骨遠位端背側骨皮質を接線方向から撮影するスカイラインビューは，骨片の整復程度やスクリューの背側骨皮質突出を評価できる．

骨折の転位の程度を評価する単純X線計測値(**図1**)として，橈骨遠位端掌側傾斜(palmar tilt：PT)，橈骨遠位端尺側傾斜(radial inclination：RI)，尺骨変異(ulnar variance：UV)がよく用いられ，健側値を基準とする場合が多い．PTは手関節側面像にお

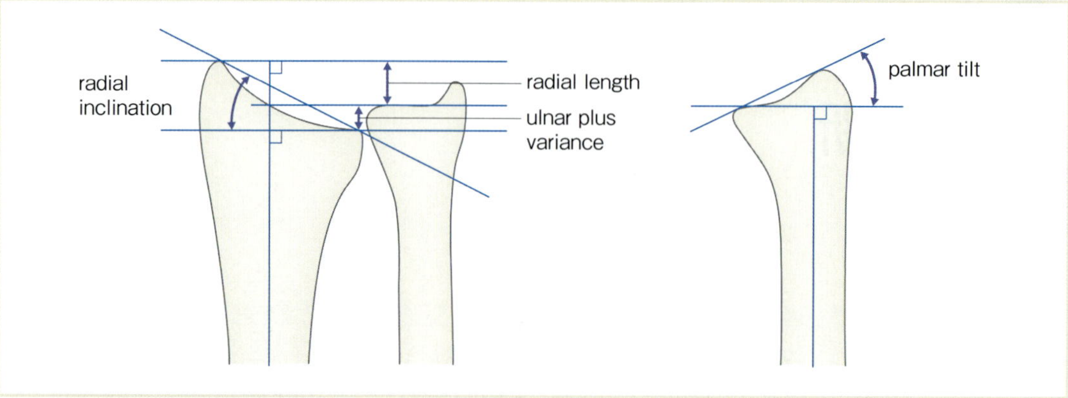

図1　手関節単純X線計測値

（日本整形外科学会，日本手外科学会（監修）：橈骨遠位端骨折診療ガイドライン2017（改訂第2版），南江堂，2017[1]を参考に作成）

ける橈骨骨軸への垂線と橈骨関節面とのなす角で表され，volar tiltやpalmar angulationと呼ばれることもある．またマイナスの場合はdorsal tiltと表現することがある．RIは手関節正面像における橈骨長軸への垂線と橈骨関節面とのなす角で表され，radial tiltと呼ばれることもある．UVは手関節正面像における橈骨尺側関節面と尺骨関節面の高さの差を表し，尺骨関節面のほうが高い（尺骨が長い）場合はulnar plus varianceと表す．なお，橈骨遠位端長（radial length：RL）は手関節正面像において，橈骨長軸に垂直な線で橈骨茎状突起先端を通る線と尺骨関節面に引いた線との距離を表す．

手関節健側の単純X線計測値の平均は，PTが平均8～15°，RIが平均23～27°，UVが平均＋1～2 mmである[1]．

2 分類

骨折型分類は治療方針の決定と機能的な予後予測に用いられるが，臨床上よく使用される分類とその特徴について述べる．

a. 斎藤分類（図2）[2]

日本では斎藤分類が用いられることが多い．この分類はまず橈骨遠位端骨折全体を関節外骨折と関節内骨折に大きく分類し，関節外骨折はColles骨折（背側転位型）とSmith骨折（掌側転位型）に，関節内骨折は，遊離骨片が1つか，2つ以上かで区別し，それぞれ更に詳しい亜型を設け，Barton骨折や，chauffeur骨折も含まれている．この分類はやや複雑であるが，特に関節内骨折の治療法を選択するうえで有用な分類法と思われる．

b. AO分類（図3）[3]

関節外骨折をA．関節内部分骨折をB．関節内完全骨折をCと分類し，更にそれぞれを骨折の程度に応じて3の段階に分けている．非常にわかりやすく世界的に使用されている分類法である．

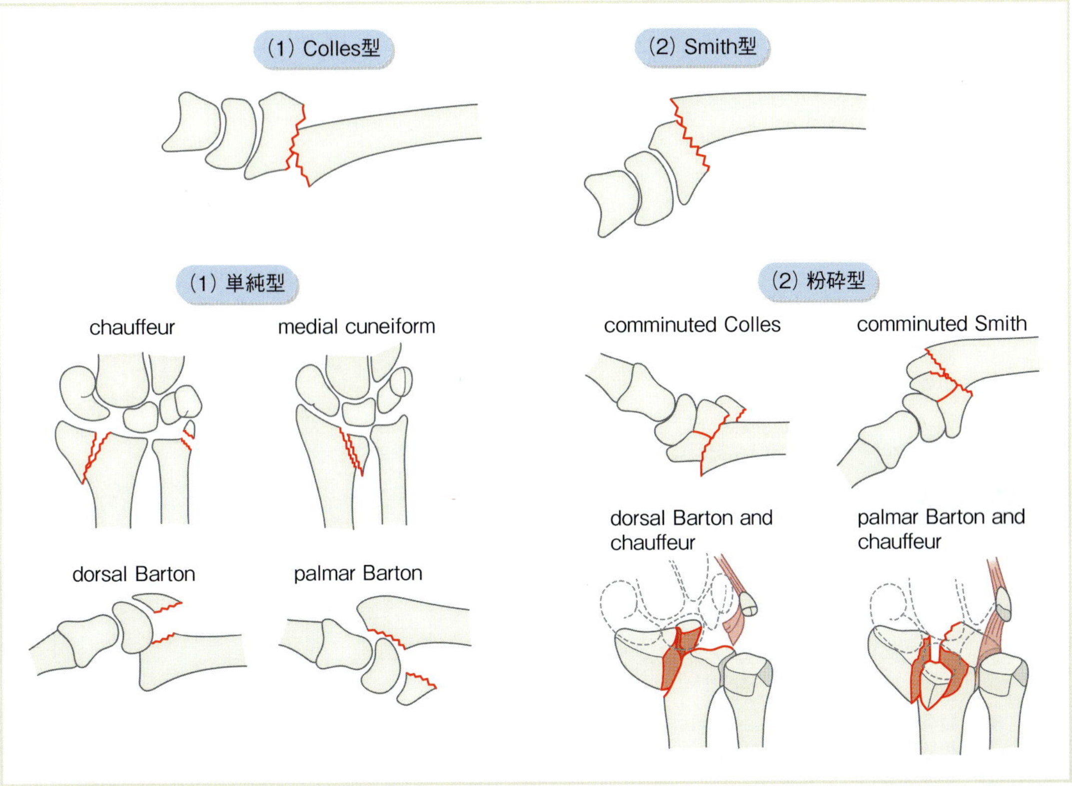

図2 斎藤分類
(斎藤英彦：整・災外**32**：237-248, 1989[2]を参考に作成)

c. Frykman分類(図4)[4]

この分類法は，Frykmanの実験的研究と臨床例の分析から，橈骨遠位端骨折を関節外骨折と種々の関節内骨折に分類し，更に尺骨茎状突起骨折の有無によって，八つのtypeに分類したものである．この分類では尺骨茎状突起骨折が合併しているものは偶数，そうでないものは奇数で示され，複雑な骨折ほど分類番号が大きくなるので理解しやすい利点がある．一般に分類番号の大きいものほど合併症の増加，予後の悪化につながると考えてよいだろう．骨折部の粉砕の程度や関節面の損傷程度は考慮されていないという欠点がある．

d. Melone分類(図5)[5]

関節内骨折のみを対象とした分類である．この分類では粉砕骨片を4つの基本的な骨片に分類し，それらの転位の形式によって4つのtypeに分類している．特にtype Ⅲとtype Ⅳが特徴的であるが，いずれもhigh energyな外傷機転により生じることが普通であり，頻度の多いものではない．交通外傷などを多く取り扱う施設では比較的よく遭遇するかも知れないが，一般にはあまり認めないtypeの骨折である．

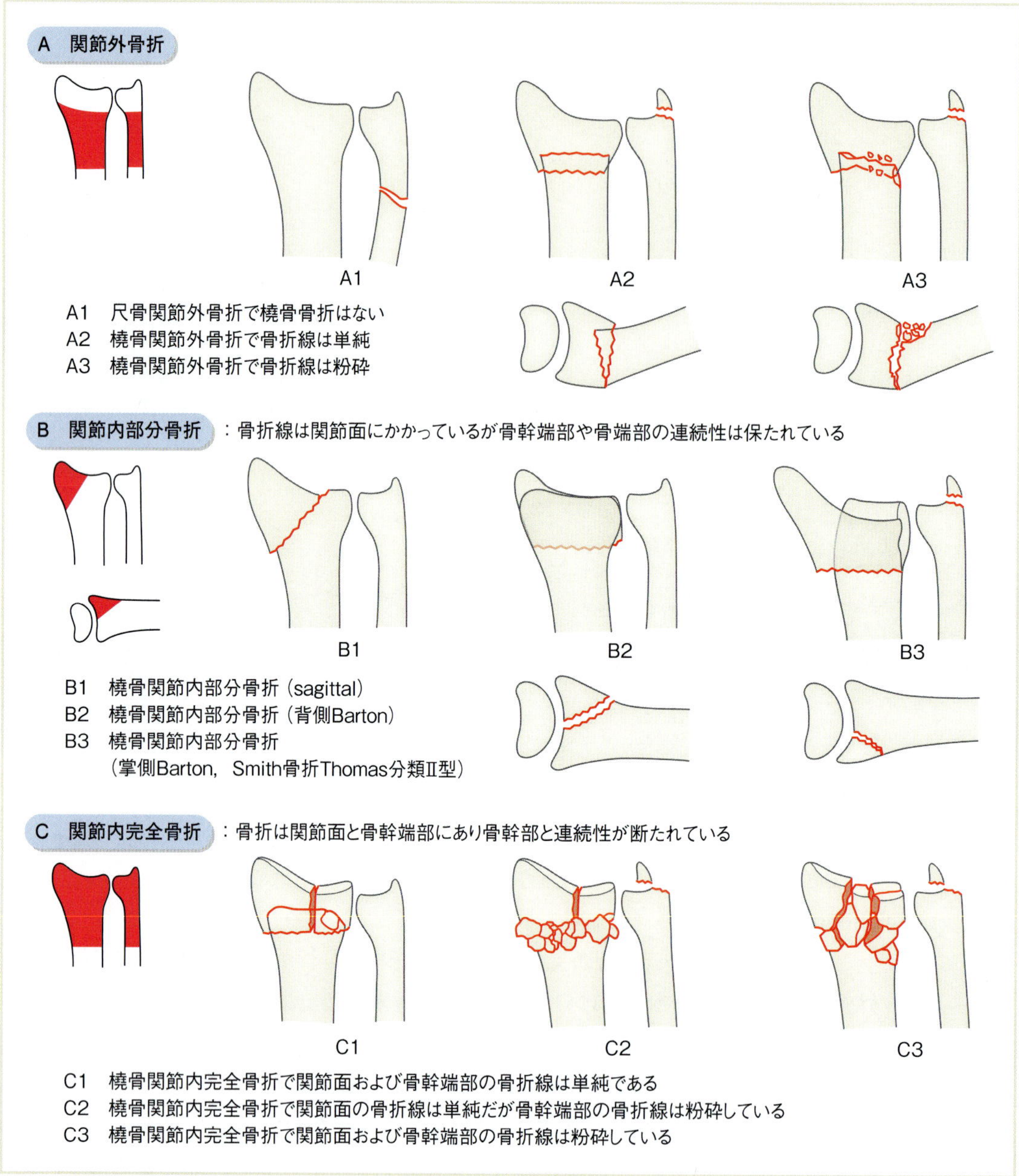

図3 橈骨遠位端骨折AO分類
（堀内行雄：MB Orthop **13**(6)：1-12, 2000（図5）を参考に作成）

e. その他

創外固定で治療可能か否かの観点から分類したMayo分類（**図6**）[6]や受傷機転に注目し分類したFernandez分類（**表1**）[7]などがある．

3 CT

CTは関節内骨折に対する診断や治療方法の選択に有効で，再現性に優れている．特

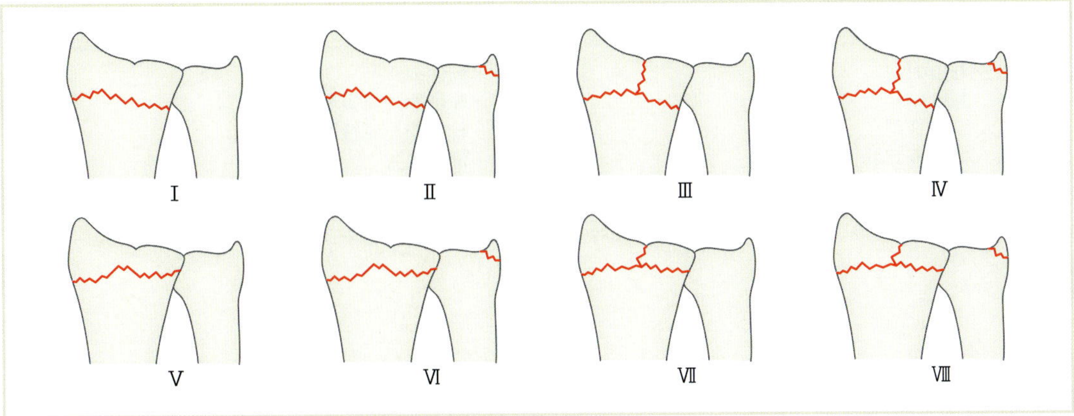

図4 Frykman分類
(Frykman G：Acta Orthop Scand **108**(Suppl)：34, 1967[4]を参考に作成)

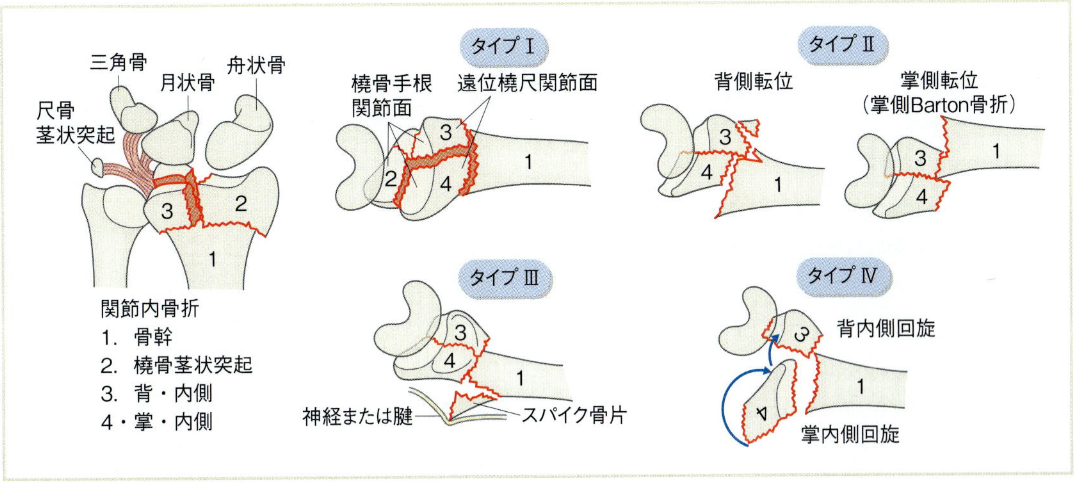

図5 Melone分類
(Melone CP：Orthop Clin North Am **15**：217-236, 1984[5]を参考に作成)

に任意断面再構成(multiplanar reconstruction)による冠状断や矢状断の2D-CTが有用で，更に3D-CTを加えることでより正確で詳細な関節内骨折の評価が行える．

単純X線正面像で橈骨短縮の高度例や尺骨茎状突起基部骨折転位例，側面像で関節面のdorsal tiltの高度例，斜位像で関節面が粉砕している例などでは，単純撮影で整復が良好にみえても，保存療法ではギプス内で再転位しやすい．これは整復ギプス後にCTを行うと，整復がまだ不十分であり，保存療法では転位の増悪が予想されるなど，保存療法の落とし穴(限界)であることがわかる．したがって，関節内粉砕骨折例では，整復ギプス固定後に橈骨関節面のCTが不可欠である．遠位橈尺関節の亜脱臼や骨折の有無，橈骨関節面の骨折の状態などは，CTにより一目瞭然に診断される．整復後にCTを行うことにより，残存した関節面の骨折の転位(gap形成および陥没)の有無や転位の程度が正しく診断できるので，手術適応の決定が正確である．また，関節面の骨折線の走行

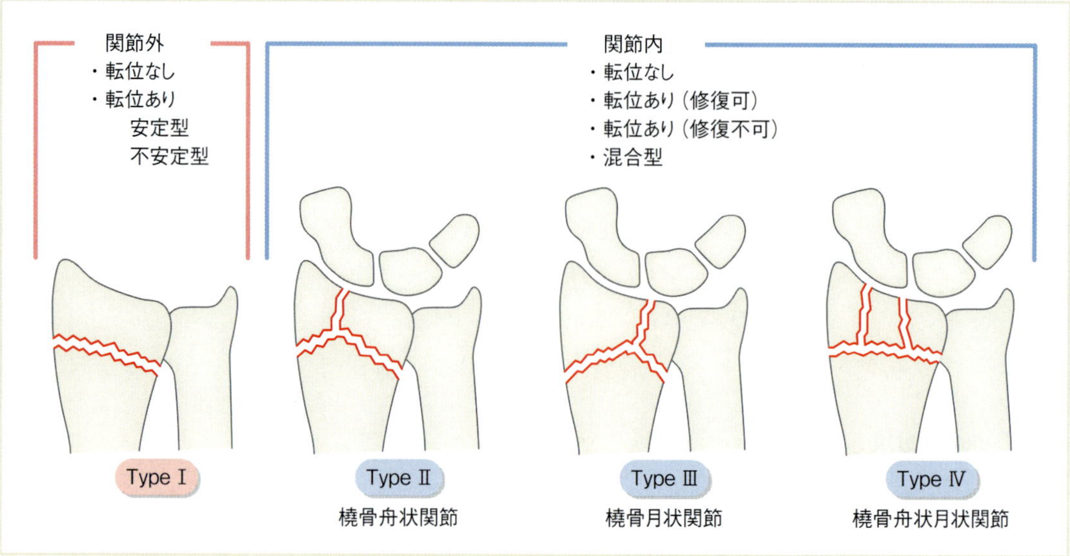

図6　Mayo分類

（Missakian ML et al：J Hand Surg Am **17**：745-755, 1992[6]を参考に作成）

表1　Fernandez分類

Type I	骨幹端の曲がりによる骨折
Type II	関節面の剪断力による骨折
Type III	関節面の圧迫骨折
Type IV	剥離骨折，橈骨手根関節の脱臼骨折
Type V	Type I～IVに複合骨折

（Fernandez DL：Chir Main **20**：411-425, 2001を参考に作成）

が診断できるので，骨折部に進入する伸筋区画を決定でき，関節面の転位した骨片を確実に固定するために，スクリューの刺入方向を決定できるなどCTは観血的整復内固定に極めて有用である．

4 MRI

臨床的に骨折が疑われ，単純X線像で明らかな骨折線を認めない不顕性骨折の診断にMRIは有効である．また，不顕性骨折を正確に診断できるだけでなく，舟状骨骨折，舟状月状骨靱帯損傷，三角線維軟骨複合体損傷などの合併損傷の診断においてもMRIは有用と思われる．

5 超音波

超音波検査は整形外科領域では主に神経や血管，軟部組織の評価に頻用される．特に近年，掌側ロッキングプレート固定に合併する腱損傷の診断に対する有用性を報告した論文が散見される[8, 9]．ガイドライン2017では「掌側ロッキングプレート固定に合併する腱損傷の診断に対して，超音波検査は有用か？」というクリニカルクエスチョンが追加された．実際，超音波検査による腱の形態，滑走，周囲組織の状態は，プレート抜去時の肉眼的所見と一致している．

a. 超音波による骨折の描出—その利点と欠点

超音波検査は軟部組織だけでなく，特に浅層の骨形態を描出することが可能である．実際にX線で判明しにくい頬骨骨折や下顎骨骨折，肋骨骨折の評価に用いられている．最近では舟状骨骨折の評価[10)]に用いられている報告もある．筆者らはその特性を利用し，転位のある橈骨遠位端骨折の整復評価に使用している[11)]．X線による整復の確認はX線装置が必要で利便性に劣り，患者および医療従事者の被曝の問題もある．超音波は機器さえあれば，転位や整復状態が即時的に描出でき，特に救急時には簡便である[12)]．X線像にて転位があり，整復が必要と判断した症例には，初期治療として，まず整復操作を試み，外固定を行うのが基本である．その際，整復状態の確認は一般的にはX線透視にて行うが，X線透視ができない場合は盲目的に整復操作を行い，外固定をしてからX線写真で整復状態を確認することになる．しかし，この方法では整復中の整復程度の確認は困難であり，再度整復を試みなければならない危険性を含む．超音波検査を用いた整復評価はその場で簡便に施行でき，前述した問題点を解消できる方法として有用である．

一方，X線透視のように整復中に骨折部および全体の骨形態を確認できず，関節面の評価ができないなどの欠点もあり，X線透視に勝るものでない．ここでは，超音波検査による，転位のある橈骨遠位端骨折の整復評価について詳細に述べる．

b. 超音波検査の実際

単純X線正面，側面撮影後に麻酔を行う．麻酔は患者のリスクに応じて，局所血腫麻酔，静脈内麻酔，腋窩ブロックのいずれかを選択する．この際，十分な整復を得るためには著効する麻酔が必要であり，即効性があり確実に効く静脈内麻酔を選択する場合が多い．麻酔後まず，超音波検査にて骨折部の背側，掌側，橈側を描出する．プローブは7.5〜10 MHzを使用するほうが描出は鮮明であるが，もしなければ，通常腹部で使用される3.5 MHzのものでも描出可能である．プローブは，背側，掌側では示指，中指間の延長上で，前腕長軸に沿い皮膚に対して垂直に当てる．橈側ではsnuff boxに沿って，垂直に当てることが必要である（図7）．注意点として，ゲルでプローブが滑るため，常にプローブが皮膚に対して垂直になっているかを確認する．また，関節面は手根骨のacoustic shadowがその指標となる．次にfinger trapを装着して手関節を牽引し，場合により徒手整復も加え，骨折部を整復する．整復状態は常時，超音波検査にて背側，掌側，橈側より骨アライメントを確認する（図8）．finger trapがない場合は，助手に手関節を保持させた状態で整復状態を超音波検査で確認する．良好な整復が得られれば外固定を行い，再度X線撮影を行う．外固定はsugar tong splintを用いている．

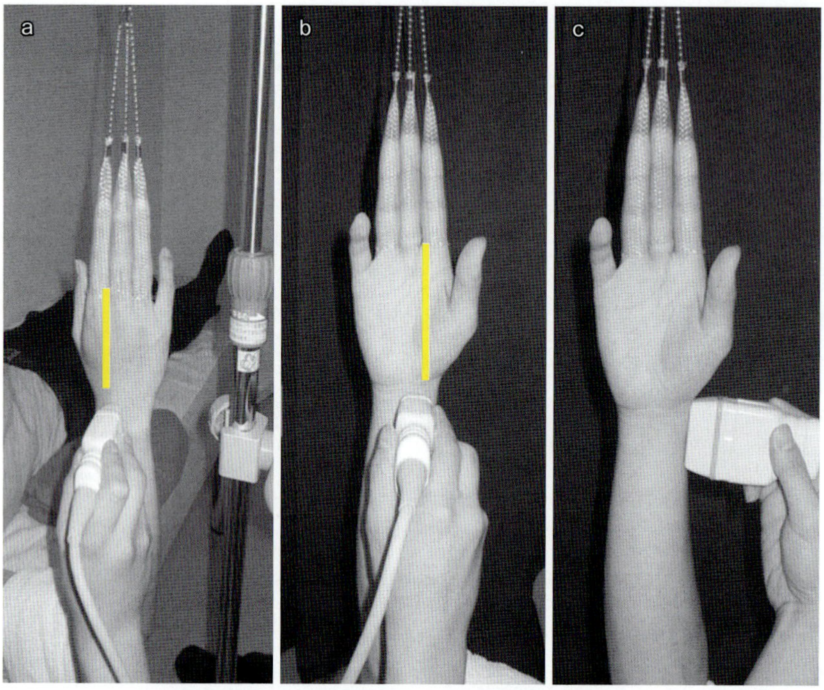

図7 骨折評価のためのプローブの位置
a：背側でのプローブの位置
b：掌側
c：橈側（snuff box に一致する）

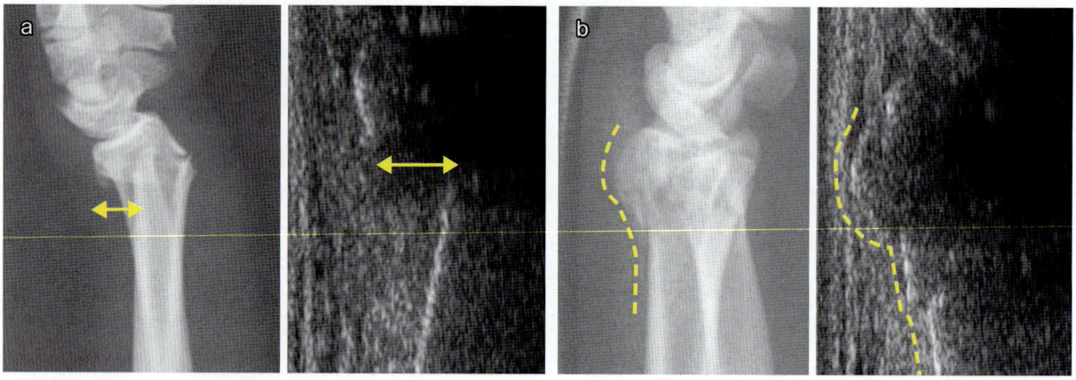

図8 X線像と超音波像の比較
a：整復前のX線像と超音波背側像
b：整復後のX線像と超音波背側像

c. 自験例の成績

超音波を用いて整復評価を行った43例とコントロール群（透視を用いた群35例，盲目的に整復した群22例）について比較検討した．評価法はX線像・超音波検査像における整復前後の骨折部の背側，掌側，橈側での転位距離の比較と（表2），超音波を用いて整復評価を行った43例とコントロール群との整復時間および整復成功率の比較とした（表3）．この結果から，超音波検査による骨折の整復評価は透視による評価と同等であり，骨折整復評価のひとつのオプションになると考えられた．

表2 整復前後のX線像・超音波検査像での骨折部の背側．掌側．橈側での転位距離の比較

	整復前		有意差	整復後		有意差
	超音波像	X線像		超音波像	X線像	
背側転位距離(mm)	4.2±3.4	4.4±3.6	p=0.86 NS	1.6±1.9	1.6±2.2	p=0.82 NS
掌側転位距離(mm)	2.4±1.5	2.5±1.8	p=0.73 NS	0.7±0.8	0.9±1.0	p=0.54 NS
橈側転位距離(mm)	2.0±1.4	2.1±1.7	p=0.76 NS	0.2±0.3	0.2±0.4	p=0.85 NS

NS：有意差なし(p<0.05)

表3 超音波を用いて整復評価を行った43例とコントロール群(透視を用いた群35例．盲目的に整復した群22例)との整復時間および整復成功率の比較

	超音波下整復(n=43)	透視下整復(n=35)	盲目的整復(n=22)
整復から外固定までの時間(分)	18(11～21)	14(10～18)	10(5～12)
成功率(%)	95(41/43)	94(33/35)	68(15/22)

整復成功の基準は橈骨短縮1 mm以下，volar tilt，0°以上とした

◉ 文献

1) 日本整形外科学会．日本手外科学会(監修)：橈骨遠位端骨折診療ガイドライン2017(改訂第2版)，南江堂，東京，2017
2) 斎藤英彦：橈骨遠位端骨折─解剖学特徴と分類，治療法．整・災外**32**：237-248, 1989
3) Orthopaedic Trauma Association. Orthopaedic Trauma Association Fracture and Dislocation Compendium. J Orthop Trauma **10**(Suppl 1)：16-30, 1996
4) Frykman G：Fracture of the distal radius including sequelae shoulder-hand-finger syndrome, disturbance in the distal radio-ulnar joint and impairment of nerve function；a clinical and experimental study. Acta Orthop Scand **108**(Suppl)：34, 1967
5) Melone CP：Articular fractures of the distal radius. Orthop Clin North Am **15**：217-236, 1984
6) Missakian ML, et al：Open reduction and internal fixation for distal radius fractures. J Hand Surg Am **17**：745-755, 1992
7) Fernandez DL et al：Distal radius fractures. Green's Operative Hand Surgery Vol 1, 5th Ed. Green DP(ed), Elsevier Churchill Livingstone, Philadelphia, p.645-710, 2005
8) 平野知恵子ほか：長母指屈筋腱と橈骨遠位端掌側プレートの超音波評価─抜釘例からの検討．日手会誌**29**：229-234, 2012
9) 亀山 真ほか：橈骨遠位端骨折に対する掌側ロッキングプレート固定術後の長母指屈筋腱の超音波検査による検討．日手会誌**34**：25-28, 2012
10) Jeffrey AS et al：Ultrasound for the early diagnosis of clinically suspected scaphoid fracture. J Hand Surg **29-A**：400-405, 2004
11) Kodama N et al：Closed Reduction of Distal Radius Fractures with Ultrasound Monitoring. J Hand Surg **39-A**：1287-1294, 2014
12) Chern TC et al：Sonography for monitoring closed reduction of displaced extra-articular distal radial fractures. J Bone Joint Surg **84-A**：194-203, 2002

C 軟部組織損傷の診断

1 舟状月状骨靱帯損傷

橈骨遠位端骨折における舟状月状骨(scapho-lunate：SL)靱帯損傷の診断には，単純X線正面像での健側との比較，MRI，手関節造影，手関節鏡などが用いられている．各検査方法におけるSL靱帯損傷の合併率は，単純X線像では4.7〜41.1％，MRIで6.7〜28.9％，関節造影では36.4％，手関節鏡では26.3〜54.5％，である．

なお，単純X線正面像によるSL靱帯損傷の診断については，SL間距離を3 mm以上とすることが多いが，個人差があるため，健側との比較も重要である．

2 三角線維軟骨複合体損傷

橈骨遠位端骨折における三角線維軟骨複合体(triangular fibrocartilage complex：TFCC)損傷の診断には，手関節鏡，MRI，手関節造影などが用いられている．橈骨遠位端骨折に合併するTFCC損傷の頻度は骨折型を問わずおよそ60％程度と報告されているが，手関節鏡では42.0〜73.1％，MRIでは45.0％，手関節造影では13.6％と各検査法により大きく異なる．

TFCC損傷による遠位橈尺関節(distal radioulnar joint：DRUJ)不安定性を評価する方法として，徒手的なDRUJ ballottement testが知られているが，検者の主観や経験に大きく依存し，客観的評価は困難という問題点がある．橈骨遠位端骨折に伴う場合，橈骨骨折自体の安定性に大きく影響を受けるため，橈骨の内固定後に行うべきであり，必ず健側と比較することが重要である．術前のX線で，遠位骨片の橈側への転位，橈骨遠位端尺側傾斜の減少，高度の橈骨短縮，尺骨茎状突起骨片の橈側への4 mm以上の転位は，TFCCの尺骨小窩断裂を示唆する所見と報告されている．また尺骨茎状突起基部あるいは骨幹部骨折にはTFCC尺骨小窩断裂の合併や，TFCC自体が骨片に付着している可能性がある．

Ⅳ

治療

A 治療戦略

1 患者の傾向と治療方針の選択

橈骨遠位端は橈骨手根関節と遠位橈尺関節の2つの関節を構成する．関節外骨折では遠位橈尺関節における橈骨尺側切痕と尺骨頭の正常な関係が破綻しており，骨折の整復が不十分であると前腕の回旋制限が生じる．関節内骨折では遠位橈尺関節の破綻に加えて，橈骨手根関節における橈骨と手根骨の正常な関係の2つの関節が破綻している．斎藤は，橈骨遠位端骨折の治療の目標は骨折部の骨片の解剖学的整復ではなく，橈骨手根関節と遠位橈尺関節の解剖学的修復による機能の獲得であると述べており[1)]，それぞれの関節の解剖学的再構築の巧拙が治療成績に大きく影響する．

発生年齢については，青壮年と高齢者に多く二峰性の発生頻度がみられる．青壮年と高齢者では受傷機転，骨粗鬆症の有無，求められる機能，長期の機能予後などの治療決定にかかわる因子が大きく異なるため，治療の選択にあたっては区別して考えたほうがよい．橈骨遠位端骨折の病態と治療法については，近年のバイオメカニクスおよび臨床研究により進歩し続けている．特に掌側ロッキングプレート固定法の登場によって[2)]，治療法のトレンドは大きく変化し，以前よりも内固定法がより選択される傾向にある[3, 4)]．しかし，現在のところ治療法の選択についての絶対的なコンセンサスはまだ得られていない[5)]．よって，治療法の選択にあたっては，各種保存療法および手術療法の利点・欠点と患者の特性を考慮したうえで選択することが必要であり，医師はすべての治療法に精通しておくべきである．

2 診断アルゴリズム（表1）

問診においては，①年齢，②職業，③利き手，④活動性・ADL，⑤既往の有無を聴

表1 診断アルゴリズム

1．問診 • 年齢，活動性・ADL，既往症 • 職業，利き手 • 受傷機転 • 重症度（低エネルギー，高エネルギー）	3．診断 単純X線2方向 • 骨折型・分類 • 転位の程度の評価：X線パラメータの計測 • 粉砕の有無
2．身体所見 • 開放創 • 神経・血管障害 • コンパートメント症候群（ストレッチテスト）	• 尺骨骨折・手根骨骨折など CT • 関節面転位

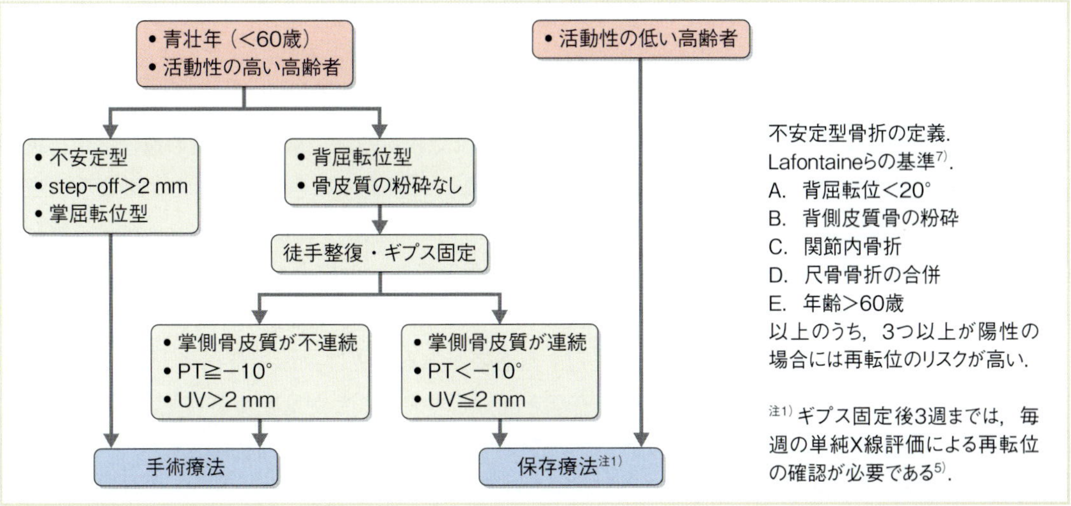

図1 治療アルゴリズム

取する．特に高齢者において④の活動性・ADLの詳細な聴取は重要である．なぜなら，同年代であっても，ADLや併存症の有無が個々で大きく異なり，治療法の選択に重要な情報となるからである．次に，受傷機転を聴取し，骨折が低エネルギー損傷によるものか，それとも高エネルギー損傷によるものかの重症度を含めた評価を行う．

身体所見においては，開放骨折を疑わせる開放創の存在(尺骨遠位に多い)，神経血管損傷の合併，高エネルギー損傷の場合にはコンパートメント症候群の有無も必ず確認する．画像診断においては，まず単純X線正面像および側面像で骨折型を評価する．関節外骨折か関節内骨折かを判断し，関節内骨折が疑われた場合には単純X線斜位像やCTの追加検査を行う．また，骨濃度や骨梁の見え方から骨質を評価しておく．転位のある関節内骨折の場合には，関節外骨折と病態，治療成績が大きく異なるため区別して治療方針を考慮する．合併する靱帯損傷(舟状月状骨間の間隙の開大)，舟状骨骨折などの手根骨骨折や亜脱臼の合併，尺骨茎状突起骨折や尺骨頭骨折の有無の評価も重要であり，治療方針の決定に大きく関与する．

3 治療アルゴリズム(図1)

橈骨遠位端骨折は基本的に保存療法のよい適応であり，まず徒手整復・ギプス固定を試みることが望ましい．最初から手術を考慮してよい症例は，①徒手整復で適切に整復されない場合，②不安定型骨折，③開放骨折，④多発外傷，⑤関節面の大きな転位，がある場合である．利き手，性別，AO分類，X線計測値は機能予後との関連に乏しいため手術適応の厳密な指標とはならない[6]．②の不安定型骨折の定義は種々の報告があるが，古典的にはLafontaineの基準[7]があり，A．20°以上の背屈転位，B．背側皮質骨の粉砕，C．関節内骨折，D．尺骨骨折の合併，E．60歳以上，のうち3つ以上が陽性で不安定型骨折と定義されている．また，2015年に報告されたメタアナリシスでは，A．

背側皮質骨の粉砕，B．女性，C．60歳以上，が再転位のリスク上昇因子と報告されている[8]．

徒手整復・ギプス固定を行い手関節単純X線正面像，側面像の2方向撮影で保存加療の適応かどうかを判断する．最も重要とされているのは，掌側骨皮質の連続性が再獲得されていることであり[9]，これが達成できなければ高率に再転位をきたすので手術療法を適応したほうがよい．更に，palmar tilt −10°未満かつulnar plus varianceは健側と比較し2 mm以下の差異であれば[10〜12]，保存療法の適応となる．程度の差はあるが経過中に橈骨短縮は回避できないため[13, 14]，許容範囲内の変形で骨癒合が完成することを予見したうえで治療方針を決定する必要がある．更に，徒手整復後3週までは，1週ごとにX線評価を行い再転位の有無を評価しておくことが重要であり[5]，手術療法よりも注意深く経過観察を行う必要がある．

徒手整復ギプス固定後に，①掌側骨皮質の連続性が再獲得できない，②掌屈転位型骨折で掌屈転位が残存（前腕回旋制限を生じやすい），③palmar tilt −10°以下またはulnar plus varianceの健側との差異が2 mm超，④橈骨手根関節面に2 mm以上のstep-offがある場合，または受傷時の単純X線像で上記の不安定型骨折と診断された場合には，手術療法を選択する．青壮年者の不安定型橈骨遠位端骨折で高度な遺残変形が残存すると，可動域制限，握力，疼痛の残存などの機能障害をきたすとの報告があるため[11]，青壮年において許容範囲を超える転位が残存した場合には手術療法による解剖学的整復位の再獲得を目指したほうがよい．また，関節面の転位については，2 mm以上のstep-offの残存は早期の外傷後関節症の発生と強い相関を示すとされる．X線像上の変形性関節症があっても患者の主観的評価には影響しないとする報告もあるが[6, 15, 16]，超長期経過観察の結果は不明であるため，現時点では2 mm以上のstep-offがある場合には手術療法を考慮したほうがよい．以上より，最終経過観察時の機能評価においては絶対的な優位性はないと結論されているものの，活動性の高い青壮年における不安定型骨折に対しては掌側ロッキングプレートなどの強固な内固定による手術療法は，患者の早期機能回復と解剖学的整復位の保持の確実性に優れるため[17]，積極的に適応してよいであろう．

一方，高齢者の治療成績の報告においては，保存療法は手術療法よりもX線評価で劣るものの機能的には有意差がないとされる[18, 19]．高齢者の不安定型関節外骨折に対する掌側ロッキングプレート固定と徒手整復・ギプス固定の保存療法を比較した研究においても，X線評価は掌側ロッキングプレート固定群で良好であるものの機能的には両群に有意差はなく[20]，重篤な合併症の頻度は掌側ロッキングプレート固定が保存療法に比べて有意に高い[18]．よって，高齢者においては，手術療法は保存療法より必ずしも有用であるとはいえず，保存療法の適応が基本である．とはいえ，最終経過観察時の機能の優劣のみで判断するのではなく，そこにいたるまでの手の使用状況も考えなければならない．近年の高齢化社会においては，患者の活動性の高さや独居，介護要員などの社会的背景，健康状態などを考慮した場合に，術後すぐに手が使えるといったメリットが非常に大きい場合がある．よって，早期機能回復が有用と考えられる場合には，掌側ロッキングプレート固定などの手術療法を考慮してもよい．ただし，他の治療法よりも合併症の発生が多いことには十分な注意が必要であり，確実な手術手技による安全な手術の施行が重要である．

◉ 文献

1) 斎藤英彦，森谷浩治(編)：橈骨遠位端骨折，金原出版，東京，p.91-99，2010
2) Orbay JL, Touhami A：Current concepts in volar fixed-angle fixation of unstable distal radius fractures. Clin Orthop Relat Res **445**：58-67, 2006
3) Chung KC et al：Trends in the United States in the treatment of distal radial fractures in the elderly. J Bone Joint Surg Am **91**：1868-1873, 2009
4) Koval KJ et al：Fractures of the distal part of the radius. The evolution of practice over time. Where's the evidence? J Bone Joint Surg Am **90**：1855-1861, 2008
5) Lichtman DM et al：Treatment of distal radius fractures. J Am Acad Orthop Surg **18**：180-189, 2010
6) Chung KC et al：Predictors of functional outcomes after surgical treatment of distal radius fractures. J Hand Surg Am **32**：76-83, 2007
7) Lafontaine M et al：Stability assessment of distal radius fractures. Injury **20**：208-210, 1989
8) Walenkamp MM et al：Predictors of unstable distal radius fractures：a systematic review and meta-analysis. J Hand Surg Eur Vol **41**：501-515, 2016
9) LaMartina J et al：Predicting alignment after closed reduction and casting of distal radius fractures. J Hand Surg Am **40**：934-939, 2015
10) Smilovic J, Bilic R：Conservative treatment of extra-articular Colles' type fractures of the distal radius：prospective study. Croat Med J **44**：740-745, 2003
11) Grewal R, MacDermid JC：The risk of adverse outcomes in extra-articular distal radius fractures is increased with malalignment in patients of all ages but mitigated in older patients. J Hand Surg Am **32**：962-970, 2007
12) Gliatis JD et al：Outcome of distal radial fractures in young adults. J Hand Surg Br **25**：535-543, 2000
13) 高畑智嗣：橈骨遠位端骨折に対する手関節背屈位キャストを用いた保存療法．MB Orthop **27**：11-17, 2014
14) Stewart HD et al：Factors affecting the outcome of Colles' fracture：an anatomical and functional study. Injury **16**：289-295, 1985
15) Giannoudis PV et al：Articular step-off and risk of post-traumatic osteoarthritis. Evidence today. Injury **41**：986-995, 2010
16) Forward DP et al：Do young patients with malunited fractures of the distal radius inevitably develop symptomatic post-traumatic osteoarthritis? J Bone Joint Surg Br **90**：629-637, 2008
17) McFadyen I et al：Should unstable extra-articular distal radial fractures be treated with fixed-angle volar-locked plates or percutaneous Kirschner wires? A prospective randomised controlled trial. Injury **42**：162-166, 2011
18) Diaz-Garcia RJ et al：A systematic review of outcomes and complications of treating unstable distal radius fractures in the elderly. J Hand Surg Am **36**：824-835.e2, 2011
19) Moroni A et al：Cast vs external fixation：a comparative study in elderly osteoporotic distal radial fracture patients. Scand J Surg **93**：64-67, 2004
20) Arora R et al：A comparative study of clinical and radiologic outcomes of unstable colles type distal radius fractures in patients older than 70 years：nonoperative treatment versus volar locking plating. J Orthop Trauma **23**：237-242, 2009

B 保存療法―①総論

橈骨遠位端骨折の治療成績は掌側ロッキングプレートの出現により飛躍的に向上した．一方で，保存療法でも治療可能な症例に対して，過剰な手術適応や手術のテクニカルエラーによって，腱損傷などの重大な合併症を起こすことが散見される[1]．本項では，橈骨遠位端骨折の保存療法に焦点をあて，2017年に改訂された橈骨遠位端骨折診療ガイドラインを中心にその留意点について述べる．また自験例および筆者が作成した治療指針を決めるスコアリングシステムについても言及する．

橈骨遠位端骨折では，高齢者は背景に骨粗鬆症があること，活動性が低いため変形が残存しても機能障害が比較的生じにくいことから，高齢者と青壮年者の治療とを分けて考える必要がある．青壮年における治療法については，近年の内固定材料の進歩により，特に早期機能回復の点で，活動性の高い青壮年においては保存療法より手術療法のほうが有用であると考えられる．高齢者における報告では[1]，変形が残存しても患者の主観的評価は良好で，手術療法と保存療法で臨床成績に差はなく，高齢者の不安定型骨折に対する掌側ロッキングプレートと保存療法の比較でも臨床成績に有意差がないことから[2]，高齢者における手術療法は保存療法より必ずしも有用であるとはいえない．一方，昨今の社会情勢においては一人暮らしや配偶者の介護など早期の自立を要する場合もあり，長期の外固定が現実的でないこともある．高齢者の場合変形の許容範囲が広いため，保存療法の適応範囲は広くなるが，個々の症例において，骨折の不安定性や活動性の高さ，社会的背景，健康状態，早期の機能回復の有利性などを十分に吟味し，総合的に判断する必要がある．残存変形の許容範囲に関しては，青壮年者では徒手整復・ギプス固定後のpalmar tilt（PT）10°未満かつulnar plus varianceは健側と比較し2 mm以下の差異であればほぼ許容されるが，高齢者では許容される値は青壮年の基準値より大きい．

1 残存する変形の許容範囲―自験例より

保存療法群と機能障害により矯正骨切りにいたった群のX線評価と手関節機能評価，患者立脚型評価を比較し，どの程度の変形までなら手関節機能やADLに影響を及ぼさないかを検討した[3]．保存療法で治療し得た橈骨遠位端骨折52例（以下C群）を対象とした．年齢は60～92歳（平均73歳）で骨折型はAO分類でA2: 11例，A3: 27例，B2: 2例，C1: 2例，C2: 6例，C3: 4例であった．変形治癒による機能障害で矯正骨切りにいたった19例（60歳以上）を対照群（以下O群）とした．C群，O群（骨切り術前）それぞれについてX線評価，palmar tilt（PT），radial inclination（RI），ulnar variance（UV），手関節機能評価（Mayo wrist score, DASH）を行い，その治療成績を比較検討した．またX

線評価とMayo Wrist Score, DASHとの相関関係についても検討した．結果はC群とO群のPT，UV，Mayo wrist score，DASHに有意差を認めた．両群のRIに有意差は認めなかった．また，C群のPT，UVはMayo wrist score，DASHと有意に相関したが，O群ではX線評価と機能評価に有意な相関はなかった．これらの結果より，X線評価のうち，PT，UVは臨床成績と有意に相関があり，この2つのパラメータが手関節機能や患者QOLに影響すると考えられた．これらパラメータが許容範囲(PT －10°以下，UV 4 mm以上)を超えると，臨床成績は有意に悪化することを示した．

2 保存療法における留意点[4)]

保存療法は整復・外固定を基本とするため，その留意点について述べる．橈骨遠位端骨折に対して正確な解剖学的整復を目的として徒手整復を必要とするか否かは議論の分かれるところであるが，前述したように，青壮年と高齢者では分けて考える必要がある．青壮年では手術と同様，正確な解剖学的目標を第一とするが，高齢者では変形の許容範囲が広いため，上記指標がひとつの目安となる．しかし，高度な変形は手関節機能や患者立脚型評価を有意に悪化させるという報告もあることから，活動性の高い高齢者には徒手整復を試みたほうがよいといえる．また，手術が必要な場合でも，手術待機期間中に高度な転位を残したままにすることは，患者の苦痛が持続するだけでなく，複合性局所疼痛症候群(complex regional pain syndrome：CRPS)などの合併症を引き起こす可能性がある．その観点からも徒手整復することが望ましいと考える．

橈骨遠位端骨折における外固定の範囲や期間についてのエビデンスは限定的で，現時点で結論は出ていない．橈骨遠位端骨折保存療法の外固定期間は一般的には4～6週とされているが，その範囲と期間に関しては，骨折型，不安定性，年齢や活動性を考慮して決定すべきである．

外固定時の手関節と前腕の肢位については特に背屈転位型骨折(Colles骨折)の場合，一般的には軽度掌屈位から中間位とされているが，固定肢位についてのエビデンスはない．しかし，Cotton-Loder肢位(手関節最大掌屈・尺屈位，前腕回内位)は手指自動屈曲が制限されるだけでなく，手指浮腫の増強，手関節拘縮，CRPSなどの合併症が起こりやすく，行うべきではない．

3 橈骨遠位端骨折の治療指針[5)]

前述したように，高齢者の橈骨遠位端骨折の治療は残存変形の許容範囲が広いため，骨折の不安定性や活動性の高さ，社会的背景，健康状態，早期の機能回復の有利性など総合的に判断する必要がある．しかし，これらの判断は施設間あるいは整形外科医の間でも異なり，手術可能な病院では手術に偏る傾向がある一方で，開業医では保存療法に偏重する傾向がある．そこである程度の治療指針の客観性という観点から自験例の治療成績をもとにスコアリングシステムを作成したので紹介する．詳細は文献5を参照していただきたい．

スコアリングシステム作成にあたり，点数化する因子は，通常一般的に治療方針を決

表1 高齢者橈骨遠位端骨折におけるスコアリング・システム

☆骨折部形態
1，骨幹端部の粉砕　1点
（ただし，粉砕された背側骨片が海綿骨内に陥入している場合　2点）
2，整復後の掌側骨皮質の不適合性（1 mm以上のずれ）　あり　1点　なし　0点
3，関節面のstep off（gap）
・2 mm以上/1点　・1 mm以上2 mm未満/0.5点　・1 mm未満/0点
4，尺骨頸部骨折（茎状突起基部は含まない）　あり　1点　なし　0点

☆X線パラメーター
1，整復前のVTが－20°以下　1点
2，整復後のVT（度）　・背側転位型（Colles）　－10°未満/1点　－10°以上/0点
　　　　　　　　　　・掌側転位型（Smith）　20°以上/1点　20°未満/0点
3，整復後のUV（mm）（対健側）　4 mm以上/1点　4 mm未満/0点

☆二次的因子
1，年齢　60歳以上70歳未満/1点　70歳以上80歳未満/0.5点　80歳以上/0点
2，利き手　0.5点/非利き手　0点
3，職業：manual worker　あるいは早期社会復帰を希望する患者　0.5点

☆75歳以上の高齢者はさらに下記の因子を評価する
・OPに対するリスク
（基礎疾患など　ハイリスクあり/－1点　リスクあり－0.5点　なし/0点）
・患者の社会的背景（独居/0点　同居/－0.5点）
・受傷前の活動性（日常生活自立度の基準を用いる）
自立，J1，J2/0点　A1以下/－1点

・総合評価
・4点以上　手術適応（強く手術を勧める）
・3点以上4点未満　基本的には手術を勧める．あるいは保存療法を行う場合は，再転位する可能性があることを説明し，転位した場合は手術を勧める．
・2点以上3点未満　手術療法/保存療法どちらでもよい（患者の意志によるところが大きい）
・1点以上2点未満　基本的に手術は必要ない（例外はある）
・1点未満　手術適応なし

（Kodama N et al：J Hand Surg Am **38**：1896-1905, 2013[5]を参考に作成）

定する際に考慮する骨折部の形態（不安定性など），X線パラメータ，そこに年齢や患者背景などを加味し，不安定性についてはLafontaineが報告したinstability score，佐々木の不安定型骨折の判定基準を参考にした．次に抽出した因子のなかで実際に治療成績に影響を与える因子について統計学的に検討した．統計学的処理はロジスティック回帰分析を行い，説明変数は年齢，性別，利き手，骨幹端部の粉砕，整復後の掌側骨皮質の適合性，関節面のstep-off，尺骨茎状突起骨折，尺骨頸部骨折，整復前のVT，整復後のVT，UV，RIとした．目的変数はMayo Wrist Score，日手会版DASHとした．保存的に治療した32例32関節の治療結果（最低1年以上の経過観察期間）をもとに，ロジスティック回帰分析を行い，その中で治療成績に統計学的に有意に影響を与える因子を中心に，スコアリングシステムを作成した（**表1**）．ただし，このシステムはあくまで，治療指針を決定するための一助であり，最終的には各医師に総合的に判断していただきたい．

文献

1) Diaz-Garcia RJ et al：A systematic review of outcomes and complications of treating unstable distal radius fractures in the elderly. J Hand Surg Am **36**：824-835, 2011
2) Arora R et al：A prospective randomized trial comparing nonoperative treatment with volar locking plate fixation for displaced and unstable distal radial fractures in patients sixty-five years of age and older. J Bone Joint Surg Am **93**：2146-2153, 2011
3) Kodama N et al：Acceptable parameters for alignment of distal radius fracture with conservative treatment in elderly patients. J Orthop Sci **19**：292-297, 2014
4) 日本整形外科学会，日本手外科学会(監修)：橈骨遠位端骨折診療ガイドライン2017(改訂第2版)，南江堂，東京，p.45-51, 2017
5) Kodama N et al：A simple method for choosing treatment of distal radius fracture. J Hand Surg Am **38**：1896-1905, 2013

C 保存療法
―②橈骨遠位端骨折のキャスト法

橈骨遠位端骨折診療ガイドラインによれば，高齢者でも青壮年でも関節外骨折に対する保存療法の機能評価は良好である[1]．しかし，どんな保存療法でも好成績が得られるわけではない．本稿では橈骨遠位端骨折に対して筆者が常用する，外固定中の患肢使用を重視した保存療法の手技を詳述する．

1 最初からキャスト固定のほうがよい

橈骨遠位端骨折の保存療法の初期にはシーネを用いることが多いと思われる．シーネは腫脹増悪には対応しやすいが，固定性が貧弱なので骨折部の痛みが続き，患者は患肢の使用を控える．その結果，腫脹が持続して指の拘縮が発生する．外固定中に慢性化した腫脹や拘縮は，リハビリテーションでも難治である．sugar tong splintは固定性がシーネよりも良好なので，骨折部の痛みは早期に軽減する．しかし，肘屈伸と前腕回内外が制限されるため，これも日常生活で患肢を使うのは困難である．

保存療法の機能成績を左右するのは，患肢の腫脹や拘縮の有無である．腫脹や拘縮は外固定中から軽減させることが重要で，そのためには外固定中に日常生活で患肢を使用するのが効果的である．外固定中であっても，痛みが軽く，つまめて握れる手ならば，患者は患肢を使用する．手が使える外固定を作製するべきである．

骨折の痛みの軽減には固定性が重要である．固定性のよい外固定で腫脹増悪時のトラブルを心配する意見があるが，固定性不良で骨折部が動くと腫脹が増悪するので本末転倒である．そして，つまめて握れるためには，外固定の掌側遠位端が遠位手掌皮線を大きく越えないこと，手関節は軽度背屈位，そして母指球の完全除圧が必要である．これらと固定性を両立するには前腕キャストが必要である．

以上の理由より，筆者は保存療法の初期から(すなわち整復直後から)前腕キャストで外固定している．腫脹増悪によるキャストトラブルは過去には発生したが，適切に作製して予防策を徹底することで最近は発生しなくなった[2]．キャストトラブルを過度に心配する必要はない．

筆者は基本的に橈骨遠位端骨折の転位は整復し，変形治癒をつくらないことを目標としている．一方，ガイドラインには，高齢者では整復の有無で機能評価に差がなかったとする論文が多数掲載されている[3]．転位を整復すると骨折部が安定して痛みや腫脹の消退が早くなる可能性があるので，転位の整復には意味があると筆者は考えている．

② 適応

変形治癒防止を目的とする場合の筆者のキャスト法の適応は，背屈型の橈骨遠位端骨折で，掌側骨皮質の粉砕がなく，茎状突起骨折以外の尺骨骨折がなく，関節内骨折の場合は関節面の転位が小さい骨折である．関節外の転位がいくら大きくても保存療法の適応はある．

③ 麻酔

転位を極めて容易に整復できそうな場合は無麻酔で整復することもあるが，筆者は基本的に麻酔下に整復する．麻酔は静脈内区域麻酔を勧める（コラム①参照）．

④ 整復

患者を仰臥位とし，点滴スタンドなどから吊り下げたフィンガートラップを示指のみに装着し，肘屈曲90°になる高さで下垂する．輪にした帯（巻軸包帯でもよい．ストッキネットは伸びるのでよくない）を上腕にかけて床に下げ，術者が足で踏むと強力に牽引できる．そして患者の母指を術者がつかんで牽引力を追加する．術者のもう一方の手は，示指～小指で前腕掌側を支え，母指で遠位骨片を背側から掌側へ強力に押し込む．同時に母指をつかんだ手で手関節を牽引しつつ掌尺屈させる（**図1**）．垂直牽引のためイメージ透視は困難だが，腫脹が軽度であれば触診で整復の良否がある程度はわかる．超音波診断装置を用いれば骨皮質のズレが明瞭に描出される．

⑤ キャスト作製

上腕にかけた帯を踏んだままで作製する．2インチのキャスティングテープ（以下テープ）を用いてまず手部を巻く．その際，手背部ではテープを遠位へ移動して中手骨頭を覆い，母指示指間を通って手掌へいく際はテープをアコーディオンのように4～6重に

コラム❶ なぜ静脈内区域麻酔？

超音波ガイド下神経ブロックが普及しつつあるが，筆者は静脈内区域麻酔を用いている．利点は，特別な器具が不要で，手技が容易．手背の静脈が取れない場合は肘窩部の太い静脈で可能．除痛が早く確実で，筋弛緩も得られる．そして局所麻酔薬の必要量が少ない（小柄な女性なら0.5％リドカインを20 mL）．しかし最大の利点は，駆血を解除すると麻酔効果が速やかに消失するため，患者が帰宅する前に自動運動を実際に行わせて，患肢使用への患者の不安を解消できることである．神経ブロックだと，帰宅後の患肢使用を指示しても怖がって使わないおそれがある．なお局所麻酔薬中毒の予防のため，整復～外固定が終わっても15分以上経過してから駆血を解除すること．

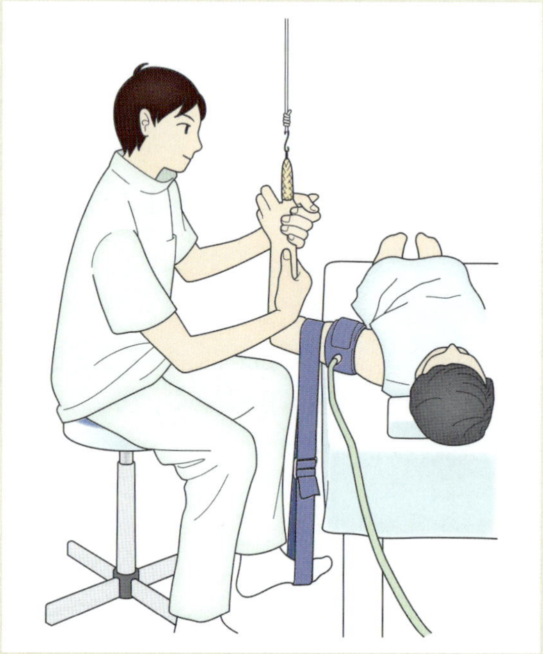

図1　整復法

フィンガートラップは示指のみに装着する．上腕の対抗牽引を術者が足で加減する．患者の母指を術者がつかんで牽引力を追加し，術者の反対の手の母指で遠位骨片を背側から掌側へ強力に押し込む．

折りたたんで横幅を狭める．

そして手掌側ではテープの遠位端が遠位手掌皮線を大きく越えないようにする．

次いで前腕を巻くが，テープを引っ張って巻くとキャストがきつくなるので，引っ張らずに転がすように巻く．引っ張らなくてもテープの各層が密着するようにするには，ところどころでテープを折り返す．前腕部分の長さは固定性を考慮して，肘屈曲90°以上可能だが最大屈曲できない程度に長くする．キャストが厚過ぎたり巻くのに時間がかかるとモールディング前に硬化してしまうので，素早く薄く巻く．小柄な女性なら2インチ1巻，大柄な男性なら2インチ1.5巻か3インチ1巻で十分な強度がある．

巻き終わったら牽引を外し，キャストをモールディングする．その際，変形治癒を防ぐための操作を追加する．具体的には，手関節背屈位のままで手根骨〜中手骨を掌側に押し込み，カウンターとして前腕遠位掌側を圧迫する．骨折部に剪断力をかける感覚であるが(図2)，詳細は他書に譲る[4, 5]．

キャストが半ば硬化したらハサミで母指球部を完全に除圧する．その後は，患者の小指球から第2〜5中手骨遠位部までのL字型を掌背側からしっかり圧迫して手部がゆるまないように保持する(図3)．前腕遠位部も同様に前後より圧迫して硬化まで保持する．硬化の直前はキャストの手関節部を前後より圧迫して手に密着させる．これにより手の固定性がよくなるとともに，橈骨茎状突起部でキャストが橈側方向に広がって静脈還流が改善する．

完成したキャストを示す(図4)．手関節は軽度背屈位で母指球部は完全に除圧されているため，つまんで握ることができる．書字も可能である(図5)．手部も前腕部も体表にぴったり合って扁平なので，固定性がよく痛みが少ない．

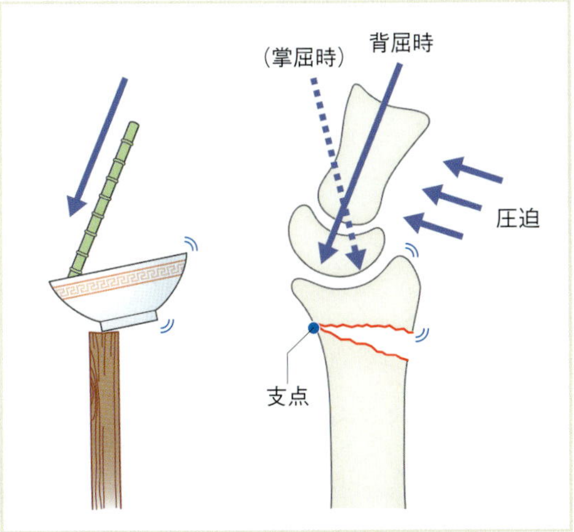

図2　変形治癒を防ぐメカニズム

手根骨は前腕の筋肉によって近位方向へ牽引される．その合力のベクトルは，おそらく有頭骨の軸に近いと思われる．手関節を背屈し手根骨を掌側へ圧迫すると，手根骨に働く合力のベクトルは，骨折部掌側骨皮質の近くを通る．骨折部掌側骨皮質は遠位骨片の支点(回転中心)となっているので，ベクトルが支点よりも掌側を通れば，遠位骨片を掌屈させる力が発生すると思われる．

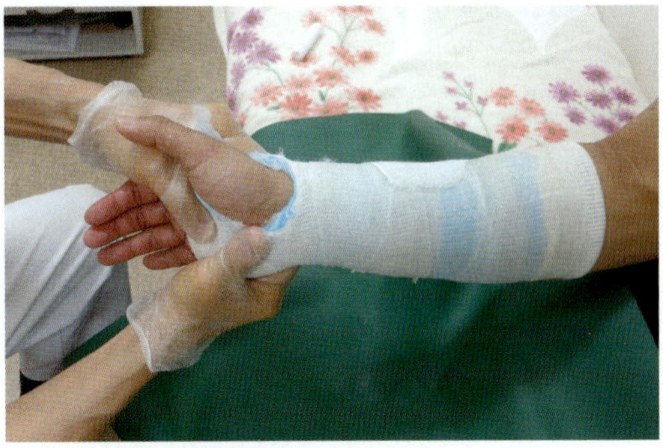

図3　手部のモールディング

患者の小指球から第2～5中手骨遠位部までのL字型を掌背側からしっかり圧迫して手部がゆるまないように保持する．

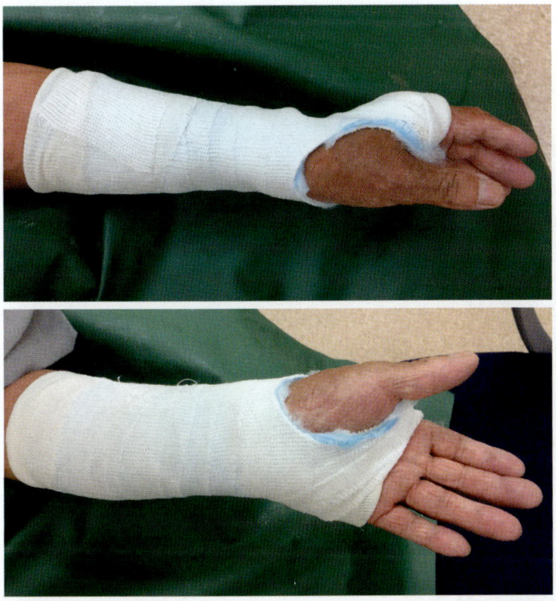

図4　完成したキャスト

手関節は軽度背屈位で母指球部は完全に除圧されている．

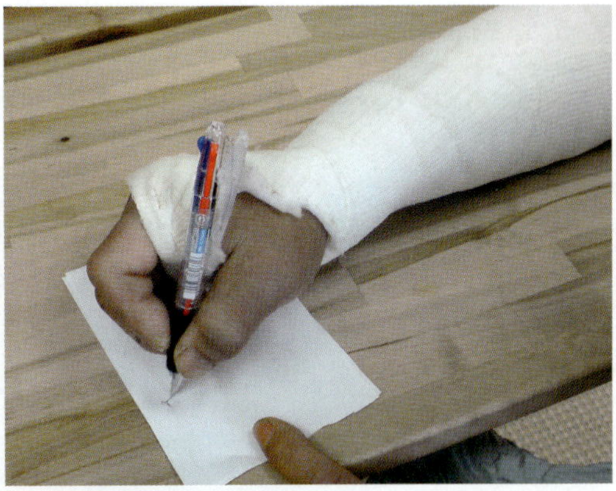

図5　書字が可能

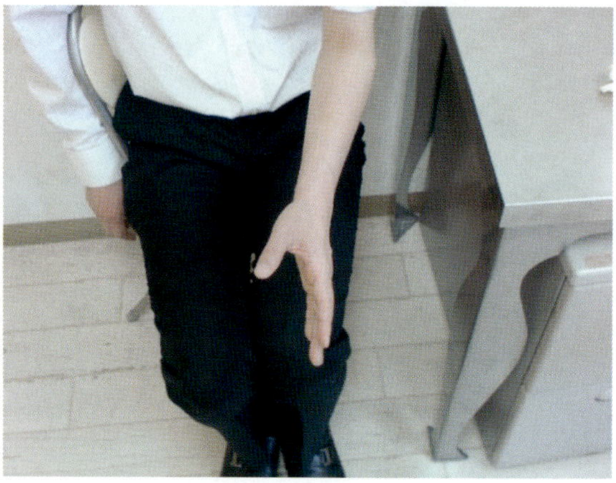

図6　巻き替え時の肢位
患者は座位で，患肢をちょうど「握手しようと差し出す手の形」をとらせる．

6 患者指導

腫脹防止のため患者に，患肢の高挙と手指の運動と日常生活での積極的な使用を指示する．患者は骨折した上肢には安静が必要と思い込んでいるので，よく説明して誤解を解かなければならない．

コラム❷ 母指球除圧は腫脹対策でもある

つまみ動作を容易にするために母指球部分を除圧するが，もし除圧が不十分だと，手の腫脹が増悪した際にキャストの縁が母指球に食い込み，強い痛みを引き起こす．逆に，除圧の橈側縁部分が十分に切除され，更にモールディングでこの部分を前後より圧迫すると，キャストが橈側に広がるので(図7)，手関節橈側部の静脈還流が確保され，腫脹が増悪しにくい．キャスト作製時の重要な腫脹対策である．

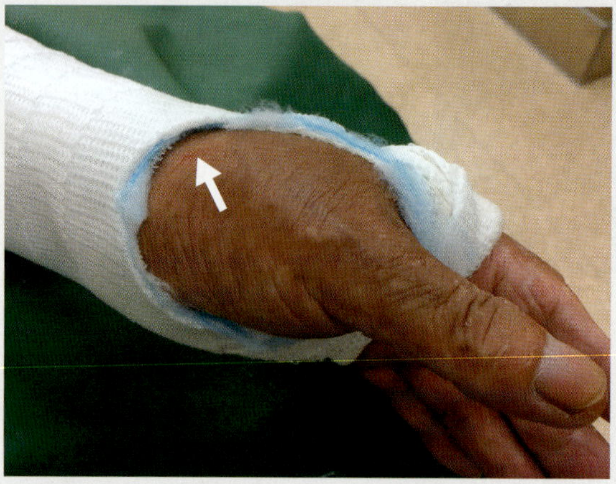

図7　キャストの手関節橈側部
この部を十分広く切除し，モールディングで前後より圧迫すると，キャストが橈側に広がり(矢印)，手関節橈側部の静脈還流が確保される．

コラム❸ それでも腫脹が心配なら

腫脹対策を徹底すれば，腫脹が増悪して痛くなることはない．しかし，対策が不十分だった10年以上前には，腫脹による痛みのために患者が夜間に来院したことがあった．その際はキャストの尺側を全長にわたり縦切し，縦切部を広げて間に割り箸などを挟むと痛みが軽減した．同夜は帰宅させ，後日キャストを新調した．この方法を応用し，腫脹増悪が心配な症例には，キャスト作製時に尺側を縦切してテープで巻いておくとよい．腫脹増悪時はテープを外してキャストを広げ，間に割箸などを挟むと腫脹増悪をくい止めることができる(図8)．

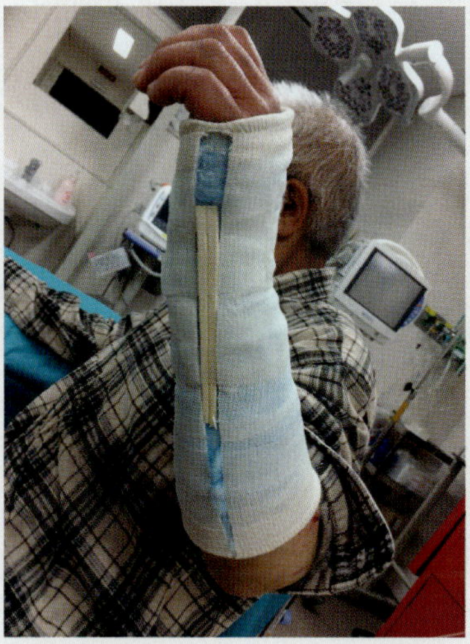

図8 腫脹増悪時の対応

腫脹増悪が心配な症例にはキャストの尺側を縦切してテープで巻いておくとよい．腫脹増悪時はテープを外してキャストを広げ，間に割箸などを挟む．

7 巻き替えと除去

巻き替えの際は患者は座位で，患肢をちょうど「握手しようと差し出す手の形」をとらせる(図6)．1，2週後と症例により3週後に巻き替え，4週でキャストを除去する．キャスト除去時に指の拘縮はほとんどない．以後は前腕回内外および手関節掌背屈のROM訓練を指導するが，通院リハビリテーションを要する例はまれである．

◉ 文献

1) 日本整形外科学会，日本手外科学会(監修)：関節外骨折に対して手術療法は保存療法より有用か？橈骨遠位端骨折診療ガイドライン2017(改訂第2版)，南江堂，東京，p.34-36，2017

2) 高畑智嗣：橈骨遠位端骨折の治療ー私が変えたこと・変えないこと．MB Orthop **27**：11-17，2017

3) 日本整形外科学会，日本手外科学会(監修)：高齢者に徒手整復は必要か？橈骨遠位端骨折診療ガイドライン2017(改訂第2版)，南江堂，東京，p.45-46，2017

4) 高畑智嗣：固定肢位の考え方と実際─手関節背屈位固定．橈骨遠位端骨折─進歩と治療法の選択，金原出版，東京，p.110-115，2010

5) 高畑智嗣：橈骨遠位端骨折：モールドのないギプスはギプスではない．Bone Joint Nerve **18**：513-521，2015

D 手術療法—①総論

1 各種手術療法

現在行われている手術法で最も古典的な方法は経皮的鋼線固定である．本法は1949年にRushが橈骨茎状突起から骨幹部尺側へ鋼線固定を行う方法をはじめて報告し[1)]，以降様々な刺入法が施行されてきた．しかし，特に高齢者ではどのような刺入法でも骨癒合にいたるまでに矯正損失は避けられない．したがって，現在では本法を最終固定(definitive surgery)として用いるのではなく，術中の整復法および仮固定法として用いるのが一般的である．骨幹端部の粉砕を伴う骨折では直視下での整復位獲得および維持が困難なこともあるため，徒手整復後に橈骨茎状突起より鋼線仮固定を行う，あるいはintrafocal pinning[2)]やDesmanet法[3)]で経皮的に整復・仮固定したのちに他の方法を追加することが多い．また，関節内骨折では整復した関節面の再転位を防止する目的で茎状突起部や背側より鋼線固定を行うことも少なくない．更に，多発外傷で橈骨遠位端骨折治療の優先順位が低く，短時間で必要最小限の固定を要する際や開放性骨折の初期治療として選択されることもあるため，習得しておくことが望ましい手技といえる(➡Ⅳ章-E-ⓒ参照)．

次に台頭したのが創外固定である．当初は下肢での使用が先行され，1970年代に上肢へ応用されて手関節の動きを許容しないbridging型が使用されるようになった．その後，ジョイントを有し手関節の可動性を持たせたdynamic型，更に手関節を跨がずに橈骨遠位端と骨幹部を固定するnon-bridging型へ発展，使用されるようになった．ligamentotaxisによって整復位を維持でき，経皮的鋼線固定と比較して固定力は良好だが，再転位や手指関節拘縮が問題となった．また，ピン刺入部の感染や疼痛だけでなく，患者のコンプライアンスの問題も指摘されている．現在では主に開放性骨折や多発外傷の際にdamage control surgeryとして選択されることが多い．その際には関節内骨折の整復固定や固定性の向上を目的としてしばしば経皮的鋼線固定が併用される(➡Ⅳ章-E-ⓓ参照)．

1970年代より，掌側転位型の橈骨遠位端骨折に対して掌側進入で骨片を支持するプレート固定が行われ，良好な術後成績が報告された．一方，背側転位型に対する背側支持プレート固定は矯正損失を防止しきれず，期待された結果が得られなかった．

現在のgold standardといえる掌側ロッキングプレート固定は，2002年Orbayによって提唱された[4)]．プレートのスクリューホールおよびスクリューヘッドにスレッドを作製し，スクリューの設置角度を固定(angular stability)して，スクリューを橈骨遠位端軟骨下骨へ刺入・支持(subchondral support)することによって再転位を防止するというコンセプトである．背側転位型橈骨遠位端骨折のみならず，関節内骨折に対しても良好な術後成績が報告され[5)]，その後様々な工夫を加えたロッキングプレートの開発へと発展した．スクリュー設置角度が一定である角度固定型(単方向性；monoaxial)や，スクリュー設置角度にある程度の自由度を持たせた角度可変型(多方向性；polyaxial)が開発され，更に近年ではスクリューホールの場所によって角度固定型と角度可変型のスクリューを使い分けられるハイブリッド型も開発・臨床応用されている．また，掌側設置用だけでなく橈側および背尺側設置用のロッキングプレートも追加され，主に掌側用では内固定が難しい例に限って使用されている．

2000年代には橈骨遠位端骨折用の髄内釘も開発・臨床応用された．現在日本で唯一使用可能なMicronail®(Wright Medical)は，適応が関節外骨折および一部の関節内骨折に限定されるものの，掌側ロッキングプレートと比較してより低侵襲に骨折の固定が可能であり，適応を遵守すれば掌側ロッキングプレート固定と比較しても遜色ない術後成績が期待できる(➡Ⅳ章-E-ⓑ参照)．

現在，橈骨遠位端骨折に用いられる主な手術法は以上のとおりであるが，単一の方法ですべての橈骨遠位端骨折に対応可能とは言い難く，特に関節内粉砕骨折(AO-23-C-3)では，時にいくつかの方法を組み合わせても術後再転位を生じる例が存在する．本骨折の術後成績を向上させるためには，各手術法の適応や特徴を熟知し，症例に応じて最適な手術法を選択するのはもちろんのこと，特に掌側ロッキングプレートにおいては各機種の特性を把握しておくことも重要と考える．

2 適応および禁忌

橈骨遠位端骨折の手術適応を簡潔に述べるのは極めて困難である．その理由は，たとえ骨折型が同一であったとしても，青壮年者と高齢者，あるいは患者の社会的背景などによって術後成績，特に患者の主観的評価が左右されるからである．

一般的には，受傷時または徒手整復後の残存変形によって臨床成績不良が予想される場合に手術が選択される．橈骨遠位端骨折の手術を考慮する際には，他の関節近傍骨折と同様に徒手整復後の残存変形を関節外と関節内に分けて評価する必要がある．その際に使用される単純X線計測値は，関節外骨折では①橈骨遠位端掌側傾斜(palmar tilt：PT)，②橈骨遠位端尺側傾斜(radial inclination：RI)，③尺骨変異(ulnar variance：UV)であり，関節内骨折では，④関節面離開(gap)・⑤関節面段差(step-off)である(➡Ⅲ章-B-1参照)．関節外の変形については，背屈変形10°未満(dorsal tilt＜10°，すなわちPT＞－10°)，UV健側比2 mm以下を基準とする．また，関節内の変形は関節面離開・段差ともに2 mm未満であれば治療成績に影響しないとされている．したがって，画像診断上の計測値による手術適応は，背屈変形10°以上(dorsal tilt≧10°)，UV健側比2 mm以上(UV≧2 mm)，および関節面離開・段差ともに2 mm以上(gap・step-off≧2 mm)，ということになる．また，徒手整復後の単純X線計測値が保存療法の適応範囲内におさまったとしても，X線再検査で再転位する例をしばしば経験する．したがって，徒手整復・外固定を施行した場合は1週間以内にX線撮影を再度施行し，再転位を生じた場合には手術を考慮する．なお，Cooneyら・佐々木らにより単純X線計測値より不安定型橈骨遠位端骨折が定義されており，手術適応の指標となる（➡Ⅳ章-B参照）．

しかし，最終成績は様々な因子に影響される．高齢者における残存変形は非高齢者と比較して許容される傾向にある．したがって，高齢者の橈骨遠位端骨折に手術を考慮する際には患者背景や活動度を考慮して慎重に決定する必要がある．すなわち，①罹患側が利き手か非利き手か，②起立・歩行能力（上肢を支持脚として使用している，杖やシルバーカーなどの歩行補助具を使用している），③独居かどうか，④介護者か被介護者か，⑤活動性，といった因子を考慮し，患者および家族に十分なインフォームドコンセントを行って手術するかどうかを決定すべきである．

青壮年者では，職業やスポーツ活動，音楽活動などにも配慮する．特に，プロフェッショナルなスポーツ競技者や楽器演奏者は，早期復帰希望に加えて高いレベルの術後成績を要求する場合も多く，注意を要する．

橈骨遠位端骨折に特有の手術禁忌について述べられた報告はほとんどない．一般的な手術の禁忌としては，①麻酔（伝達麻酔あるいは全身麻酔）をかけられない患者，②出血傾向がコントロールできない患者，③コントロール不良な急性期感染症の患者，④術後の局所安静やリハビリテーションの理解が得られない患者，などがあげられる．また，⑤糖尿病に代表される併存疾患のコントロールが不良な患者，の場合は後述する適切な待期期間内に良好なコントロールを獲得してから手術に臨むべきである．

3 手術のタイミング

良好な術後成績を得るためには，手術のタイミングが重要であり，軟部組織の腫脹や浮腫が著しい時期の手術は創の離開や二次感染のリスクを助長することになる．閉鎖性の単独骨折の場合は緊急性に乏しいため，待機手術として施行されることがほとんどである．それに対して，開放性骨折の場合は“golden time”（受傷後6～8時間以内）に洗浄・デブリドマン・創閉鎖および何らかの固定を行う必要がある．通常開放性骨折は高エネルギー外傷によることが多く，著しい転位を伴っているため外固定のみを選択しづらい．したがって，関節外骨折の場合は創外固定や経皮的鋼線固定，関節内骨折には経皮的鋼線固定を初期固定として選択することが多い．また，多発外傷では，橈骨遠位端骨折が生命予後に関与しないため治療の優先順位は高くない．したがって，優先順位が高い損傷に対する手術の際に，低侵襲・短時間の手術（経皮的鋼線固定and/or創外固定）のみを行うことが多い（damage control surgery）．開放性骨折・多発外傷の際には，前述の初期治療ののち，全身状態および局所状態の改善を待って最終固定を行うのが一般的である（definitive surgery）．

閉鎖性および開放性骨折や多発外傷に合併した骨折の最終固定における至適手術時期を把握するためには，骨折の治癒過程について知っておく必要がある．骨折治癒過程は炎症期（inflammatory stage），修復期（reparative stage），再造型期（remodeling stage)の3期に分類される．炎症期は骨折により局所に血腫が形成され，炎症が惹起される時期を指し，受傷後8～10日までとされている．修復期は血腫が肉芽組織(軟性仮骨)に置換される軟性仮骨形成期，カルシウムが沈着することにより硬性仮骨となり，最終的に骨折間隙に架橋仮骨を形成する硬性仮骨形成期に分けることができる．修復期は骨折部位により期間が前後することが知られており，橈骨遠位端ではおおよそ受傷後3～5週までとされている．再造型期は架橋仮骨での吸収・新生の反復により骨構造が正常に近づいていく期間を指す．以上より，骨折の手術は炎症期，遅くても修復期の比較的早期，すなわち軟性仮骨期までに行うことが好ましいと考えられる．また，骨折治癒には様々な因子が関与している．特に考慮すべきなのは年齢であり，若年者ほど骨癒合が速やかであることは広く知られている．したがって，若年者の骨折は高齢者よりも早く施行すべきであるといえる．逆に，開放骨折や高度な軟部組織損傷，骨折部への軟部組織の介在は骨折治癒を遅延させうるので注意が必要である．

橈骨遠位端骨折の適切な手術時期について臨床データより検討された報告はほとんどなく，後ろ向きの比較研究が数編あるのみである．Weilらは，橈骨遠位端骨折に対する掌側ロッキングプレート固定症例を受傷後21日未満に施行した群と21日以降に施行した群に分けて術後成績を比較検討したところ，3週以降群にのみ合併症を生じ，quick DASHスコアが有意に劣っていたものの，X線評価に有意差はなく，合併症発生例を除外したquick DASHスコアの比較では有意差がなかったと報告している[6]．それに対して，有薗らは掌側ロッキングプレート固定症例を受傷後15日未満施行群と15日以降施行群の2群に分けて術後成績を比較検討したところ，X線評価において15日以降施行群が有意に劣っていたと報告している[7]．また，仲西らは掌側ロッキングプレート固定症例の受傷から手術までの期間と術後X線計測値の相関について検討したところ，受傷から手術までの期間とPTの間に有意な相関を認めたため，受傷から手術までの期間は短いほうが矯正損失を少なくできると結論づけている[8]．以上のように，臨床研究において見解は一致していないものの，前述の骨折治癒過程を考慮すると，閉鎖性骨折および開放性骨折や多発外傷に合併した骨折の最終固定における適切な手術時期は早いに越したことはなく，新鮮骨折として比較的容易に観血的整復を施行できるのは，遅くても受傷後3週以内と考えられる．

◉文献

1) Rush LV, Rush HL：Longitudinal pin fixation on Colles' fracture of the wrist. Southern Surg **15**：679-686, 1949
2) Kapandji A：Osthéosynthèse par double embrochage intra-focal; Traitement fonctionnel des fractures non articulaires de l'extrémité inférieure du radius. Ann Chir **30**：903-908, 1976
3) Desmanet E：Ostheosynthesis of the radius by flexible double pinning：Functional treatment of distal radial fractures in 130 consecutive cases. Fractures of the Distal Radius, Martin Dunitz, London, p.62-67, 1995
4) Orbay JL, Fernandez DL：Volar fixation for dorsally displaced fractures of the distal radius；A preliminary report. J Hand Surg **27A**：205-215, 2002
5) Orbay JL：Volar plate fixation of distal radius fractures. Hand Clin **21**：347-354, 2005

6) Weil YA et al：Outcome of delayed primary internal fixation of distal radius fractures：a comparative study. Injury **45**：960-964, 2014
7) 有薗行朋ほか：受傷後2週間以降に掌側ロッキングプレートによる骨接合術を施行した橈骨遠位端骨折の治療成績．日手会誌 **30**：471-474, 2014
8) 仲西康顕ほか：橈骨遠位端骨折の良好な整復には早期の手術が必要．日手会誌 **25**：671-673，2009

E

手術療法―②各論

a プレート固定

1) 各種ロッキングプレートの特徴

2002年にOrbayら[1]により開発された掌側ロッキングプレート(VLP)は，その優れた初期固定性と良好な治療成績から，現在，橈骨遠位端骨折に対する手術療法の第一選択となっている．初期のVLPは，3～5本の遠位ロッキングスクリューが1列に配列され，プレート形状も解剖的なデザインではなく単純なものであった．その後，国内外で次々と新たなVLPが開発され，多くの異なる特徴(プレート設置位置，プレート形状，ロッキング機構，遠位ロッキングスクリューの径・種類・本数・その配列・挿入方向など)を有するVLPが使用可能である．一方，VLPの普及に伴い腱断裂や遠位ロッキングスクリューの関節内穿孔などの重篤な合併症も数多く報告された．VLP固定法をより安全・安心なものとするためには，局所解剖の熟知や正確な手技と正しい手順に基づいた手術を心がけることが重要であり，各種VLPの仕様や特徴を十分に理解する必要がある．また，様々な骨折型を呈する橈骨遠位端骨折を1種類のVLPのみで治療することは困難であり，骨折型に応じて最適なVLPを選択することも重要なポイントのひとつである．本項では，現在日本で主に使用されているVLPの特徴について述べる(**表1**)．

1 プレート形状

現在主に使用されているVLPのほとんどは解剖学的な形状を有しているが，橈骨掌側面の骨幹端部と遠位骨端部がねじれの位置関係にある骨形態に適合する形状を持つものが多い．また，日本人の骨データから得られた解析結果をもとに日本人に適したデザインを採用しているVLPも多くなってきている．

2 サイズバリエーション

ほとんどのVLPはプレート遠位幅にいくつかのサイズバリエーションがある．プレート遠位幅が最も小さいのは，DVR Crosslockエクストラナロー，P-Plate小とアダプティブⅡ Xナローの19.0 mmであるが，1列目(遠位列)に挿入可能なスクリューは2

表1 現在日本で主に使用されている掌側ロッキングプレート

会社名	日本メディカルネクスト				Zimmer Biomet					
製品名称	Acu-Loc 2D		Acu-Loc 2P		DVRアナトミック		DVR Crosslock			
製品写真	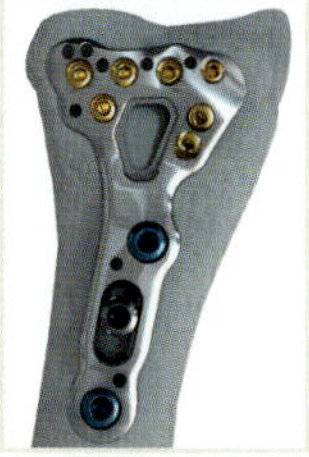		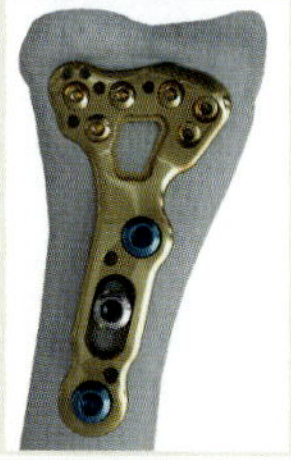		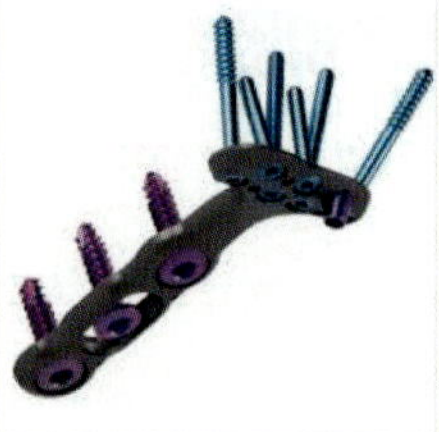		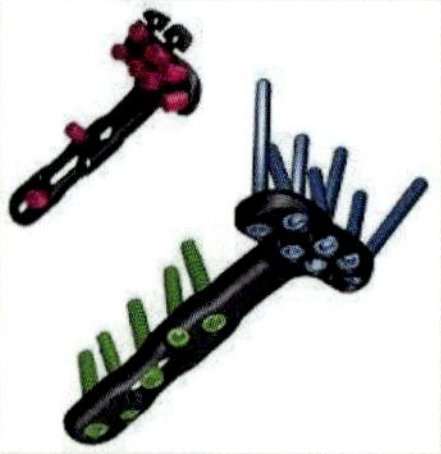			
プレート設置位置	遠位設置型		近位設置型		S line直下型		S line直下型			
アナトミカルプレート	○		○		○		○			
サイズバリエーション	ナロー	スタンダード	ナロー	スタンダード	ナロー	スタンダード	エクストラナロー※1	ナロー	スタンダード	ワイド※1
プレート遠位幅	21.7 mm	24.4 mm	20.5 mm	23.0 mm	21.5 mm	24.2 mm	19.0 mm	22.0 mm	24.0 mm	28.0 mm
遠位スクリューの本数	遠位列3本 近位列3本	遠位列4本 近位列3本	遠位列3本 近位列3本	遠位列3本 近位列3本	遠位列2本 近位列4本	遠位列3本 近位列4本	遠位列2本 近位列4本	遠位列2本 近位列4本	遠位列3本 近位列4本	遠位列4本 近位列5本
関節面支持部	遠位列 中央 近位列 やや背側(尺側のみ)		遠位列 中央〜やや背側 近位列 背側(尺側のみ)		遠位列 中央 近位列 背側		遠位列 中央 近位列 背側			
ロッキング機構	Monoaxial		Monoaxial		Monoaxial		Monoaxial			
DSS	○(尺側のみ)		○(尺側のみ)		○		○			
遠位 ロッキングスクリュー	2.3 mm(2 mm刻み)				スレッデッドペグ 2.5 mm(2 mm刻み)		2.7 mm(2 mm刻み)			
遠位 ロッキングピン	2.0 mm(2 mm刻み)※1				スムースペグ2.0 mm(2 mm刻み)		スムースペグ2.2 mm(2 mm刻み)			
近位 ロッキングスクリュー	3.5 mm(2 mm刻み)				−		2.7 mm(2 mm刻み)			
近位 コーティカルスクリュー	3.5 mm(2 mm刻み)				3.5 mm(1 mm刻みあり)		−			
特徴	• Frag-Loc ※1による背側骨片の固定が可能 • コンディラースタビライジング法に対応するキックスタンドポストあり • プレート遠位部の尺側遠位部にスーチャーホールあり		• Frag-Loc ※1による背側骨片の固定が可能 • コンディラースタビライジング法に対応するキックスタンドポストあり • エクステンションプレート※1(最大全長176 mm)の使用で骨幹部骨折合併例にも対応可能		• 三次元的な「やぐら」構造のスクリュー配置 • F.A.S.T.ガイド		• 三次元的な「やぐら」構造のスクリュー配置 • F.A.S.T.ガイド • ミニ4穴(ナロー41 mm, スタンダード43 mm)あり • rim骨折用のタブ付プレートあり • タブにはスーチャーホールあり			

※1 オプション　※2 角度固定モード使用時

	DePuy Synthes					HOYA technosurgical			Stryker		
	VA TCP			Volar Rim		Stellar 2			VariAx		
	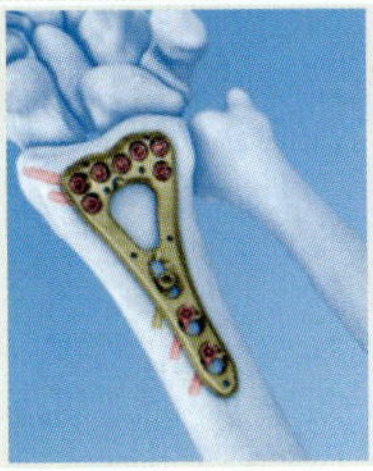			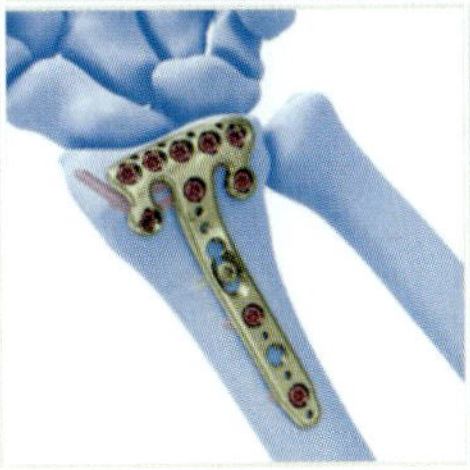		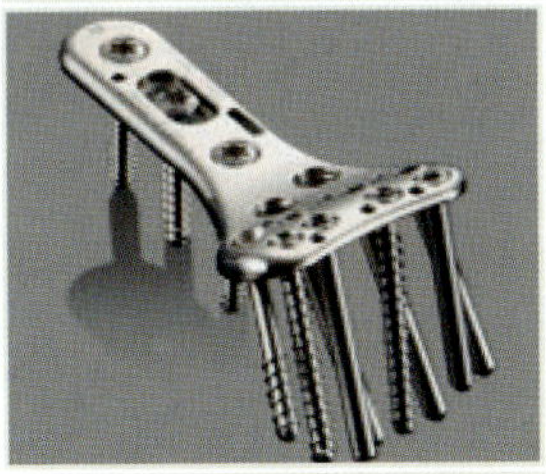			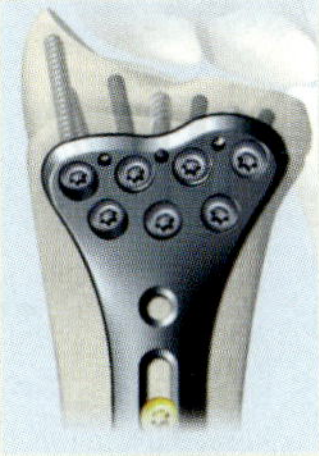		
	近位設置型※2			関節縁型※2		近位設置型			S line直下型※2		
	○			○		△			△		
	エクストラスモール	スモール	スタンダード	6 hole	7 hole	スモール	ミディアム	ラージ	スモール	ミディアムナロー	ミディアム※1
	19.5 mm	22.0 mm	25.5 mm	25.0 mm	27.5 mm	20.0 mm	22.0 mm	24.0 mm	22.0 mm	25.0 mm	27.5 mm
	遠位列 4本 近位列 2本	遠位列 4本 近位列 2本	遠位列 5本 近位列 2本	遠位列 4本 近位列 2本	遠位列 5本 近位列 2本	遠位列 4本 近位列 3本	遠位列 4本 近位列 3本	遠位列 4本 近位列 4本	遠位列 3本 近位列 2本	遠位列 4本 近位列 3本	遠位列 4本 近位列 3本
	–			–		遠位列 中央〜やや背側 近位列 背側			–		
	Polyaxial			Polyaxial		Monoaxial			Polyaxial		
	○(尺側のみ)			×		×			○		
	VAロッキング2.4 mm(2 mm刻み)					ロッキングキャンセラスラグ2.4 mm(1 mm刻みあり) ロッキングキャンセラス2.4 mm(1 mm刻みあり)			2.7 mm(2 mm刻み)		
	VA-LCPバットレスピン1.8 mm(2 mm刻み)					2.2 mm(1 mm刻みあり)			2.0 mm(2 mm刻み)		
	2.4 mm(2 mm刻み)					2.6 mm(1 mm刻みあり)			2.7 mm(2 mm刻み)		
	2.4 mm(2 mm刻み) 2.7 mm(2 mm刻み)					2.6 mm(1 mm刻みあり) キャンセラス3.0 mm(2 mm刻み)			2.7 mm(2 mm刻み)		
	• 角度固定式と角度可変式が選択可能 • エクストラスモールは横幅19.5 mmで遠位列に4本スクリューが挿入可能 • 2穴(エクストラスモール42 mm, スモール45 mm, スタンダード47 mm)あり			• 尺側から橈側にかけたrim骨折に対応可能 • 屈筋腱との干渉が必発であるため骨癒合後早期の抜釘が必須		• 2列構造のCross Locking Mechanismで月状骨窩を3本, 舟状骨窩を4本の遠位部スクリューで支持 • コンディラースタビライジング法に対応するロッキングチルトアップあり • 骨幹端部に仮固定用楕円K-wireホールあり • 手回しドリル※1あり			• ダブルエクストラロングプレート※1(最大189 mm)があり骨幹部骨折合併例にも対応可能 • スピードガイド※1(ガイドとドリルとデプスゲージが一体)あり		

(2017.12.15現在)

表1 続き

会社名	メイラ												
製品名称	P-Plate		D-Plate		I-type			Dual Loc V7			Dual Loc V17		
製品写真	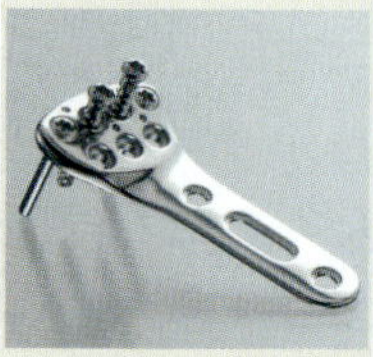		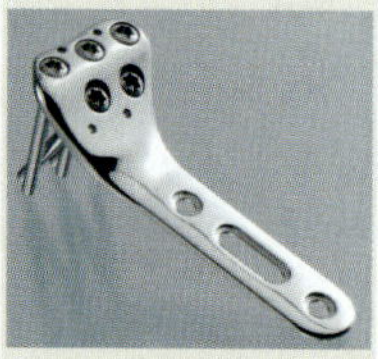		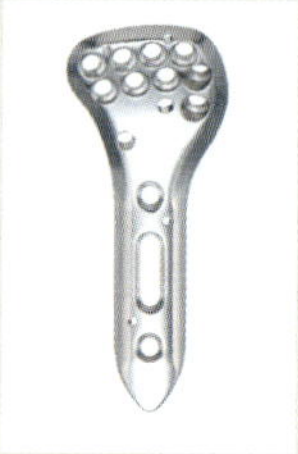			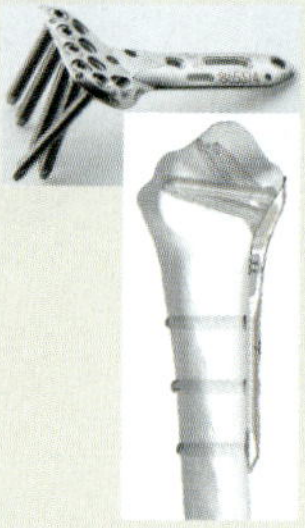			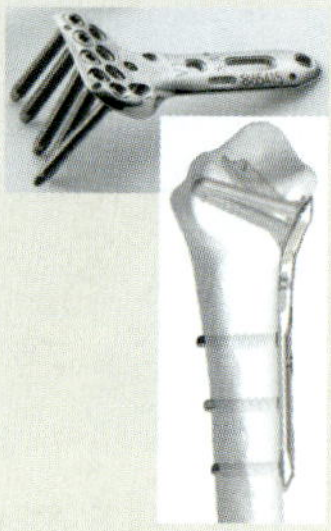		
プレート設置位置	近位設置型		遠位設置型		近位設置型			S line直下型			近位設置型		
アナトミカルプレート	△		△		△			○			○		
サイズバリエーション	小	大	小	大	小	中	大	小	中	大	小	中	大
プレート遠位幅	19.0 mm	23.0 mm	21.0 mm	23.0 mm	19.5 mm	22.0 mm	24.5 mm	20.5 mm	22.5 mm	24.5 mm	20.5 mm	22.5 mm	24.5 mm
遠位スクリューの本数	遠位列 3本 近位列 2本	遠位列 4本 近位列 3本	遠位列 3本 近位列 2本	遠位列 3本 近位列 3本	遠位列 3本 近位列 4本	遠位列 3本 近位列 4本	遠位列 4本 近位列 5本	遠位列 3本 近位列 4本	遠位列 3本 近位列 4本	遠位列 4本 近位列 5本	遠位列 3本 近位列 4本	遠位列 3本 近位列 4本	遠位列 4本 近位列 5本
関節面支持部	遠位列 中央～やや背側 近位列 中央～やや背側		遠位列 中央 近位列 背側		遠位列 やや背側 近位列 背側			遠位列 やや背側 近位列 背側			遠位列 背側 近位列 背側		
ロッキング機構	Monoaxial		Monoaxial		Monoaxial			Monoaxial			Monoaxial		
DSS	×		○		×			×			×		
遠位 ロッキングスクリュー	2.7 mm(1 mm刻みあり)				2.7 mm(1 mm刻みあり)			2.7 mm(1 mm刻みあり)					
遠位 ロッキングピン	2.0 mm(1 mm刻みあり)				2.0 mm(1 mm刻みあり)			2.0 mm(1 mm刻みあり)					
近位 ロッキングスクリュー	–				2.7 mm(1 mm刻みあり)			2.7 mm(1 mm刻みあり)					
近位 コーティカルスクリュー	2.7 mm(1 mm刻みあり)				2.7 mm(1 mm刻みあり)			2.7 mm(1 mm刻みあり)					
特徴	• 方形回内筋窩に収まる形状		• 骨癒合後早期の抜釘が必須 • 遠位ロッキング部には2.0 mmロッキングピンを必ず使用		• 方形回内筋窩に収まる形状 • 軟骨下骨を幅広く支持する配列 • プレート最近位に仮固定用楕円K-wireホールあり			• Watershed lineを考慮した形状 • V17と同じプレート形状であり術中選択が可能 • 骨幹端部に仮固定用楕円K-wireホールあり			• V7と同じプレート形状であり術中選択が可能 • 骨幹端部に楕仮固定用円K-wireホールあり		

※1 オプション　※2 角度固定モード使用時

日本エム・ディ・エム			エム・イー・システム						ミズホ		
MODE			コレクション		ベビーフット	アダプティブⅡ			HYBRIX		
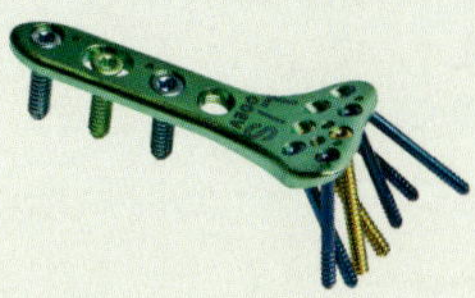			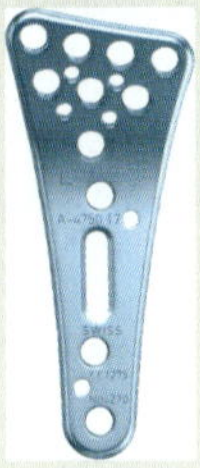		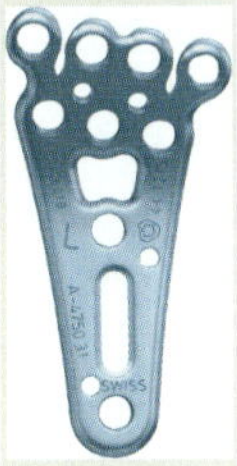	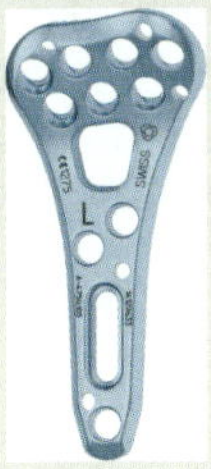			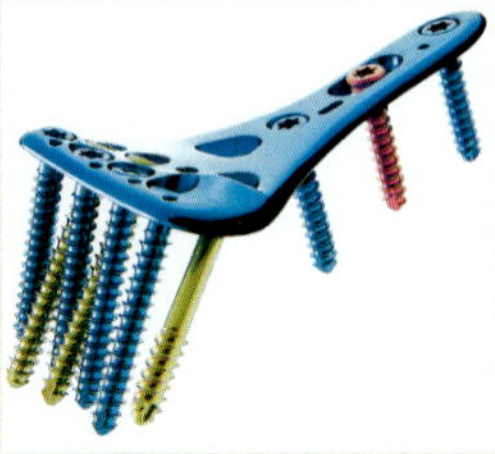		
S line直下型			ー		ー	S line直下型※2			近位設置型		
○			×		×	○			○		
ナロウ	スタンダード	ワイド	スタンダード	ワイド	スタンダード	Xナロー	スタンダード	ワイド	ナロー	スタンダード	ワイド
21.5 mm	24.0 mm	25.4 mm	22.3 mm	27.6 mm	22.5 mm	19.0 mm	23.0 mm	26.0 mm	20.5 mm	23.0 mm	24.5 mm
遠位列 3本 近位列 3本	遠位列 3本 近位列 4本	遠位列 3本 近位列 4本	遠位列 4本 近位列 3本	遠位列 5本 近位列 4本	遠位列 4本 近位列 3本	遠位列 3本 近位列 3本	遠位列 4本 近位列 3本	遠位列 5本 近位列 4本	遠位列 3本 近位列 3本	遠位列 4本 近位列 3本	遠位列 4本 近位列 3本
遠位列 中央 近位列 背側			ー		ー	ー			遠位列 中央 近位列 背側(最大打ち上げ時)		
Monoaxial			Polyaxial		Polyaxial	Polyaxial			遠位列 Monoaxial 近位列 Polyaxial		
○			○		○	○			○		
2.5 mm(2 mm刻み) 1/3マイクロスレッド2.5 mm(2 mm刻み)			2.5 mm(2 mm刻み)						2.7 mm(1 mm刻み) ロッキングハーフ2.7 mm(1 mm刻み)		
ー			ー						2.0 mm(1 mm刻みあり)		
3.5 mm(2 mm刻み)			2.5 mm(2 mm刻み)						2.7 mm(1 mm刻みあり)		
3.5 mm(2 mm刻み)			2.5 mm(1 mm刻みあり)						2.7 mm(1 mm刻みあり)		
• スクリューインサーションガイドの使用にて正確な方向への遠位部スクリューの挿入が容易			• 橈側・尺側ともにバットレス効果が得られる形状 • XLプレート※1(最大長143 mm)があり骨幹部骨折合併例にも対応可能		• 遠位1列目のベンディングが可能	• 日本人の高齢女性のサイズに合わせたXナローあり			• MonoaxialとPolyaxialの2つのロッキング機構を有する • 遠位から近位に捻れる逆位相を再現し、日本人特有のアナトミカルデザインを有する • 骨幹端部に仮固定用楕円K-wireホールあり		

(2017.12.15現在)

表2 各ロッキング機構の長所と短所

	長所	短所
monoaxial type	• 角度安定性が高い • 手術手技が比較的シンプル	• プレートの設置位置によりスクリューの挿入位置・方向が決定される
polyaxial type	• スクリューの挿入方向に自由度があるため，プレートの設置位置にもある程度の幅がある • 骨片選択的にスクリューの挿入が可能	• 角度安定性がmonoaxial typeより劣る • 手術手技がやや煩雑 • 透視時間・手術時間の延長
hybrid type	• monoaxial typeとpolyaxial typeの両方の長所を併せ持つ	• プレートの設置位置についてはpolyaxial typeほどの幅はない

～3本と少ない．一方，VA-TCPエクストラスモールは，横幅が19.5 mmで1列目に4本のスクリューが挿入可能である．その他のVLPでもナロー・スモール・小といったプレート遠位幅が小さい種類が用意されており，特に日本人の小柄な高齢女性によい適応となる．

3 シャフト長のバリエーション

骨幹端部が粉砕した橈骨遠位端骨折では，シャフト長が長いVLPが有用である．シャフト長のバリエーションも各VLPで異なっており，更に，プレート遠位幅のサイズバリエーションによって違うものもあるため注意が必要である．また，同側の骨幹部骨折を合併した橈骨遠位端骨折では，いずれもオプションではあるがAcu-Loc 2Pエクステンションプレート（最大全長176 mm），VariAxダブルエクストラロングプレート（最大長189 mm），APTUS2.5掌側用XLプレート（最大長143 mm）がある．

4 ロッキング機構の違い

プレートとスクリューがロックされる機構には，大きくプレートとスクリューの固定角度が一定であるmonoaxial typeと，スクリューの挿入方向にある一定の自由度があるpolyaxial typeの2つに分けられる．更に現在では，monoaxial typeとpolyaxial typeの2つのロッキング機構を有するhybrid typeも使用可能となっている．各ロッキング機構には，それぞれ長所と短所がある（表2）．

① monoaxial type（fixed angle type，角度固定型）：Acu-Loc（2D，2P），DVR（アナトミック，Closslock），Stellar 2，メイラ（P-Plate，D-Plate，I-type，Dual Loc V7，Dual loc V17），MODEなど

② polyaxial type（variable angle type，角度可変型）：VA-TCP，Rim，VariAx，APTUS2.5（コレクション，ベビーフット，アダプティブⅡ）など

③ hybrid type：HYBRIX

5 スクリューの径と種類

スクリューの径は，遠位と近位で共通のものと遠位より近位が大きいものとに分かれ

る．また，遠位の固定にロッキングペグ（1.8〜2.2 mm）が用意されているものや，ロッキングスクリュー（2.3〜2.7 mm）のなかでも冠状面の骨折線に有用となるスクリュー先端にのみスレッドが切ってあるものが使用可能なものもある．一方，近位はコーティカルスクリュー（2.7〜3.5 mm）のみが使用可能なものとロッキングスクリュー（2.4〜3.5 mm）も挿入可能なものとに分かれる．スクリューの長さについては，2 mm刻みのものが多いが，頻用される長さにおいて1 mm刻みのスクリュー長が用意されているものもある．

6 遠位部ロッキングスクリューの配置と関節面支持部

現在使用されているほとんどのVLPの遠位ロッキングスクリューの配置は2列構成であるが，その関節面支持部は，各VLPによって異なっている．また，1列目（遠位列）のスクリューで関節面中央部を，2列目（近位列）のスクリューで背側部を支えるDouble-tiered Subchondral Support（以下DSS）法は，骨脆弱性のある高齢女性患者においても術後の整復位が維持でき有用であるとの報告[2]がある．DSS法がmonoaxial typeで可能なもの，スクリュー挿入方向の自由度を利用してpolyaxial typeで実施可能なもの，更にはDSS用のガイディングブロックが用意されているものがある．

7 プレート設置位置

ここでは日本で主に使用されているVLPのプレート設置位置を4つに分類して述べる．①プレート遠位部の遠位縁を関節縁に沿って設置するタイプを関節縁型，②橈骨掌側面で最も掌側に突出した点を結んだ骨性隆起線であるS line[3]［Ⅱ章-Aを参照］を基準に，VLPの一部でも同ラインを越えて遠位に設置するタイプを遠位設置型，③プレート遠位部分が橈側より尺側が遠位に長い形状で同ラインの直下に沿って設置するタイプをS line直下型，④同ラインより近位に設置するタイプを近位設置型とした．

① 関節縁型：Rim※
② 遠位設置型：Acu-Loc 2D，D-Plate
③ S line直下型：DVRアナトミック，DVR Crosslock，VariAx※，Dual Loc V7，MODE，アダプティブⅡ※
④ 近位設置型：Acu-Loc 2P, VA-TCP※, Stellar 2, P-Plate, I-type, Dual Loc V17, HYBRIX

（※：角度固定モードにおける設置位置）

8 VLP選択ストラテジー

掌尺側骨片は安定性のカギとなる"key stone"と呼ばれ，同骨片を確実に整復・固定することが最も重要である．当科では，術前CT矢状断像にて同骨片の関節面からの距離を計測し，プレート選択の一助としている[4]．

Colles型骨折で同骨片が約10 mm以上の大きい骨折型では，屈筋腱への影響が少ない近位設置型プレートの適応である．同骨片が約7.5〜10 mmの比較的小さい骨折型では，遠位設置型のAcu-Loc 2DやS line直下型プレートを選択する．更に遠位骨片が約7.5 mm以下と非常に小さい，いわゆるrim骨折では，関節縁型のRimや遠位設置型のD-Plate，もしくはpolyaxial typeプレートをS lineを遠位に越えて設置する方法が選択肢となるが，これらはプレート遠位部の掌側への突出が大きくなるため屈筋腱障害や手根管症候群の合併症に注意が必要であり，骨癒合後早期の抜去が必須となる．このrim骨折に対してはDVR Crosslockタブ付の使用による骨片支持やAcu-Loc 2Dのスーチャーホールを利用した骨片縫合もオプションのひとつとなる．しかし，現時点におけるrim骨折に対する治療方針は確定したものがない．

一方，Smith型骨折では，VLPによる骨片の支持と，骨片に対するプレートの占拠率が重要とする報告もある[5)]．しかし，アナトミカル形状のVLPでは十分な支持が得られないことがあり，今後はプレートのベンド角が小さいpolyaxial typeのVLPを遠位に設置することで遠位骨片を十分に支持し，遠位スクリューで軟骨下骨を支える，などの工夫が必要となる．

9 誤解してはならないVLP固定法の使用上の留意点

① 本法においては，保存的治療の場合のような大きい転位の許容範囲はなく，できる限り解剖学的整復を目指さなければならない．特に背屈および回旋変形の遺残はスクリューの関節内穿孔や術後の屈筋腱障害の原因となるため十分に注意する．

② ロッキングプレートが導入された際に提唱された原則のひとつ，すなわち“プレートは骨表面に密着させる必要はない”という原則は本骨折にはまったくあてはまらない．特に長母指屈筋腱および示指深指屈筋腱が走行する領域においては，プレートの設置位置はそのプレート固有の“Watershed line”を越えないように，かつプレートが橈骨より掌側に突出しないように細心の注意を払う．基本的操作として，low profileのプレートを至適位置に設置し，かつプレート遠位縁部を橈骨掌側面に確実に密着させることが必須である．

③ 本法の合併症の発生原因の多くは，術者のtechnical errorによるとの報告が散見される．発生頻度の高い橈骨遠位端骨折の治療の担い手の技量にばらつきがあること，手術機材が急速に複雑化するなかで，手術手技自体も難易度が上がっていることが一因かもしれない．このような背景のなかで，本術式を誰にとっても安心・安全な術式として確立させていくためには，人工関節手術のように使用するインプラントにかかわらない，一定の共通した手順および普遍的な注意点やコツを網羅した術式の“標準化”も重要となる[6)]．橈骨遠位端骨折に対する手術療法がより安全で洗練されたものとなるためには，①解剖の熟知，②atraumaticな手術操作，③インプラントの仕様・特徴やその手術手技に精通すること，④各々の手術方法におけるひとつひとつの手技(局所展開，骨折部整復，インプラント設置と軟部による被覆)を確実かつ正確に行うことが重要と考える．

◉文献

1) Orbay JL et al：Volar fixation for dorsally displaced fractures of the distal radius; preliminary report. J Hand Surg Am **27**：205-215, 2002
2) 川崎恵吉ほか：高齢女性の背側転位型橈骨遠位端骨折に対するDouble-tiered Subchondral Support法の治療成績．骨折 **33**：12-17, 2011
3) Imatani J et al：An anatomical study of the watershed line on the volar, distal aspect of the radius: Implications for plate placement and avoidance of tendon ruptures. J Hand Surg Am **37**：1550-1554, 2012
4) 近藤秀則ほか：掌側ロッキングプレートの使用比較．J MIOS **75**：12-18, 2015
5) 川崎恵吉ほか：橈骨遠位端骨折に対する掌側プレート固定術後の掌側亜脱臼―volar lunate facet fragment固定の重要性．日手会誌 **32**：1023-1027，2016
6) 今谷潤也ほか：橈骨遠位端骨折に対する"標準的"掌側ロッキングプレート固定法．日手会誌 **30**：487-491，2014

a プレート固定

2) 掌側ロッキングプレート

a. 角度固定型(単方向性)掌側ロッキングプレート(monoaxial locking plate：MLP)

1 MLPの特徴

MLPは，ロッキングスクリューとプレート連結部の角度安定性があり，ギプス固定，経皮的鋼線固定，創外固定，ノンロッキングプレート，角度可変型ロッキングプレート(polyaxial locking plate：PLP)に比較してその初期固定性はより良好とされる．その一方で，プレートの設置位置により遠位ロッキングスクリューが規定されてしまうため，これが適切でない場合には遠位ロッキングスクリューが適切な位置に挿入できず，固定性不足や関節内穿孔を生じる．更に屈筋腱や伸筋腱損傷，神経障害などの合併症や，プレート抜去のための再手術とそれに伴う患者の負担，医療費の増大などの欠点も存在することには留意すべきである．高齢者の橈骨遠位端骨折に対する5つの治療方法における合併症の発生を比較検討したシステマティックレビュー[1]の結果を示す(**表1**)．

2 MLPの成績

今回のガイドライン2017におけるMLPの推奨度は2(弱い)，エビデンス A(強)となっており，本プレートは固定性に優れ，早期の社会復帰に有用と肯定されているが，合併症には十分留意すべきであると追記されている．事実，早期の機能評価や最終的なX線評価も良好であることから早期の社会復帰には有用である，との報告が多い．しかし1年以降の機能評価に関しては，ギプス固定，経皮的鋼線固定，創外固定などと比べて，有意差はなかったという報告も存在する．具体的には，65歳以上のギプス固定との比較で，保存療法群の全例で変形治癒をきたしていたにもかかわらず，可動域は全経過で有意差はなく，患者立脚評価は術後6ヵ月以降では有意差はなかったという前向き研究がある[2]．また経皮的鋼線固定との比較では，MLPはDASH(disabilities of the arm, shoulder and hand)スコアとGartland and Werleyの評価において術後3，6ヵ月で有意に良好で，X線評価もすべての経過中で有意に良好であったという報告がある[3]一方で，18施設での461例を対象とした前向き研究で患者立脚評価やQOLにおいて両者の最終成績に有意差なく，費用対効果の観点から経皮鋼線固定法を推奨するものもある[4]．更に創外固定との比較でもMLPは術後比較的早期の治療成績が同等かより良好であるといういくつかのメタアナリシスや前向き研究がある[5~7]．以上のようなことから，本骨折の第一選択とされる掌側ロッキングプレートのなかで最も頻用されている

表1 高齢者の橈骨遠位端骨折に対する5つの治療方法における合併症の発生を比較検討したシステマティックレビュー

	掌側ロッキングプレート	ノンブリッジング創外固定	ブリッジング創外固定	経皮的鋼線固定	ギプス固定	p値
軽微な合併症						
表層感染	2	25	39	2	0	
計	1%	31%	16%	2%	0%	<0.001
重大合併症(手術不要)						
神経障害	6	1	10	4	4	
CRPS	9	0	16	2	11	
インプラント起因障害	0	0	6	3	0	
計	5%	1%	13%	7%	7%	<0.001
重大合併症(手術要)						
腱障害	18	2	0	3	3	
神経障害	2	0	2	0	0	
感染	2	0	1	0	0	
インプラント起因障害	8	0	0	0	0	
計	10%	3%	2%	2%	1%	<0.001

p値：χ^2検査
重大合併症(手術不要)の項では経皮的鋼線固定/ギプス固定間以外で有意差あり
重大合併症(手術要)の項ではノンブリッジング創外固定/経皮的鋼線固定間およびブリッジング創外固定/経皮的鋼線固定間以外で有意差あり
(Diaz-Garcia RJ et al：J Hand Surg Am **36**：824-835, 2011[1]を参考に作成)

MLPにおいても，早期の治療成績は良好であるものの，術後1年では他の治療法に対する明確な優位性は示されていないのが現状といえる．したがって，個々の症例における治療法の選択においては，上記のような学術的なエビデンスを念頭に，発生病態や骨折型，年齢・性別などの患者背景，周囲を取り巻く環境，本人の活動性やニーズ，そして治療者の技量などをバランスよく考慮し決定されるべきである．

◉ 文献

1) Diaz-Garcia RJ et al：A systemic review of outcomes and complications of treating unstable distal radius fractures in the elderly. J Hand Surg Am **36**：824-835, 2011
2) Arora R et al：J Bone Joint Surg Am **93**：2146, 2011
3) McFadyen I et al：Injury **42**：162, 2011
4) Costa ML et al：BMJ **349**：g4807, 2014
5) Walenkamp MM et al：Strategies Trauma Limb Reconstr **8**：67, 2013
6) Wilcke MK Et al：Acta Orthop **82**：76, 2011
7) Williksen JH et al：J Hand Surg Am **38**：1469, 2013

a プレート固定

2) 掌側ロッキングプレート

b. 角度可変型(多方向性)掌側ロッキングプレート(polyaxial locking plate：PLP)

本プレートシステムは，ロッキングスクリューの刺入角度の自由度に最大の特徴があり，関節近傍の骨折やインプラント周囲骨折に有用であるとされている．現在，橈骨遠位端骨折に対し日本で使用可能な角度可変型掌側ロッキングプレート(polyaxial locking plate：PLP)は，APTUS Correction plate，baby foot，ADAPTIVE-2(MES)，VA-TCP，VA-VRP(Depuy-Synthes)，VariAx(Stryker)，一部のスクリューが可変型(hybrid type)のHybrix(MIZUHO)がある．各プレートのロッキングシステムおよびその強度は異なる．2014年の日本の橈骨遠位部でのPLPの使用割合(約40％)は，欧州(約85％)に比べ少ない．今後は使用量の増加，更には日本でのPLPの開発も進んでいくものと思われる．

1 特徴

a. PLPの利点

角度固定型であるmonoaxial locking plate(MLP)の利点が，手技が容易で透視時間の短縮が可能，ロッキング機構の強度からくる固定性の上昇などに対し，PLPの利点は，スクリューの挿入方向にある程度の自由度があり，このためプレート設置位置にも自由度が生じる点にある．①軟骨下骨に向けてスクリューを至適位置へ刺入可能であることから，正確にsubchondral supportが可能で，遠位2列のスクリューで2箇所の軟骨下骨を支えるDouble-tiered Subchondral Support(DSS)法も可能である．②粉砕骨折例では大きな各骨片をスクリューで捉えることができ，die-punch fragmentや茎状突起骨片を選択的に捉えること(選択的DSS法)も可能である[1]．die-punch fragmentに対しては，背側からのmini-plateによるbuttress plateや，Acu-Locによるflag-Loc systemなどの背側皮切を用いる方法に比べて，DSS法は簡易で，かつ伸筋腱の癒着が少ない．③関節辺縁骨折(marginal fracture，rim fracture，watershed line fracture)に対して，十分な支持(buttress)効果が得られるように，遠位方向にプレートを設置することができる(**図1**)．以上よりPLPは，粗鬆骨やAO-C3型の粉砕骨折例，関節辺縁骨折に有用である(**表1**)．更に最近掌側転位型橈骨遠位端骨折に対しても，単なるbuttress効果のみで固定するのではなく，スクリューによる軟骨下支持やプレートの遠位設置の重要性も議論されるようになり，PLPの重要性が指摘されている．

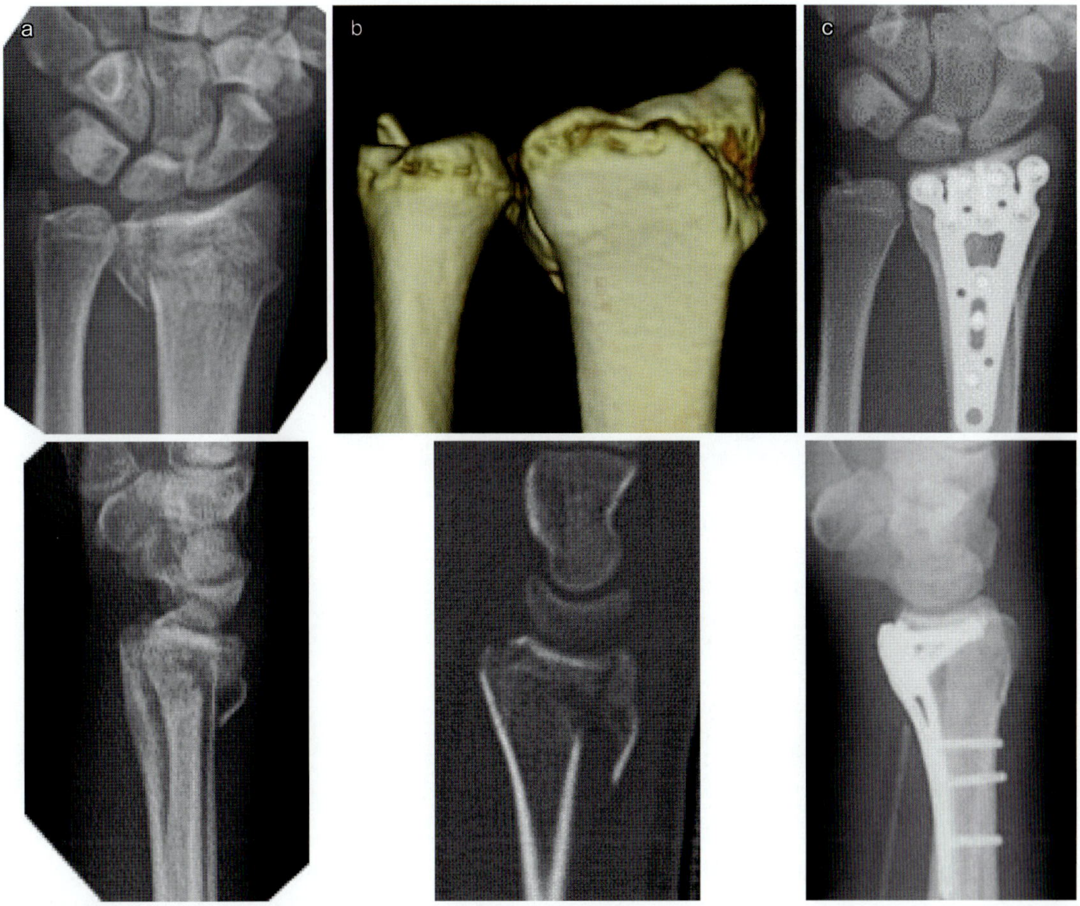

図1　症例1. 17歳男性，AO-C2型Watershed line以遠の骨折

a：受傷時単純X線像
b：受傷時CT像
c：術後単純X線像

表1　PLPとMLPの比較

	PLP		MLP
Angular stability（locking機構の強度）			
手技の煩雑さ		<	
透視時間			
軟骨下骨へのスクリュー設置			
茎状突起・die-punch骨片・粉砕骨片へのスクリュー挿入		>	
関節辺縁骨折（VLF骨片のButtress supportとスクリュー挿入）			

b. PLPの問題点

①ロッキングの強度がMLPに比べ劣る，②特殊なロッキング機構や強度の必要性から，プレートの厚さが必要で，遠位に設置した場合には屈筋腱断裂の危険性がある，③方向に自由度がある代わりに，至適位置への刺入に熟練を要し，MLPに比べて透視時

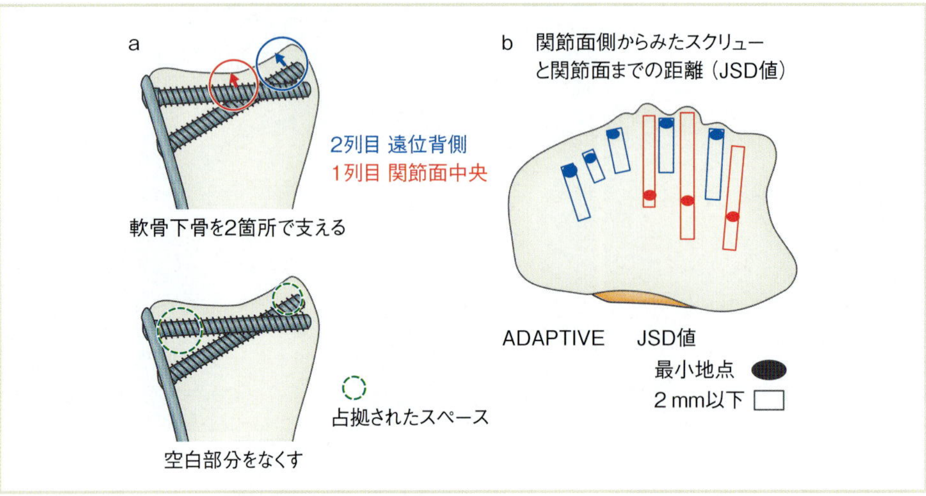

図2 Double-tiered subchondral support法
a：支持部位と占拠部位
b：関節面側からみたスクリューと関節面までの距離

間が長くなる，などが指摘されている．これらを克服するには，①トルクレンチドライバーの作製（確実にロッキング効果を作用させる），②プレートと掌側骨皮質を圧着させる鉗子の使用，③ガイディングブロックの作製，などが必要である．

2 DSS法（double-tiered subchondral support method）

DSS法は遠位1列目と2列目のロッキングスクリューで，関節面中央と背側の軟骨下骨の2箇所を支える方法で，Orbayがはじめて MLP である DVR plate（Zimmer-Biomet社）に用いて，その良好な成績を報告[2]した．その後筆者らは2008年から，PLPを用いたDSS法を開始し，関節内骨折，AO分類C3型と高齢女性の背側転位型において，DSS群がnon-DSS群と比較してPTの整復位の保持に有用であった，と報告した[3〜5]．つまり，1列目のみのVLPによる治療では対処困難であった粉砕骨折例や粗鬆骨の症例にも，多数本のスクリューで支える本法は有効であった．

multi-slice CTを用いた遠位スクリューと関節面との距離の検討で，APTUS2.5 Correction plateとVariAx plateによるDSS法は関節面中央と背側の2箇所を支えていることがわかった（図2）．Tsutsuiらは，屍体によるAO分類C2型モデルを用いた負荷荷重試験においても，APTUS2.5によるDSS群が遠位1列のみで固定した群に比べて優位に固定性を上昇させた，と報告した[6]．一方Mossらは，DVRを用いた屍体実験でDSS群と1列のみの固定群を比較し，有意な差までは得られなかった，とも報告しており[7]，今後も検討が必要である．

3 治療成績

各種PLPの治療成績はこれまで矯正損失は軽度で，臨床成績も良好と報告されている．ただしPLP特有の合併症として，ロッキング機構の破綻から遠位ロッキングスクリューのゆるみを生じ再転位にいたった報告もある．筆者らも初期の例でスクリューのゆるみを1例で生じたが，手技が原因(固定角度範囲外のスクリュー挿入や，APTUSの特異なロッキング機構による締め込み不足)であった可能性もあり，手技に精通しトルクレンチを使用している最近ではゆるみを生じていない．ただロッキング機構の強度は，MLPに比べて劣っており，強度の補強として遠位2列の固定，いわゆるDSS法が必要と考える．臨床上も，PLPとMLPの治療成績には有意差は認めない，という報告が多い[8〜10]．各種PLP間の治療成績に関しては，筆者はAPTUS，VariAx，VATCPの比較検討を行ったが，その矯正損失や臨床成績に大きな差はなかった[11]．

文献

1) 石井英樹ほか：Skyline viewとPolyaxial Locking Plateを併用した関節内骨片選択的DSS固定法によるAO分類C3-2,3型橈骨遠位端骨折の治療成績．日手会誌 **31**：778-781，2015
2) Orbay JL, Touhami A：Current concepts in volar fixed-angle fixation of unstable distal radius fractures. Clin Orthop **445**：58-67, 2006
3) 川崎恵吉ほか：橈骨遠位端骨折に対するpolyaxial locking plateの使用経験．整・災外 **52**：409-415, 2009
4) 川崎恵吉ほか：AO分類C3型橈骨遠位端骨折にDouble-tiered Subchondral Support法は有用か？日手会誌 **27**：234-238，2010
5) 川崎恵吉ほか：高齢女性の背側転位型橈骨遠位端骨折に対するDouble-tiered Subchondral Support法の治療成績．骨折 **33**：12-17，2011
6) Tsutsui S et al：Impact of double-tiered subchondral support procedure with a polyaxial locking plate on the stability of distal radius fractures using fresh cadaveric forearms：Biomechanical and radiographic analyses. J Orthop Sci **21**：603-608, 2016
7) Moss DP et al：A Biomechanical Comparison of Volar Locked Plating of Intra-Articular Distal Radius Fractures：Use of 4 Versus 7 Screws for Distal Fixation. J Hand Surg **36A**：1907-1911, 2011
8) 浅野研一ほか：高齢者の梼骨遠位端骨折に対するmonoaxial locking plateとpolyaxial locking Plateの治療成績の比較．骨折 **36**：188-191，2014
9) 石井英樹ほか：Polyaxial Locking PlateとMonoaxial Lock PlateによるAO分類C型橈骨遠位端骨折に対する治療成績．日手会誌 **30**：479-482, 2014
10) 川崎恵吉ほか：Monoaxial Locking plate；Stella plateとPolyaxial locking plate APTUS2.5による橈骨遠位端骨折による治療成績の比較．日手会誌 **26**：23-26，2010
11) 川崎恵吉ほか：橈骨遠位端骨折に対する新戦略—Polyaxial Locking Plateがもたらすメリット・デメリット．日手会誌 **29**：708-711，2013

a プレート固定

2) 掌側ロッキングプレート

c. ハイブリッド型掌側ロッキングプレート (hybrid plate)

1 概念

橈骨遠位端骨折用掌側ロッキングプレート(VLP)のうちMLPはロッキング機構が強固でangular stabilityに優れていることが最大の利点であるが，刺入方向が決められているため関節内骨片等を自由に刺入固定できない欠点がある．この欠点を克服するためPLPが開発されたが，その構造上ロッキング機構が弱い欠点があり，臨床例および実験的にもゆるみや破損が多数報告された[1, 2]．また，double-tiered subchondral support(DSS)法ではそれぞれのロッキングスクリュー/ピンを互いに干渉しないように，かつ，関節内に穿破しないよう交差して刺入する必要があり，手技が非常に煩雑になる[2]．

橈骨茎状突起骨片の固定についてIbaら[3]は同骨片を選択的に固定することで，橈骨尺側骨片いわゆるkey stoneの固定性も向上したとし，橈骨茎状突起骨片の固定の重要性を指摘している．

このような経緯からMLPとPLPの欠点を補い，それぞれの利点を生かして骨折部固定性をより向上させることを目的として，遠位ロッキングホールにmonoaxial機構とpolyaxial機構の2つの機能を備え，橈骨茎状突起用にpolyaxial機構を備えたVLPが開発された．本項ではこのシステムをhybrid型VLPと定義する．なお，Sokolら[4]はBiomechanical Properties of Volar Hybrid and Locked Plate Fixation in Disal Radius Fracturesの題名で人工骨を用いた生体力学研究を報告しているが，この論文で用いている"Hybrid"はAPTUS Radius BabyFoot plate(Medartis, Switzerland)の遠位ロッキングホールにロッキングスクリューとノンロッキングスクリューとを併用する固定方法である．しかし，この固定方法は1997年頃に発売されたVLPであるDistal Radius Plate(Synthes)においてすでに可能な方法であり，その後のVLPにおいても一般的な固定方法として用いられてきた．よって，本項では遠位ロッキングホールにロッキングスクリューとノンロッキングスクリューを併用可能なプレートシステムは"Hybrid plate"とは呼称しないこととする．

2 日本および海外での現況

日本では2015年にHybrid plateとしてHYBRIX(MIZUHO)(図1)が開発された．本プレートは遠位ロッキングホールのうち最遠位列はmonoaxialロッキング機構であり，遠位2列目と橈骨茎状突起部はpolyaxialロッキング機構となっている(詳細はX章-B-

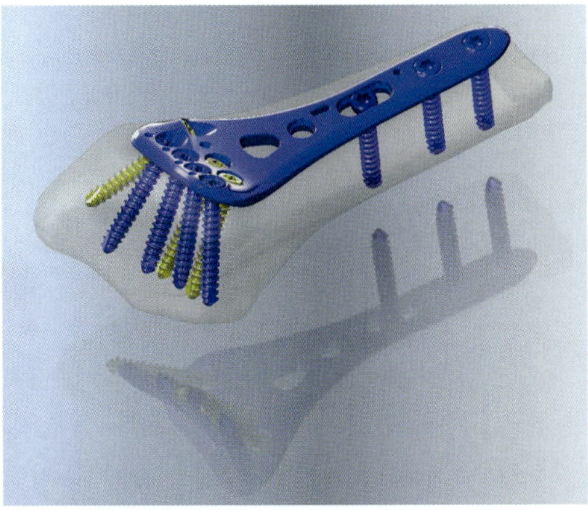

図1　HYBRIX
ゴールドのロッキングスクリューが遠位2列目および橈骨茎状突起用ロッキングホールに刺入されている．これらロッキングホールはpolyaxial機構であり，橈骨茎状突起用ロッキングホールは横方向に6°，遠位2列目ロッキングホールは縦方向に30°振ることが可能とされている．
（MIZUHO社カタログより転載）

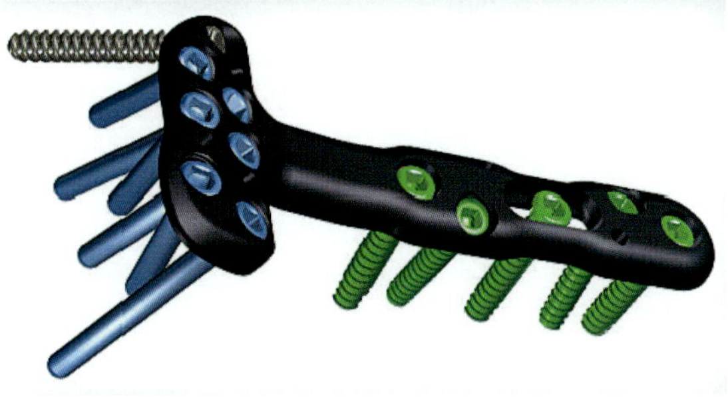

図2　DVR Crosslock Plate
橈骨茎状突起用ロッキングホールに刺入されているシルバーのロッキングスクリューがMulti-Directional Screw．monoaxialロッキングホールに20°まで振って刺入可能とされている．
（Zimmer Biomet社カタログより転載）

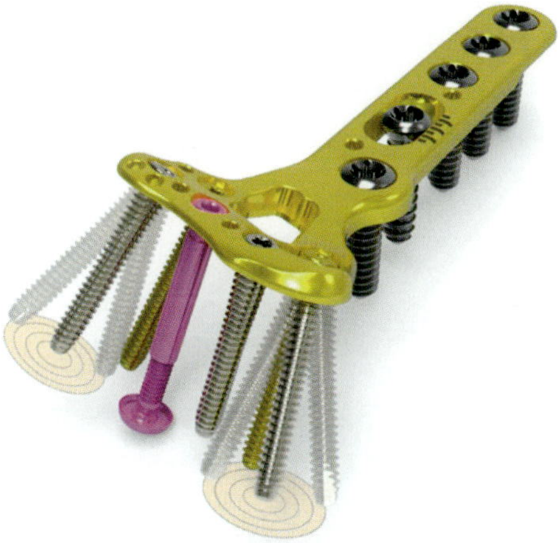

図3　Acu-Loc 2 Proximal Plate
最遠位列のロッキングホールに刺入されているシルバーのロッキングスクリューがvariable angle screw．最遠位列のmonoaxialロッキングホールに15°まで振って刺入可能とされている．
（Acumed社カタログより転載）

ⓘ参照）．

海外ではDVR Crosslock Plate（Zimmer Biomet, USA）（図2）とAcu-Loc 2（Acumed, USA）（図3）がHybrid plateを提供している．DVR Crosslock Plateはカタログによるとオプションとして橈骨茎状突起部用と遠位2列目の最尺側部のmonoaxialロッキングホールに20°振ることのできるMulti-Directional Screwを刺入することが可能である．Acu-Loc 2はカタログによるとAcu-Loc 2 Proximal PlateとAcu-Loc Extra-articular Plateにおいて，最遠位列のmonoaxialロッキングホールに15°振ることのできるvariable angle screwを刺入することが可能である．なお，上記2つのHybrid plateは日本では販売されていない．

◉文献
1) Kamei S et al : Stability of volar locking plate systems for AO type C3 fractures of the distal radius : biomechanical study in a cadaveric model. Journal of Orthopaedic Science **15** : 357-364, 2010
2) 川崎恵吉ほか：橈骨遠位端骨折に対する新戦略Polyaxial Locking Plateがもたらすメリット・デメリット．日手会誌 **29**：708-711，2013
3) Iba K et al : Efficacy of radial styloid targeting screws in volar plate fixation of intra-articular distal radial fractures : a biomechanical study in a cadaver fracture model. J Orthopaedic Surgery and Research **5** : 90, 2010
4) Sokol SC et al : Biomechanical Properties of Volar Hybrid and Locked Plate Fixation in Disal Radius Fractures. Journal of Hand Surgery **36-A** : 591-597, 2011

ⓐ プレート固定

3) 背側ロッキングプレート

1 背景

1990年代，橈骨遠位端骨折に対して主に行われていた創外固定法による合併症や不利益を最小限にするべく背側プレート固定法の報告[1)]が増加したが，伸筋腱に関する合併症が高率に発生した[2)]．一方，1996年にRikliらは手関節近位側をmedial-intermediate-lateralの3つの支柱に分けるthree-column concept（図1）を提唱し，背屈・橈屈・回外転位する背側転位型橈骨遠位端骨折に対して，intermediateとlateral columnの各々を背側から2.0 mm規格のプレートでbuttress固定を行う手技を報告した[3)]．彼らはそれまでの掌側用3.5 mm規格T型プレートなどの背側単独使用による伸筋腱滑膜炎・腱損傷や背側骨片への不適合による支持性不良・再転位の合併症[2, 4, 5)]をきたすことなく，良好な臨床成績を得ている．現在，背側ロッキングプレート固定法は，橈骨遠位端背側用や小骨片に対するlow profileかつロッキング機構を有したインプラントの開発・進歩とともに，より安全に良好な安定性が得られる手術手技のひとつになってきている[6, 7)]．

2 手術適応（表1）

背側プレート固定法の適応として，背側Barton骨折，die-punch骨折，背側骨片が180°回転した症例，背側粉砕骨折，impacted fractureなど掌側アプローチからの整復・

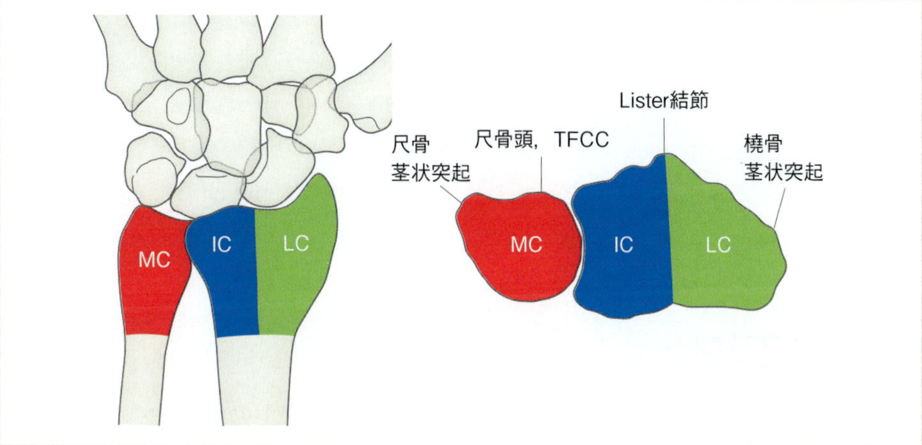

図1 Rikliらのthree-column concept
MC：medial column，IC：intermediate column，LC：lateral column
（Rikli D et al：J Bone Joint Surg **78-B**：588-592, 1996[3)]を参考に作成）

表1　過去の報告による背側プレート固定法の適応

1. 掌側アプローチからの整復・内固定手技が困難な症例
   - 背側Barton骨折
   - die-punch骨折
   - 背側骨片が180°回転した症例
   - 背側粉砕骨折
   - impacted fracture
2. Fragment specific fixationを行う症例
   掌側ロッキングプレートや橈側プレートとの併用
3. 修復を要する舟状月状骨靱帯損傷合併例

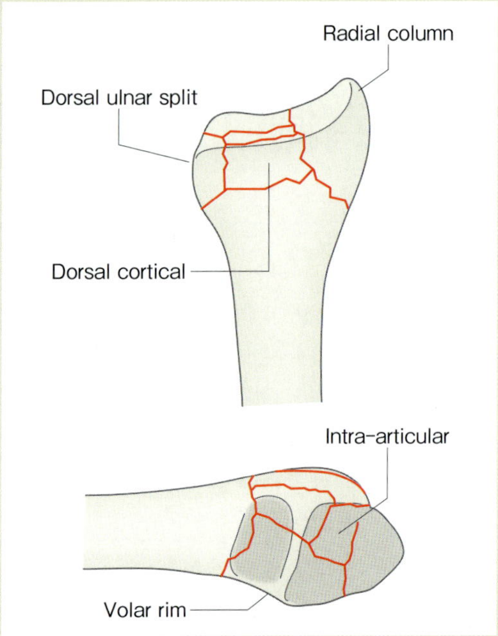

図2　Medoffらのfragment specific classification

(Medoff RJ et al：Hand Clin **21**：279-288, 2005[11]を参考に作成)

内固定手技が困難な症例があげられている[2〜5, 8]．また，AO分類C3型骨折など掌側ロッキングプレート固定単独では固定性不良の症例[9, 10]に対して，Medoffら[11]の分類(fragment specific classification：図2)に基づいたfragment specific fixation(FSF)法を行う際に，掌側や橈側プレートとともに背側プレート固定法が用いられている[12, 13]．更に，修復を要する舟状月状骨靱帯損傷合併例は，背側の同一皮切から骨折と靱帯損傷の評価や治療が可能となるため背側プレート固定のよい適応とされている[7]．

当科では術前画像評価により掌側アプローチでは整復不能かつ安定した支持・内固定が困難と考えられる関節面陥没骨片や背側(粉砕)骨片を認める症例に対して，背側ロッキングプレート固定を行っている．掌側骨片を伴った背側die-punch骨折に対しては，ligament taxisなどで閉鎖性整復が可能，かつ比較的骨片が大きければ，掌側ロッキングプレートのロッキングスクリューによりdie-punch骨片を支持することも可能である．また，Flag-Loc® compression screw(日本メディカルネクスト)を使用して骨片を低侵襲に内固定できる症例もある．

3 インプラント

three-column conceptやFSFの概念に基づいた専用プレートとして，現在日本で使用可能な機種はLCP® Distal Radius System 2.4(DePuy Synthes)とH.C.50 Universal Radius Plate Set®(帝人ナカシマメディカル)がある．また，小骨片の内固定に適した角度可変式ロッキングプレートとしてVariAx Hand Locking Plate System®(Stryk-

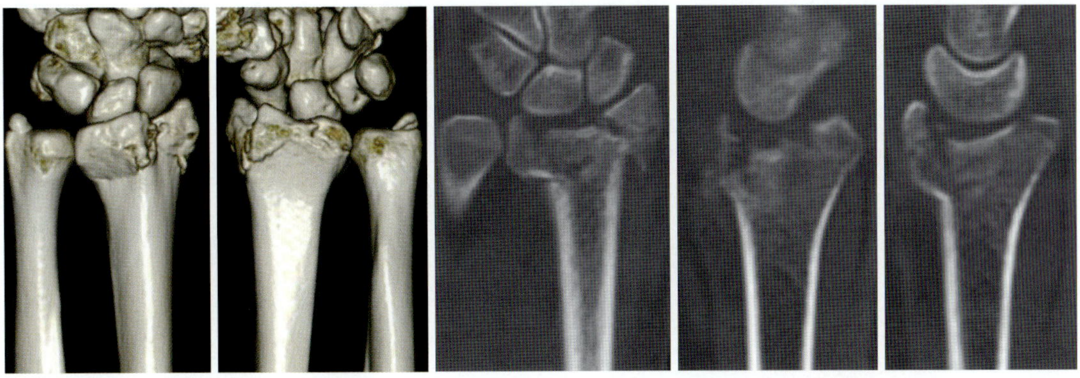

図3 症例：66歳，女性．AO分類C3
fragment specific classificationの5つの要素のすべてが破綻し，関節面中央の陥没および背側の粉砕を認める．

er)，APTUS® Hand System(エム・イー・システム)，Variable Angle Locking Hand System® (DePuy Synthes)なども有用である．上記いずれの機種もlow profileかつ，スクリューヘッドはスクリューホールから出ない形状となっており，過去の機種と比較して伸筋腱をはじめとする軟部組織への刺激が格段に低減されている[6,7]．

4 手術手技

症例: 66歳，女性．AO分類C3．fragment specific classificationの5つの要素のすべてが破綻し，関節面中央の陥没および背側の粉砕を認める(図3)．

①皮切・展開

前腕遠位部でLister結節の尺側に縦切開を行う．伸筋支帯および前腕背側の筋膜上までの厚さの皮弁を挙上し展開する．長母指伸筋腱(EPL)上を横切る橈骨神経浅枝を同定・挙上し，皮弁内に保護する．続いて第3コンパートメントを開放する．伸筋支帯はstep cutし(図4a)，閉創時に骨折部やプレートと腱の干渉を避けるため腱の下に敷き込む．

EPLおよび総指伸筋腱(EDC)を橈尺側によけて骨折部やプレート設置部位を展開する(図4b)．橈側columnへプレートを設置する際は腕橈骨筋を剥離する．関節内を展開する際は，関節包・靱帯の付着する関節面辺縁の骨片が遊離すると血流障害による骨壊死にいたる可能性があるため，不要な軟部組織の剥離を避け，atraumaticな手技を心がける．

②骨折部の整復・仮固定・プレート固定

通常，粉砕した背側骨片を愛護的に反転すると，橈骨関節面が陥没することで開大した橈骨手根関節が確認できる(図5a)．本症例のような軸圧損傷では，陥没した関節面の骨片が髄内へかみ込んでいることが多いが，整復の際に骨片の軟骨下骨や残存する海面骨を破壊しないようにかみ込みを外す必要がある．当科ではサージカルブレード(Beaver® ミニブレード)を用いて軟骨下骨側に海綿骨をつけるようにできるだけ近位側でかみ込みを外している．その後，極小エレバトリウムなど用いて，陥没骨片関節面

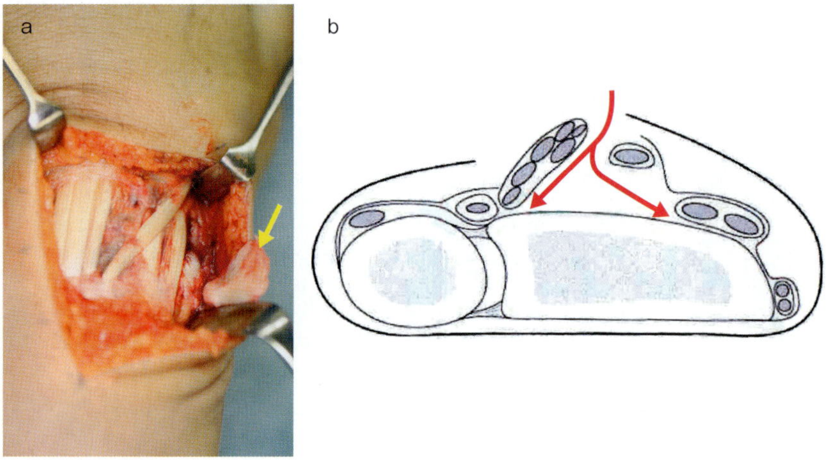

図4　背側アプローチ

a：伸筋支帯をstep cutし，伸筋腱を露出（矢印：反転した伸筋支帯）．
b：第3コンパートメントを開放し，骨折型に応じて橈側（第2コンパートメント）や尺側（第4コンパートメント）を展開する．

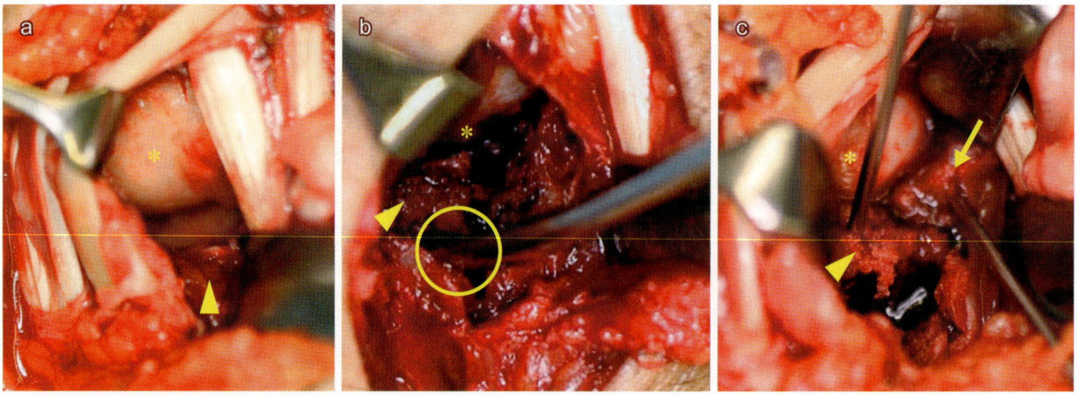

図5　関節内の展開・整復・仮固定

a：関節内の展開（＊：月状骨，矢頭印：陥没した月状骨窩骨片）
b：陥没骨片の軟骨下骨および海綿骨を温存するようにサージカルブレードを用いてかみ込みを外したあと，極小エレバトリウムなどで骨片の関節面を手根骨に押しつけるように挙上させ整復（＊：月状骨，矢頭印：整復された月状骨窩骨片，丸印：極小エレバトリウムによる骨片の挙上）．
c：仮固定された月状骨窩骨片（矢頭印）および舟状骨窩骨片（矢印）（＊：月状骨）．

を手根骨に押しつけるように挙上させ整復する（図5b）．仮固定後（図5c）（整復後の海面骨欠損部には楔状の人工骨を移植する），背側および橈側にプレートを設置する．このように陥没骨片の軟骨下骨を損傷せず海綿骨を温存できれば，背側ロッキングプレートによるbuttress効果のみならず，スクリューによる軟骨下骨支持も期待できる．

③閉創

骨折部やプレートとEPLやEDCが干渉しないように，伸筋支帯をEPL下に敷き込み

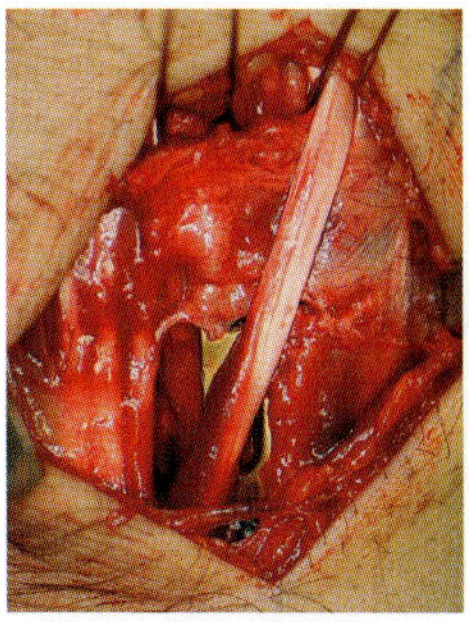

図6 伸筋支帯をEPL下に敷き込む

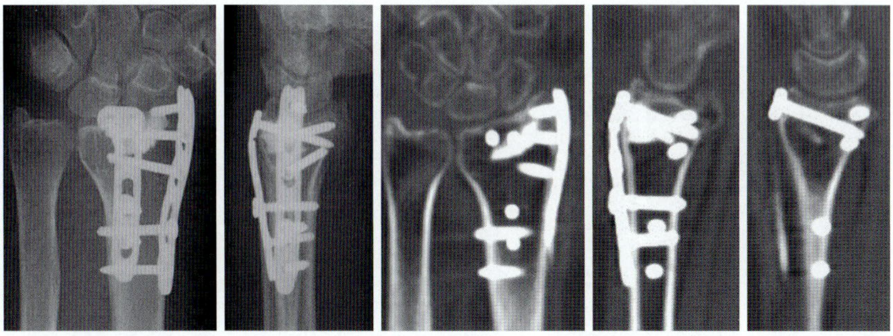

図7 術後画像所見

縫合する(図6). ペンローズドレーンを留置し, 橈骨神経浅枝の走行に注意しながら閉創する. 術後画像所見を図7に示す.

④後療法

術後はMP関節より近位から前腕におよぶ背側ギプスシーネ固定を行い, 手指・肘・肩甲帯の各関節の自動運動を許可する. 特にMP関節の伸展拘縮をきたさないように手指の自動運動を励行する. 術中の固定性や軟部組織の状態が許せば, 術後数日より手関節や前腕の自動運動や握力訓練などを疼痛に応じて進めていく. 抜糸後は手洗いを許可し, 術後約2週間で外固定は終了する. 術後2ヵ月まではpush up動作などの軸圧負荷や重量物の把持などは禁止し, 以後は骨癒合の状況や握力などに応じてADL制限を解除していく.

プレートの抜去については, 原則として高齢者や活動性・要求度の低い患者を除き, 術後6ヵ月以降で行う方針としている.

5 症例

症例：34歳, 男性. AO分類C3. 舟状骨窩および月状骨窩の中央から背側が陥没し, 月状骨窩の粉砕を認める(図8).

前述と同様の手技で背側ロッキングプレート固定を行った. 本症例は骨質が良好かつ橈側columnのうち橈骨茎状突起の転位は軽度であったため, 侵襲性を考慮して橈側プレート固定は行わずピンニングを行った(図9). 術後整復位は維持され骨癒合し, 術後6ヵ月で背側プレートの抜去を行った.

◉文献

1) Brogan DM et al：Management of Severely Comminuted Distal Radius Fractures. J Hand Surg **40-A**：1905-1914, 2015
2) Ring D et al：Prospective multicenter trial of a plate for dorsal fixation of distal radius fractures. J Hand Surg **22-A**：777-784, 1997
3) Rikli D et al：Fractures of the distal end of the radius treated by internal fixation and early function. J Bone Joint Surg **78-B**：588-592, 1996
4) Rozental TD et al：Functional outcome and complications following two types of dorsal plating for unstable fractures of the distal part of the radius. J Bone Joint Surg **85-A**：1956-1960, 2003

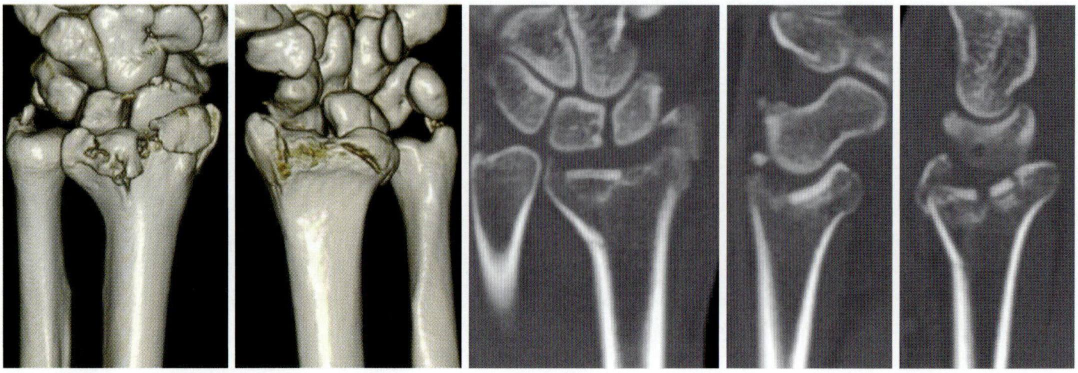

図8　症例：34歳，男性．AO分類C3
舟状骨窩および月状骨の中央から背側が陥没し，月状骨窩は粉砕を認める．

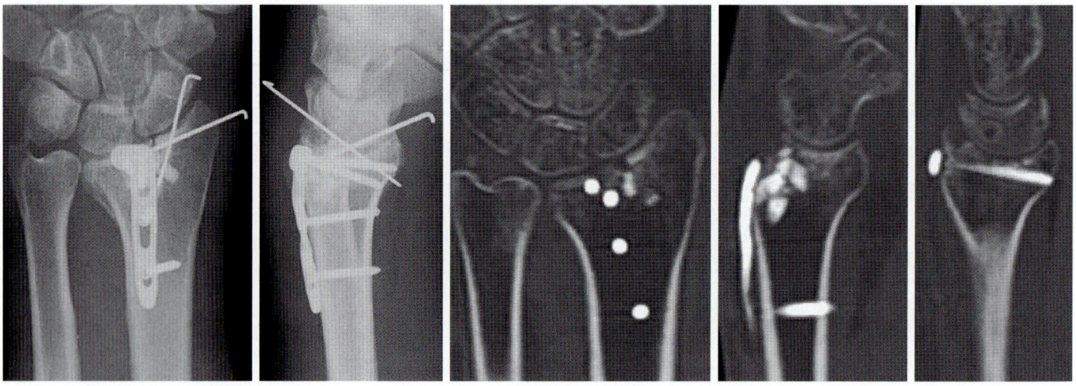

図9　術後画像所見

5) Herron M et al：Dorsal plating for displaced intra-articular fractures of the distal radius. Injury **34**：497-502, 2003
6) Chou YC et al：Dorsal and volar 2.4-mm titanium locking plate fixation for AO type C3 dorsally comminuted distal radius fractures. J Hand Surg **36-A**：974-981, 2011
7) Lutsky K et al：Dorsal locked plate fixation of distal radius fractures. J Hand Surg **38-A**：1414-1422, 2013
8) 今谷潤也：橈骨遠位端骨折—掌側プレートの極意．整形外科Surgical Technique **1**：167-188，2011
9) Arora R et al：Complications following internal fixation of unstable distal radius fracture with a palmar locking-plate. J Orthop Trauma **21**：316-322, 2007
10) 森谷史朗ほか：橈骨遠位端関節内骨折（AO－C3）に対する掌側locking plate固定の有用性と限界．骨折 **32**：244-247，2010
11) Medoff RJ et al：Essential radiographic evaluation for distal radius fractures. Hand Clin **21**：279-288, 2005
12) Schnall SB et al：Fixation of distal radius fractures using a fragment-specific system. Clin Orthop Relat Res **445**：51-57, 2006
13) 金城養典ほか：AO分類C型橈骨遠位端骨折に対するFragment Specific Fixationの意義と適応．日手会誌 **29**：327-331，2013

a　プレート固定

4) ノンロッキングプレート

1 プレート固定の歴史

Ruch によると1950年から1985年の間に橈骨遠位端骨折に関連する450編を超える論文のうち内固定について記述した論文は60編であったが，その後の15年間における2,000編を超える論文の中で内固定についての論文は400編に増加している．観血的内固定の長所は骨片を直接に固定でき，早期の可動域訓練が可能な点にある．一方，その手技は難しく，現在のロッキングプレート固定にも頻発する軟部組織損傷の合併症を欠点として指摘している[1)]．1986年Meloneは関節内骨折を4つの型に分類し，掌側の骨片が回転したtype Ⅳでは観血的整復術の必要性を提唱しているが，固定にはスクリューを使用している[2)]．1989年木野らはこれに対しT-plateによる固定を行い良好な成績を得たと報告した[3)]．これらは掌側転位型に対するbuttress plateとしての固定であった(**図1**)．1998年に発刊されたCooney 著「The Wrist」には掌側からの buttress plate に加え，背側転位型に対する背側からの low profile plate 固定(**図2**)も紹介されている[4)]．1998年，安部らは不安定型橈骨遠位端骨折に対して，ノンロッキングプレート固定(掌側，背側)，創外固定，経皮的鋼線固定による治療例の機能回復の推移を検討し，プレート固定で他の術式と比較し早期の機能回復が得られていたとしている[5)]．

2 背側転位型骨折に対する掌側からのプレート固定

釜野によると背側転位型の橈骨遠位端骨折に対する掌側プレート固定術の治療成績を

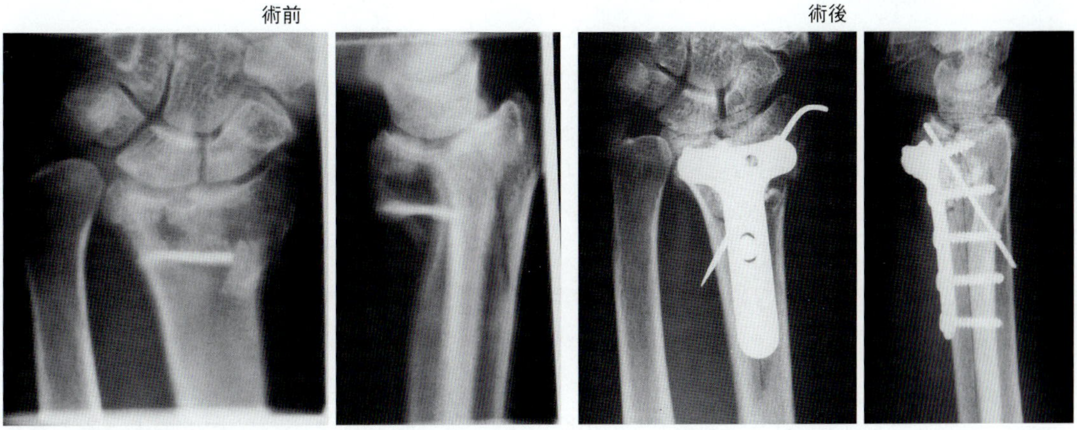

図1　術前のX線は断層撮影

Melone type Ⅳの骨折に対し掌側よりT-plateによる固定を行った．chauffeurの骨片に対してK鋼線による追加固定を行った．

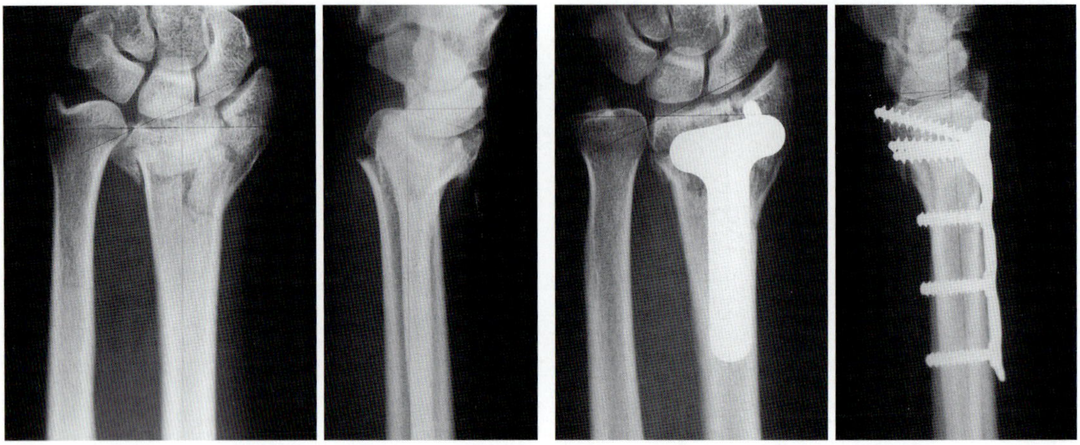

図2　背側転位型のC3骨折に対し，背側プレート(FORTE plate)にて固定した

はじめて報告したのはGeorgoulisであったと記載している．また釜野自身，2002年に日本でははじめて背側転位型橈骨遠位端骨折に対する掌側ノンロッキングプレート固定を行った33例の成績を報告し，良好な機能評価とX線評価を示し合併症もなかったと報告した[6,7]．

3 ロッキングプレートの出現以降

2000年代にいたって掌側ロッキングプレートが開発され，角度安定性の向上による整復位の維持により良好な臨床成績が報告されるようになった．その後ノンロッキングプレートとロッキングプレートの比較研究が国内外で多数報告され，掌側ロッキングプレート固定の優位性を示す報告が多い．これはノンロッキングプレート固定の場合，術後の矯正損失をきたす確率がロッキングプレートより高いからとされる．2007年に筆者自身が報告した経験では，ロッキングプレート(L群)26例とノンロッキングプレート(NL群)28例の術後成績を比較した．L群はDRV locking plate，NL群はmatrix plate，ベスト掌側プレートを使用した．年齢，骨折型に差異はなかった．L群で明らかな矯正損失はなく，NL群では4例にPT 10度以上の損失を認めた．掌背屈，握力においてL群が有意に良好であった．Green & O'Brien 評価にて最終成績はL群が優・良合わせて96％，NL群で82％であった[8]．

2018年時点ではノンロッキングプレートを扱っている業者が限られること，ロッキング，ノンロッキングでの償還価格の違いがないことから，ノンロッキングプレートを使用する利点はあまりないと考えられる．ロッキングプレートは時に抜去が困難となることもあり，抜去を必然とする小児から思春期の骨折例に対して選択の余地はあるかもしれない．

◉ 文献

1) Ruch DS : Fractures of the distal radius and ulna. Rockwood and Green's fractures in adults, 6th Ed, Bucholz RW, Heckman JD, Court-Brown C (eds). Lippincott, Philadelphia, p.909-964, 2006
2) Melone CP : Open treatment for displaced articular fractures of the distal radius. Clin Orthop **202** : 103-111, 1986
3) 木野義武ほか：橈骨遠位端関節内粉砕骨折の観血的治療．整・災外 **32**：257-267，1989
4) Cooney WP : Fractures of the distal radius. The Wrist, Cooney WP, Linscheid RL, Dobyns JH (eds), Mosby, St. Louis, p.310-355, 1998
5) 安部幸雄ほか：不安定型橈骨遠位端骨折術後の機能回復の推移―早期社会復帰を目指して．日手会誌 **15**：18-21，1998
6) 釜野雅行：掌側プレート．橈骨遠位端骨折―進歩と治療法の選択，斎藤英彦，森谷浩治(編)，金原出版，東京，p.177-181，2010
7) Kamano M et al. : Palmar plating for dorsally displaced fractures of the distal radius. Clin Orthop Relat Res **397** : 403-408, 2002
8) 安部幸雄ほか：橈骨遠位端骨折に対する掌側プレート固定―locking vs. non-locking．骨折 **29**：444-447, 2007

b 髄内釘

橈骨遠位端骨折に対する手術治療成績は，強固な内固定力を有する掌側ロッキングプレートの出現により著しく向上し，多くの施設で良好な成績が報告されている．しかし，掌側ロッキングプレートを用いた手術では骨折部周囲の骨膜の剝離や方形回内筋の切離，損傷を要し，軟部組織への侵襲は決して小さいとはいえない．更に，合併症としてプレート遠位端での摩耗による長母指屈筋腱皮下断裂が数多く報告されており，その予防のため早期に抜去が必要となることも多い．

そこで，軟部組織への侵襲をより小さくするために，内固定材の大部分が骨内に埋没する髄内釘 MICRONAIL（ライトメディカル）が開発された．2017年現在，日本でMICRONAILが使用できるようになって10年が経過するが，その使用数は掌側ロッキングプレートの1％未満である．しかし，近年多くの比較論文が報告され，ガイドライン2017[1]でも髄内釘の有用性に関するクリニカルクエスチョンが提示された．本項ではMICRONAILの特徴，手術適応，手術方法，治療成績，問題点および今後の課題について解説する．

1 MICRONAILの特徴

MICRONAILは，橈骨茎状突起より挿入し，髄内に完全に埋没するネイル部分と，軟骨下骨支持により遠位骨片を固定する直径2.5 mmの遠位ロッキングスクリュー3本および骨折部の短縮や角状変形を防止する直径2.7 mmの近位横止めスクリュー2本で構成される（**図1**）．遠位ロッキングスクリューはradial inclinationを再建しており，ネイル本体とロックし，スクリューヘッドはネイル本体内に完全に埋没する．ネイルサイズはサイズ1～4の4種類に加え，サイズ2はロング（サイズXL）も選択可能である．

MICRONAILを用いた手術の最大の長所は，軟部組織への侵襲が最小限であることであり，骨折部周囲の骨膜は温存され，筋肉の切離は一切不要である．更に近位横止めスクリュー以外のすべての内固定材料が骨内に埋没するため，抜去も不要である．

2 手術適応

最もよい適応は背側転位型関節外骨折であり，早期運動に耐えうる十分な固定性が得られる[2～10]（**図2**）．MICRONAILによる内固定が背側転位に対して十分な固定力があることは，新鮮屍体を用いた生体工学的研究によっても証明されている[11]．ただし，MICRONAILを用いた手術では，ネイル挿入前にKirschner鋼線を用いた経皮的操作により整復位を保持する必要があるため，経皮的に整復できない場合には適応外となる．

背側転位型関節内骨折に対しては，単純関節内骨折を適応とし，関節面粉砕例は適応外としている報告が多い[2～10]．関節内骨折の方向が単純に矢状断方向のみである場合

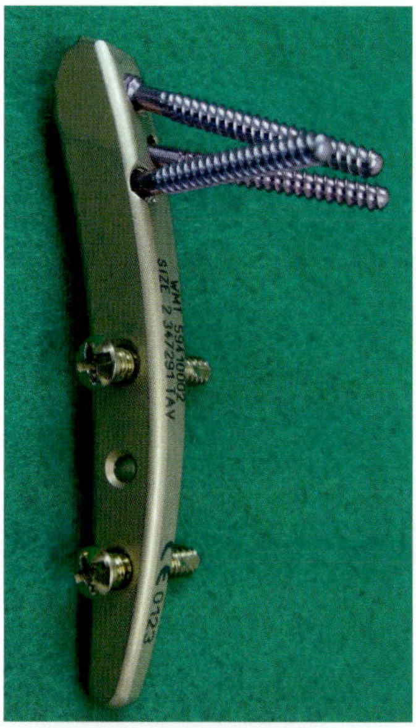

図1 MICRONAILの写真

ネイルと遠位ロッキングスクリュー3本および近位横止めスクリュー2本により構成される.

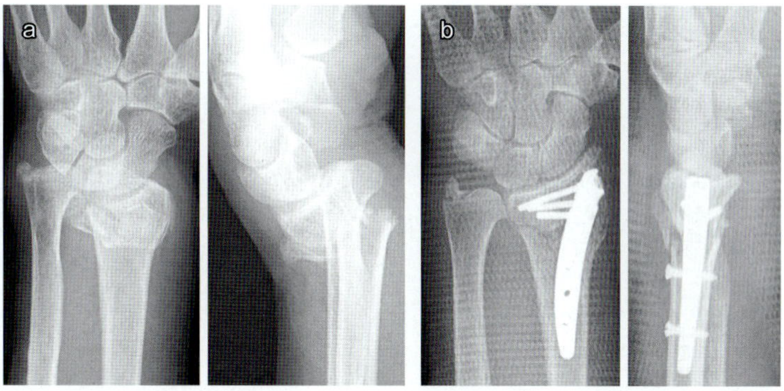

図2 背側転位型関節外骨折に対してMICRONAILを用いた症例の単純X線像

a：受傷時
b：術直後

には遠位ロッキングスクリューで固定できるため，経皮的に関節面が整復できれば良好な結果が得られる．しかし，ほとんどの関節内骨折は矢状断方向だけでなく，冠状断方向にも骨折線があり，遠位ロッキングスクリューでの固定性が不十分となる危険性が高い．

掌側転位型骨折もMICRONAILの開発者らの報告[2,3]では適応とされている．しかし，筆者ら[4]は，MICRONAILを背側転位型骨折29例に使用した結果，術後背側に再転位した例はなく，2例で掌側に転位した．したがってMICRONAILの掌側転位に対する固定性は不十分であり，掌側転位型骨折は適応外と考える．

3 手術方法

ネイル挿入前に経皮的操作で整復位を保持することが前提である．MICRONAILの手術手技書では，徒手整復後にKirschner鋼線1本を尺側骨皮質に沿って挿入することにより整復位を保持することが推奨されている．しかし，実際にはKirschner鋼線1本で正確な整復位を保持するのは困難なことが多いため，筆者らは，通常経皮的整復固定をintrafocal pinningと経皮ピンニングにより行っている(**図3**)(**手技のポイント1**)．

骨折部を整復位で仮固定したあと，橈骨茎状突起の直上に2～3 cmの縦皮切を加える．橈骨神経浅枝を保護し，伸筋支帯の第1区画と第2区画の間で橈骨茎状突起の可及的遠位に骨孔を作製する(**図4**)(**手技のポイント2**)．この骨孔より髄腔に橈側の皮質に沿ってスターターオウルとトライアルを小さいものから挿入し，至適なネイルサイズを決定してネイルを挿入する．最遠位のロッキングスクリューを挿入するためのドリルが

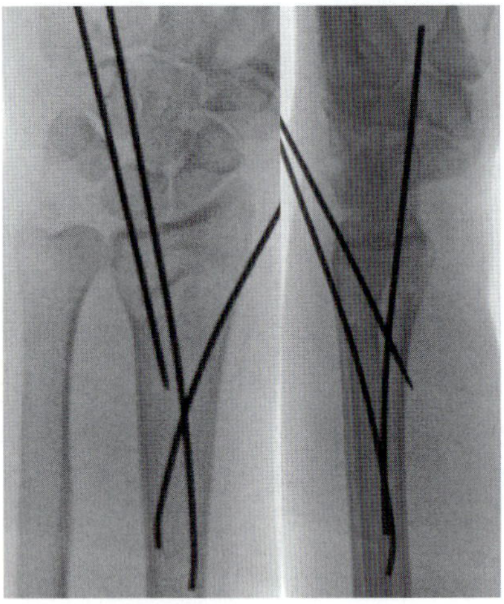

図3 経皮的整復固定

2本のintrafocal pinで経皮的に整復し，尺側骨皮質に沿ってKirschner鋼線を挿入して骨折部を仮固定する．

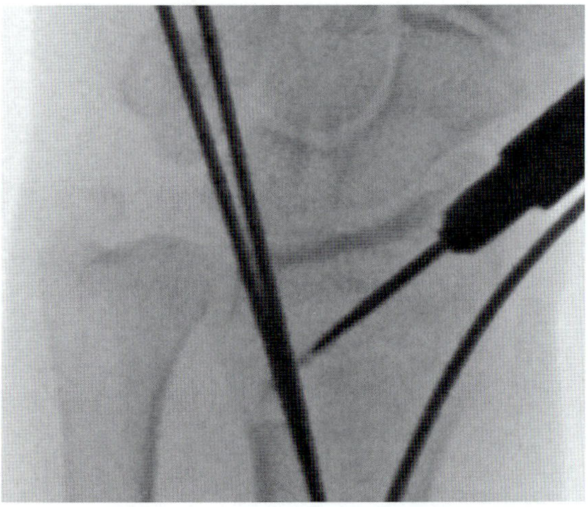

図4 骨孔作製

ガイドワイヤーに通したスタータードリルを用いて橈骨茎状突起の可及的遠位で皮質骨を開口する．

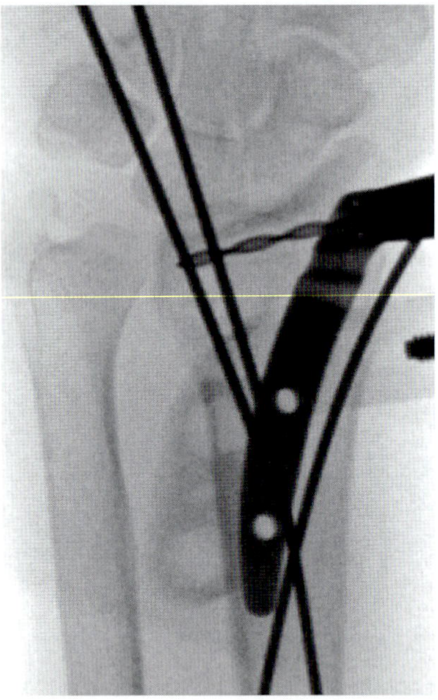

図5 最遠位のロッキングスクリュー挿入のためのドリリング

ドリルが橈骨手根関節面を損傷しないでかつ可及的遠位に位置するようにネイルの高さを調節する．

橈骨手根関節面を損傷しないでかつ可及的遠位に位置するようにネイルの高さを調節し，計3本の遠位ロッキングスクリューを挿入する(**図5**)(**手技のポイント3**)．この際，橈骨尺骨切痕の接線方向に透視を行うことにより，遠位橈尺関節(DRUJ)にスクリュー先端が突出しない適切な長さのスクリューを選択する．Lister結節の近位約1 cmの位置から近位方向に約2 cmの縦皮切を加え，ガイドを用いてドリリング後に2本の近位横止めスクリューを挿入する．整復位がこれらの操作中に損なわれないようにするため

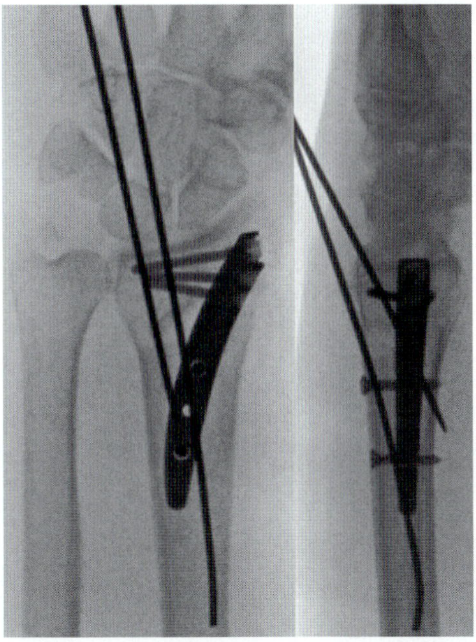

図6 MICRONAIL挿入
仮固定に用いたKirschner鋼線は，できるだけ近位横止めスクリューが挿入されてから抜去する．

に，仮固定に用いたKirschner鋼線は，できるだけ近位横止めスクリューが挿入されてから抜去する(図6)．伸筋支帯の第1区画と第2区画の間を縫合してネイルの開口部を覆う(手技のポイント4)．

後療法は，関節外骨折で尺側支持機構に損傷がない場合は，通常術後1週間以内に外固定を除去して手関節の可動域訓練を開始することができる．筆者らは，DRUJ不安定性がある場合や尺骨頸部骨折合併例ではそれらの修復のために，また関節内骨折では最遠位ロッキングスクリューに大きな負荷がかかるため約3週間sugar tongs型シーネ固定を行っている．

4 治療成績

橈骨遠位端骨折に対するMICRONAILを用いた手術は，2005年Tanら[2]により最初に報告され，2006年にBrooksら[3]が23例の良好な治療成績を報告した．それ以降もcase seriesでの良好な成績が報告されたが[4〜6]，最近までエビデンスレベルの高い報告はなく，ガイドライン2012[12]でもMICRONAILに関する記載はなかった．

しかし，2011年にSchønnemannら[7]は，粉砕例以外の橈骨遠位端骨折61例に対してMICRONAILとnon-bridge型創外固定の前向き無作為化比較研究を行い，術後12週と短い経過観察であったが，DASH scoreは同等であり，握力はMICRONAILのほうが良好であったことを報告した．2012年にはTanら[8]が関節内粉砕例を除く63例でMICRONAILとギプス固定を後向きに比較し，術後2〜12ヵ月のどの経過観察時もMICRONAILのほうが良好な臨床成績であったことを報告した．更に2013年にSafiら[9]が，関節外骨折と単純関節内骨折62例に対してMICRONAILと掌側ロッキングプレー

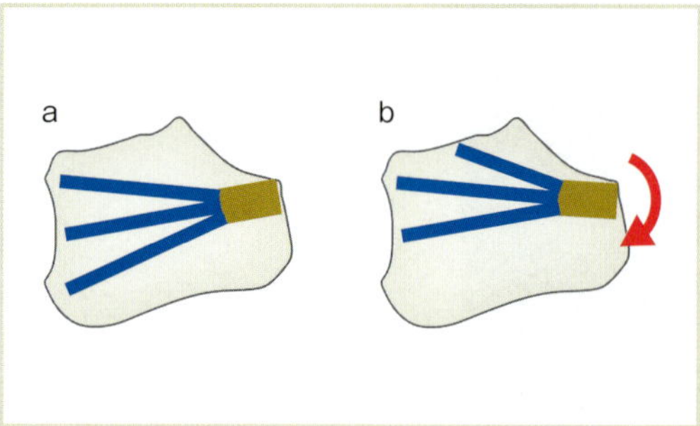

図7 ネイルの回旋と遠位ロッキングスクリューの挿入位置
a：適切なネイルの回旋とスクリュー挿入位置.
b：ネイルが回旋してスクリューが背側に挿入されている.

トの前向き無作為化比較研究を行い，臨床成績は術後6週ではMICRONAILのほうが良好であり，術後3，12ヵ月では同等であったことを報告した．MICRONAILと掌側ロッキングプレートの前向き無作為化比較研究は，2015年にPlateら[10]によっても行われ，関節外骨折60例の術後6週での手関節伸展可動域と術後5週での鎮痛薬使用はMICRONAILのほうが優れており，術後12週～2年では両群の臨床成績や単純X線計測値に差はなかったことが報告された．

ガイドライン2017[1]では「髄内釘は，適応を選べば有用であり行うことを提案する.」とし，その適応は関節外骨折，単純関節内骨折としている．

5 問題点と今後の課題

a. 整復不足

MICRONAILを用いた手術では，ネイル挿入後に追加整復することは困難なため，condylar stabilizing法による整復も可能な掌側ロッキングプレートと異なり，Kirschner鋼線による仮固定の段階で整復が不完全であるとそのままの形状で内固定されてしまう．Dremstrupら[5]は44例の術後のpalmar tiltの平均は2.3°であり，palmar tiltを正確に再建することは掌側ロッキングプレートより困難であると報告している．しかし，筆者らのようにネイル挿入前にintrafocal pinningと経皮ピンニングで正確に解剖学的なpalmar tiltを再建して仮固定し，使用したKirschner鋼線が挿入されたままネイルを挿入すれば整復不足となることを予防できる．

b. 術後掌側転位

橈骨遠位部の形状は掌側に傾斜しているが，MICRONAILは掌背方向には直線状であるため，ネイルは遠位骨片の背側寄りに挿入される．したがって，ネイルが回旋して最遠位のロッキングスクリューが背尺側に向けて挿入されると，特に骨折線が背側の関節面に近い部位まで及んでいる場合には，掌側転位に対する固定性が不十分となる(図7)．術後の掌側転位を予防するには，遠位ロッキングスクリュー挿入の際にネイルが回旋しないように十分に注意する必要がある．また，掌側の皮質を正確に整復して骨折部自体で掌側の安定性を得ることも重要である．更に，適応を厳守することが最も重要であり，MICRONAILを掌側転位型骨折や関節内粉砕骨折に対して用いると，掌側転位する可能性が極めて高くなる．

c. 橈骨神経浅枝損傷

最も多い合併症は橈骨神経浅枝の刺激であり0～30％と報告されている[2～10]．トライアル，ラスプ，ネイルあるいは遠位ロッキングスクリュー挿入の際に橈骨神経浅枝を刺激するために生じると考えられる．特に遠位ロッキングスクリュー挿入の際にアウトリガーと骨との空間が狭く，小さい皮切で行うと橈骨神経浅枝を直視下に確認できず損傷する危険性がある．確実に展開して避ける必要がある．

d. 遠位ロッキングスクリューのDRUJ内突出

Ilyasら[6]は10例中3例で遠位ロッキングスクリューの先端がDRUJ内に突出する合併症を報告している．術中に正確に橈骨尺側切痕の接線方向に透視を行ってデプスゲージの長さをよく確認し，特に骨折線がDRUJに及んでいる場合には計測より短いスクリューを選択すれば予防は可能である．

e. 抜釘

骨内にほぼすべての内固定材が埋没するMICRONAILは抜去が不要であることが大きな長所である一方，抜去は困難であり，仮に抜去すると，大きな骨欠損のために再骨折しやすくなる危険性がある．MICRONAILの長期成績の報告はまだなく，ネイルの近位部で骨折を生じた場合や抜去後の骨欠損への対処法は今後の検討課題である．

手技のポイント

1. 経皮的整復固定

仮固定に用いるすべてのKirschner鋼線は，ネイルと干渉しない位置に挿入する必要があるため，背側から挿入するものは尺側寄りから，橈側から挿入するものは掌側寄りから挿入している．

2. 橈骨茎状突起骨孔作製

骨孔の深さは皮質骨が開窓されるだけで十分であり，深く作製すると遠位骨片の骨量が減少し，遠位骨片の固定性が悪くなるので注意する．

3. 遠位ロッキングスクリュー挿入

最遠位のロッキングスクリュー挿入の際にネイルが回旋してスクリューが背側に向かって挿入されると遠位骨片の固定性が悪くなり，術後に掌側転位を生じる可能性があるため，ネイルの回旋に注意する．

4. 伸筋支帯縫合

伸筋支帯を縫合してもネイルの開口部を覆いきれない場合には，伸筋支帯の第1区画をコの字型に切離し，長母指外転筋腱と短母指伸筋腱を開放してそれらの深部で伸筋支帯を縫合することによりネイル開口部を完全に覆うことができる．

文献

1) 日本整形外科学会，日本手外科学会(監修)：橈骨遠位端骨折診療ガイドライン2017(改訂第2版)，南江堂，東京，2017
2) Tan V et al：Distal radius fracture fixation with an intramedullary nail. Tech Hand Up Extrem Surg **9**：195-201, 2005
3) Brooks KR et al：Internal fixation of distal radius fractures with novel intramedullary implants. Clin Orthop Relat Res **445**：42-50, 2006
4) Nishiwaki M et al：Prospective study of distal radial fractures treated with an intramedullary nail. J Bone Joint Surg Am **93**：1436-1441, 2011
5) Dremstrup L et al：Good radiological and functional results after intramedullary nailing of distal radius fractures. J Plast Surg Hand Surg **47**：286-288, 2013
6) Ilyas AM et al：Intramedullary fixation of displaced distal radius fractures：a preliminary report. J Hand Surg Am **33**：1706-1715, 2008
7) Schønnemann JO et al：Randomised study of non-bridging external fixation compared with intramedullary fixation of unstable distal radial fractures. J Plast Surg Hand Surg **45**：232-237, 2011
8) Tan V et al：Comparative analysis of intramedullary nail fixation versus casting for treatment of distal radius fractures. J Hand Surg Am **37**：460-468, 2012
9) Safi A et al：Treatment of extra-articular and simple articular distal radial fractures with intramedullary nail versus volar locking plate. J Hand Surg Eur **38**：774-779, 2013
10) Plate JF et al：Randomized comparison of volar locking plates and intramedullary nails for unstable distal radius fractures. J Hand Surg Am **40**：1095-1101, 2015
11) Capo JT et al：Biomechanical stability of four fixation constructs for distal radius fractures. Hand (NY) **4**：272-278, 2009
12) 日本整形外科学会，日本手外科学会(監修)：橈骨遠位端骨折診療ガイドライン2012，第1版，南江堂，東京，2012

C 経皮的鋼線固定

1 特徴

経皮的鋼線固定は特別な器具を必要とせず，鋼線とドリル，透視装置があれば施行できる．安価，簡便で手技自体が低侵襲である[1]一方，良好な固定性を得るには手技の習熟が必要で，鋼線のゆるみによる固定性の低下，鋼線露出部の感染の危険性などの問題点もある．掌側ロッキングプレートとの比較では，鋼線固定は短期成績では劣り，長期成績では有意差がない[2〜4]．この点は骨折後の早期社会復帰の面では大きな欠点といえる．

2 適応

橈骨遠位端骨折診療ガイドライン2017では，経皮的鋼線固定法の適応について，他の手術治療法よりその利点が上回る場合にのみ有用であるとしている．緊急症例や全身合併症を有する症例には，短時間で容易に施行可能な本手技は適応となる．適応となる骨折型を明記した報告はないが，骨質の良好な関節外骨折や単純関節内骨折，そして小児の骨折がよい適応である．高齢者の粗鬆骨では十分な固定性が得られない，あるいは術後転位を高率に生じやすいが，低侵襲であることを考慮し，適応を十分に吟味する．

3 方法

使用する鋼線のサイズは，小児では骨端線を貫通させる場合，骨端線への影響を考慮して径1.0〜1.5 mm，成人では 径1.5〜1.8 mmの鋼線が多く使用される．

経皮的鋼線固定法には様々な方法がある．

① intrafocal pinning法

1976年に Kapandjiによって報告された．骨折部に直接鋼線を刺入し，テコの要領で転位を整復し，そのまま対側の骨皮質を貫き固定する．もしくは対側の骨皮質を貫かず，髄内鋼線とする(**図1，図2**)．

② 経茎状突起鋼線固定法

茎状突起より鋼線を刺入し固定する(**図3**)．

③ 交差鋼線固定法(Clancy法)

茎状突起より鋼線を対側の骨皮質を貫き固定し，この鋼線と交差するようにもう1本の鋼線を刺入して固定する(**図4**)．

④ 経皮髄内固定法(順行性・逆行性)

骨折部の近位より鋼線を刺入し，髄内鋼線として留置，固定する方法(順行性)，遠位骨片から刺入する方法(逆行性)(**図5**)．

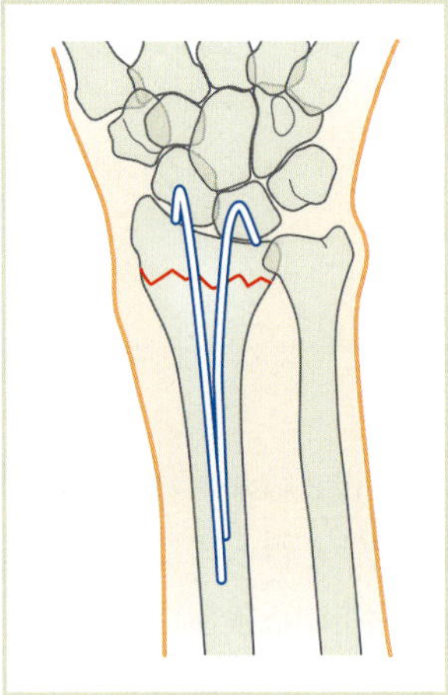

図1　IFP法

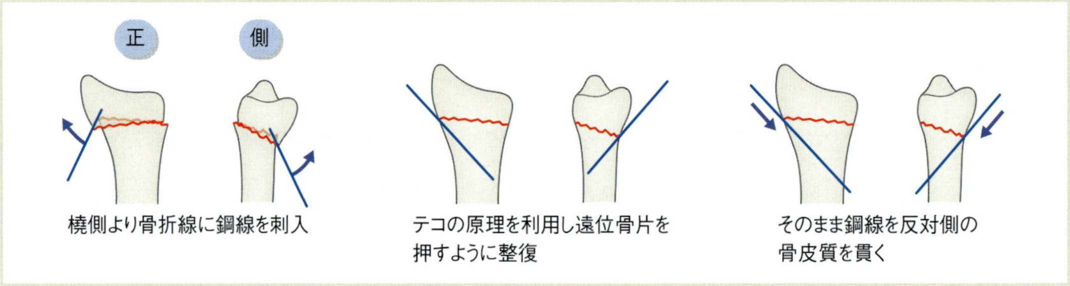
正
側
橈側より骨折線に鋼線を刺入
テコの原理を利用し遠位骨片を
押すように整復
そのまま鋼線を反対側の
骨皮質を貫く

図2　IFP法（反対側を貫き固定）

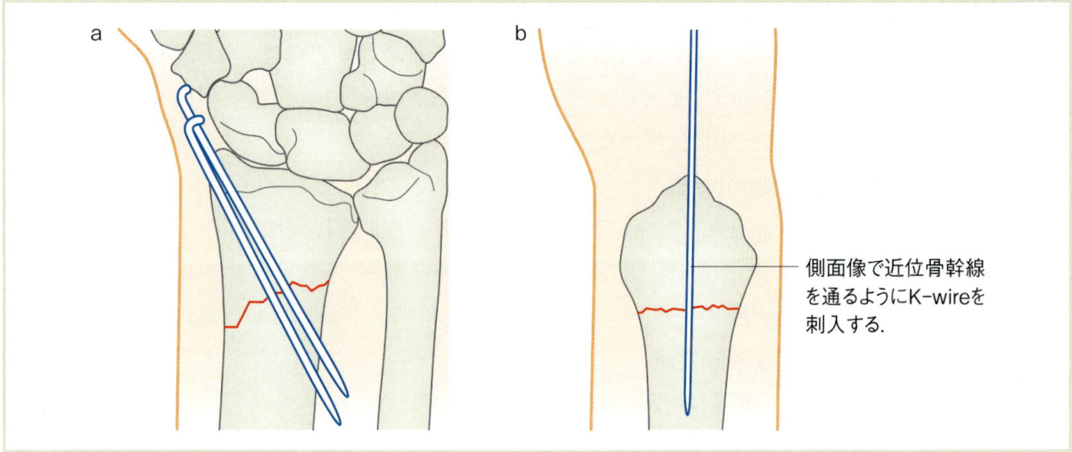
a
b
側面像で近位骨幹線
を通るようにK-wireを
刺入する.

図3　経茎状突起鋼線固定法

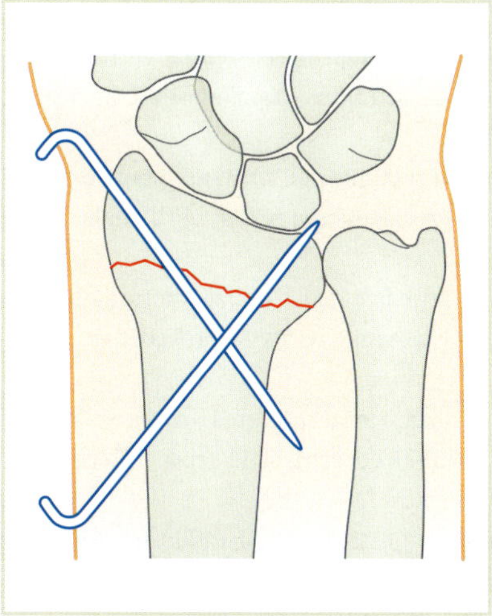

図4 交差鋼線固定法

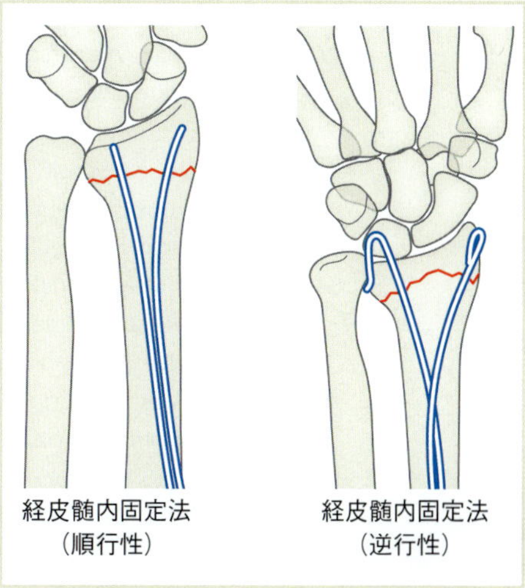

図5 経皮髄内固定法(順行性/逆行性)

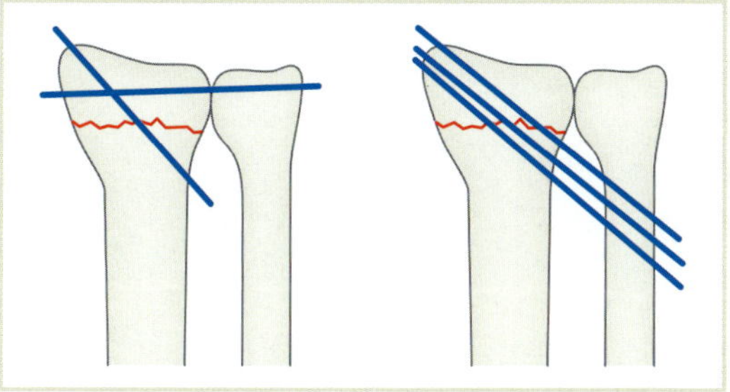

図6 その他

⑤ その他

骨折部が不安定である場合は以上の方法を組み合わせる．あるいは橈骨—尺骨間に鋼線を刺入し固定する(Rayhack法)(図6)．

4 後療法

鋼線刺入においても強固な固定性が得られない場合は3〜4週の外固定を追加する．この際，MP関節を固定せず早期に手指の運動を開始することが重要である．特に術後2週以内に再転位することが多い．鋼線は仮骨が十分に形成されれば，およそ6週で抜去可能である．

5 合併症

報告が最も多いのは，鋼線刺入部周囲の感染である．その他，鋼線の迷入，橈骨神経浅枝障害，正中神経障害などの神経損傷，腱断裂，CRPSなどが報告されている．更に結果として矯正位損失，変形治癒，関節拘縮を呈したとする報告も多い．感染や神経障害は，鋼線抜去により多くの症例で自然軽快している．

● 文献

1) Costa ML et al：Percutaneous fixation with Kirschner wires versus volar locking plate fixation in adults with dorsally displaced fracture of distal radius：randomised controlled trial. BMJ **349**：g4807, 2014

2) Kasapinova K, Kamiloski V：Open reduction and internal fixation versus external fixation and/or Kirschner wires for distal radius fractures：a systematic review. Pril(Makedon Akad Nauk Umet Odd Med Nauki)Prilozi **35**：225-236, 2014

3) McFadyen I et al：Should unstable extra-articular distal radial fractures be treated with fixed-angle volar-locked plates or percutaneous Kirschner wires? a prospective randomised controlled trial. Injury **42**：162-166, 2011

4) Karantana A et al：Surgical treatment of distal radial fractures with a volar locking plate versus conventional percutaneous methods：a randmized controlled trial. J Bone Joint Surg Am **95**：1737-1744, 2013

5) Rozental TD et al：Functional outcomes for unstable distal radial fractures treated with open reduction and internal fixation or closed reduction and percutaneous fixation：a prospective randomized trial. J Bone Joint Surg Am **91**：1837-1846, 2009

d 創外固定(non-bridging, bridging)

橈骨遠位端骨折に対する創外固定術は1944年頃よりligamentotaxisによるbridging創外固定術が行われていたが，骨折部の転位や過牽引に伴う手関節や手指の拘縮などのため満足のいく結果が得られなかった．そのため骨移植やピンニングを追加することで過牽引を避け良好な治療成績が得られるようになった[1)]が，6～8週間にわたり手関節を固定することになる．そこで，手関節を固定せずに骨折部の遠位と近位に刺入したハーフピンを創外固定器で固定するosteotaxisによるnon-bridging創外固定術が行われるようになった．この方法は1981年Forgonら[2)]により紹介されMcQueenら[3)]により良好な成績が報告された．更に，現在は軟骨下骨支持を行うことで劇的にnon-bridging創外固定術の治療成績が向上した[4, 5)]．しかし，2000年以降の掌側ロッキングプレート固定術の登場に伴い使用頻度は激減した．ガイドラインでも非骨粗鬆症年齢の関節内骨折は創外固定よりプレート固定が推奨されている．しかし，特殊症例やdamage control，追加手技などでは橈骨遠位端骨折治療には必要な手術治療法のひとつである．

1 適応

a. bridging創外固定術

絶対的適応：①関節内粉砕骨折に対し，高度の粉砕で内固定が不可能な場合の単独使用．②関節内粉砕骨折で内固定術後で固定性が十分と思えない場合に併用する．③高エネルギー外傷で著明な腫脹を有する場合，④開放骨折．⑤透析患者でシャント側の骨折，⑥合併症で抗凝固剤の中断のできない患者である．

相対的適応：骨幹端部の粉砕を伴わない不安定型橈骨遠位端骨折は整復位の保持性に劣るが小侵襲で簡便な手術である．骨幹端部の粉砕や広範囲のfracture voidを伴う場合は人工骨の補填や，Kapandji法などのピンニングの追加が推奨されている[1)]．

禁忌：基本的に禁忌になる骨折型はない．小侵襲で簡便な方法であるが良好な整復位を保持するにはピンニングなどの手技の追加が必要である．

b. non-bridging創外固定術

高齢者においても軟骨下骨の強度は十分に保たれているので骨粗鬆症は原則的に手術適応に影響を与えない．ガイドラインでは青壮年者の関節内骨折はbridgingよりnon-bridgingを推奨している．

絶対的適応：手術適応は受傷後1週以内の不安定型骨折のうち①ピンの刺入を確実にするため，遠位骨片の掌側骨皮質が矢状面にて関節面より1 cm以上損傷されていない，②術中に掌側骨皮質が整復できる，③関節外骨折と，転位のない関節内骨折や小切開や経皮的に整復可能な関節内骨折を適応としている．

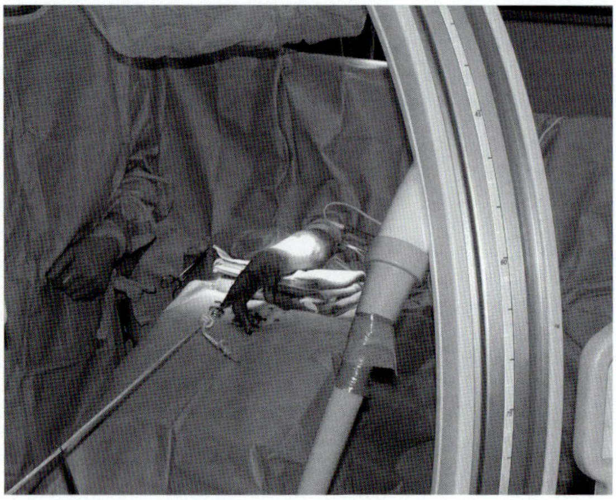

図1　手術肢位と透視装置
示指と中指にフィンガートラップを装着し4 kgにて水平方向に持続牽引し外側斜めよりイメージを設置する.

相対的適応：関節面の整復が経皮的または小切開で可能な関節内骨折. しかし, 適応は術者の技術的なレベルや骨折部位の個々の状況を総合的に判断し決定されるべきである. また, 骨欠損に関しては長軸方向に1.5 cm以上あり橈尺側に広がった巨大な骨欠損は創外固定期間中に骨癒合が完成しない場合があり人工骨補塡とLIPUS(低出力超音波パルス)の併用が勧められる.

禁忌：掌側骨皮質が粉砕されたものや, 健常部が 1 cm未満のもの. また, 関節内骨折でも関節面の整復が得られない場合は禁忌である.

2 手術手技

体位：仰臥位で患肢を手台に載せ肩関節外転90°とする. 示指と中指にフィンガートラップを装着し4 kgにて水平牽引を行う. 患肢の尾側に座り外側斜めよりイメージを設置する(**図1**).

創外固定器：ストライカー社製のHoffmann 2 compact創外固定器. 構成は骨幹端部に用いるペリアルティキュラークランプ, 連結器, カーボンロッド, 近位ピンを把持するピンクランプ, ロッドとクランプをつなぐポスト, 径3 mmのハーフピン, 直径2.2 mmのドリルよりなる. ペリアルティキュラークランプはX線透過性であるため整復状態はおおよそ確認できる. ピンクランプはやや重いが自由度が高いため設置に制限はない. クランプを連結するロッドはカーボンである. ハーフピンは直径3 mmで長さは80 mm, ねじ部が10 mmの仕様を使用している.

手術器具：手術に要する器具は電動ミニドライバー, 小筋鉤, モスキート, エレバラスパ, 尖刃程度である. X線透視装置, フィンガートラップ, 4 kgでの牽引用重錘, 牽引用フックと紐を用意する.

3 手順

a. 近位ハーフピンの刺入

骨折部より5 cm近位に2箇所の小切開を加える. 橈骨神経浅枝の損傷に注意して皮

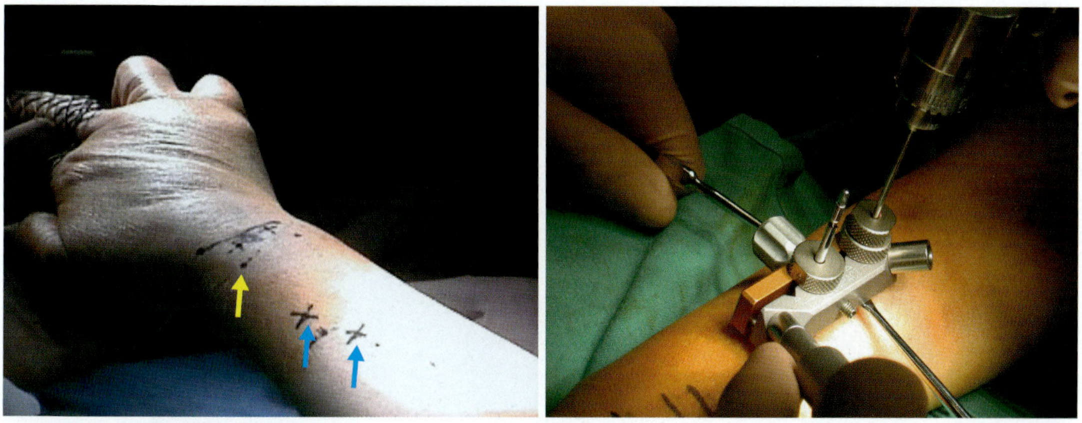

図2　遠位の切開部位と近位のピン刺入
➡遠位切開部，➡近位切開部
クランプをガイドとして1本目のピンと平行に2本目のピンを刺入する．

下を鈍的に剝離する．長・短橈側手根伸筋間で筋肉を鈍的に分離して橈骨骨幹部を展開しモスキートで中央部を確認しプレドリリングを行い1本目のハーフピンを刺入する．次いで，クランプをガイドとして1本目のピンと平行に2本目のピンを刺入する（図2）．近位ピンにクランプを皮膚より1横指離して取り付ける

b. 関節面の整復（関節外骨折はd）へ進む）

矢状面にgapが存在する場合は橈骨茎状突起と尺骨遠位部をAOのポイント付き整復用鉗子で圧迫して整復し，冠状面のstep-offは骨折部より直径1.2～1.4 mmのKirschner鋼線を挿入しX線透視下にて整復する（図3）．また，橈骨茎状突起の転位は橈側から刺入したKirschner鋼線をジョイスティックとして整復を行う．整復後に関節面の整復位保持のため一時的に直径1.2 mmのKirschner鋼線で固定する．

c. 遠位ハーフピンの刺入

①**non-bridging創外固定術**：X線透視の正面像で遠位骨片の形態とLister結節をマーキングする．また，側面像では関節の軟骨下骨に接して掌側の骨皮質に向かうピンの刺入方向をマーキングする．この刺入線の背側に一致するように伸筋腱第2区画から第4区画にいたるラインが切開予定位置となる．ペリアルティキュラークランプの1番目と3番目のホールにハーフピンを刺入する．1番目の刺入部はLister結節橈側（第2区画内）に，2番目の刺入部は第4区画内である．背側に約25 mmの皮切を加えピン刺入部の皮下脂肪組織のみを鈍的に剝離し伸筋支帯にいたる．Lister結節橈側の伸筋支帯を約10 mm縦切開し橈側手根伸筋腱を橈側に避け，橈骨背側にいたる．18 G針を刺入し，X線透視像を見て軟骨下骨に沿った刺入部位かを確認し，適切でない場合は再度18 G針を適切な位置に刺入する（図4）．同時に針を掌側皮質に当てて掌側骨皮質が損傷されていないことを確認する．刺入位置を決定したあと，X線透視下にハーフピンを約

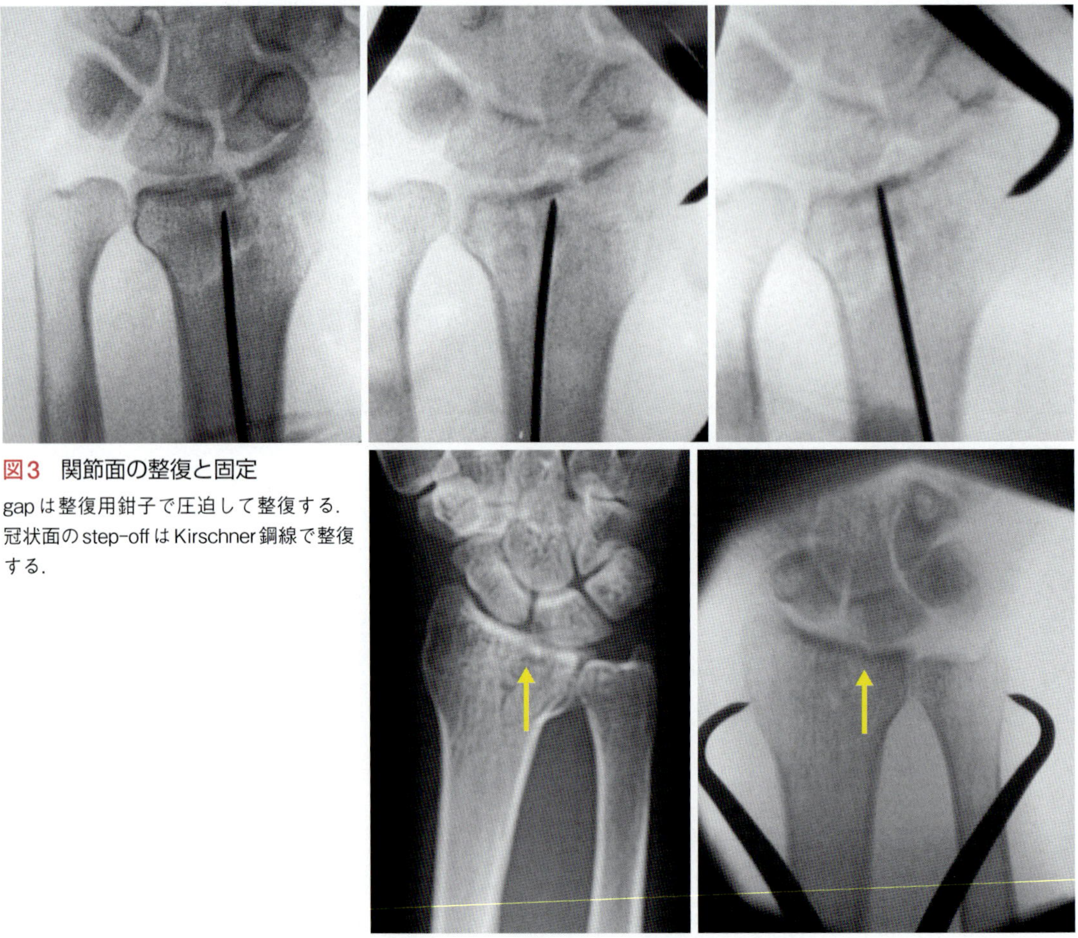

図3　関節面の整復と固定

gapは整復用鉗子で圧迫して整復する．冠状面のstep-offはKirschner鋼線で整復する．

10 mmのスレッド部分が骨に埋まる深さまで刺入し，側面像にて方向を確認する．適切な部位と方向であれば透視下で掌側骨皮質を貫通する．刺入方向が正しくない場合はここで調節する．次いで，ペリアルティキュラークランプをガイドに2番目の刺入部位を同定し，伸筋支帯を切開する．2本目は第4区画内で月状骨窩を支持できる部位に刺入する．2本のハーフピンを刺入し，ペリアルティキュラークランプを装着したのち，皮膚より1横指離した位置で装着する（**図5**）[3]．

②bridging創外固定術：X線透視下にピンクランプを用いてピン刺入予定部位の2カ所をマーキングし，約1 cmの横切開を加える．橈骨神経浅枝を損傷しないように皮下を鈍的に剝離し第2中手骨へいたる．透視にて部位を確認し，プレドリリングを行い1本目のハーフピンを中手骨基部に用手的に刺入する．2本目のハーフピンは上記2の近位ハーフピンと同様に骨幹部近位に刺入する．ハーフピンにピンクランプを装着し皮膚から1横指離して固定する（**図6**）．

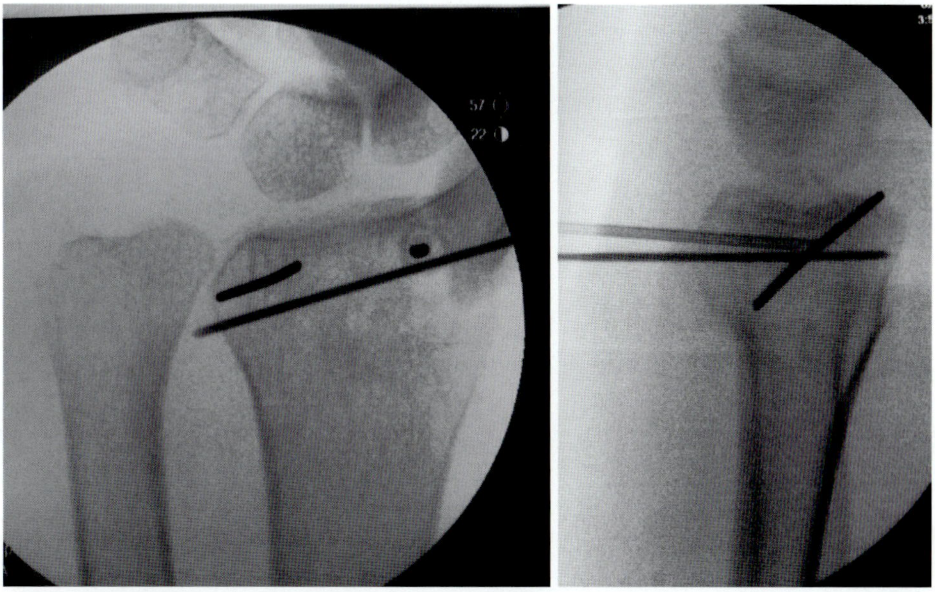

図4　遠位切開部位とハーフピン刺入

ピンの刺入部位の決定には18 G針を使用して部位を決定してピンを刺入する．

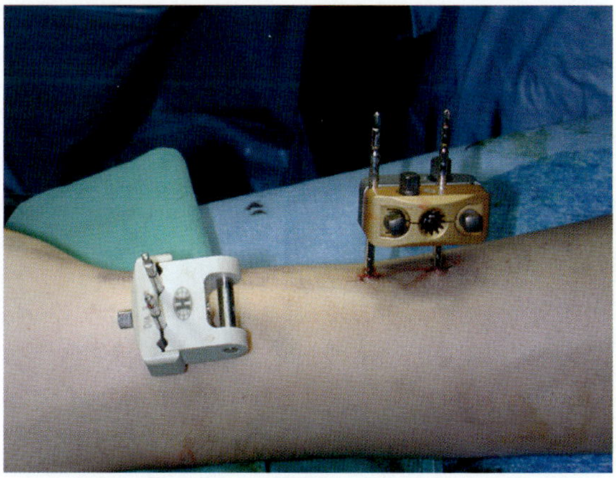

図5　遠位クランプ固定

遠位ピンの刺入位置を確認しピンを刺入する．クランプを装着して固定する．

d. 骨補塡

人工骨を補塡する場合は骨折部背側に切開を加え圧縮強度が平均20メガパスカルで，自家骨に吸収置換される気孔率60％のβ-TCP（ベータリン酸3カルシウム）のブロックまたは顆粒を使用している．ガイドラインでも骨補塡は推奨されている．

e. 整復と固定

①non-bridging創外固定術

透視下にペリアルティキュラークランプをジョイスティックとして回旋転位と背屈転位を整復し連結器を締結固定する．通常は遠位クランプを掌屈させ，かつ回旋転位を整

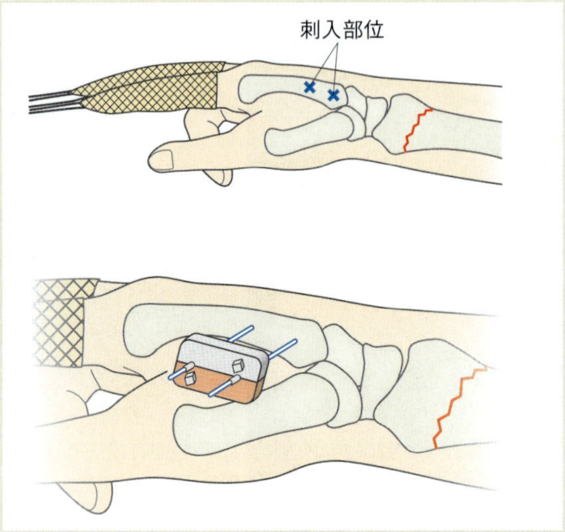

図6 bridging固定の際のピン刺入
第2中手骨基部に刺入位置を決めピンを装着する.

復する程度である. 術者が整復位を保持し助手がクランプと連結器を締結固定する. 最後に牽引を除去し透視下に骨折部の安定性を確認する.

②bridging創外固定術

手関節良肢位にて連結器を締結することで固定される. ただし, 過牽引は疼痛を生じ手指の拘縮やCRPSなどの原因になるので避ける.

4 後療法とピン刺入部の消毒

a. non-bridging創外固定術

関節外骨折では術翌日よりactive ROM訓練と握力訓練を, 術後1週よりactive assistive ROM訓練を, 術後3週よりpassive ROM訓練を開始する. 関節内骨折では後療法は1週遅らせている. 通常, 固定器は術後6週で除去するが, 骨欠損や背側骨皮質の粉砕が強い症例は8週間固定とする. ただし, 術直後より骨癒合促進のためLIPUSを併用しfracture voidに対して人工骨補塡を行うことで術後4週で固定器を除去することも可能である.

b. bridging創外固定術

固定器は通常6週間で除去する. プレート固定やnon-bridging創外固定術併用の場合は通常術後3〜4週で除去する.

ピン刺入部位は, 隔日消毒のclosed dressingまたはシャワー浴によるopen shower法とする.

創外固定器は外来手術にて局所麻酔下に除去する. X線透視下に骨折部の安定性を確認し骨折部に可動性がない場合はピンを抜去するが, 可動性がある場合は1週後に再度除去を試みるか, 除去後1週間のシーネ固定を行う. 抜去部は約2日で閉鎖する.

5 術後の合併症とその対応策

術翌日と術後1～2週で固定器のゆるみをチェックする.

ピン刺入部感染は当施設では3％であった. bridging創外固定術の場合は過牽引による橈骨手根関節や手根骨間関節の開大がないかチェックする.

文献

1) Sakano H et al：Treatment of the unstable distal radius fracture with external fixation and a hydroxyapatite spacer. J Hand Surg **26A**：931-939, 2001
2) Forgon M et al：The external fixateur in the management of unstable Colles' fracture. Int Orthop (SICOT) **5**：9-14, 1981
3) McQueen MM：Redisplaced unstable fractures of the distal radius. J Bone Joint Surg **80-B**：665-669, 1998
4) 森田晃造ほか：橈骨遠位端骨折治療用non-bridging type創外固定器の開発. 日手会誌 **19**：325-331, 2002
5) 坂野裕昭ほか：不安定型橈骨遠位端骨折に対するHoffmann 2 compact創外固定器によるnon-bridging創外固定術の適応と術後成績. 日手会誌 **18**：568-573, 2001

コラム 手術のポイント

- ハーフピンは必ず骨幹部の中央に刺入する.
- ハーフピンは必ず18 G針にて刺入の部位と方向を確認してから刺入する.
- 遠位のピンを軟骨下骨に接して刺入することが重要である. また, 橈側のピンの刺入時は側面透視像では掌側の皮質がわかりにくいので, やや回内位でみる.
- 整復操作で遠位のハーフピンの固定性に問題が生じた場合は, 躊躇せずに第2中手骨にハーフピンを刺入することでbridging固定術を併用するhybrid固定術を選択する. (図7).

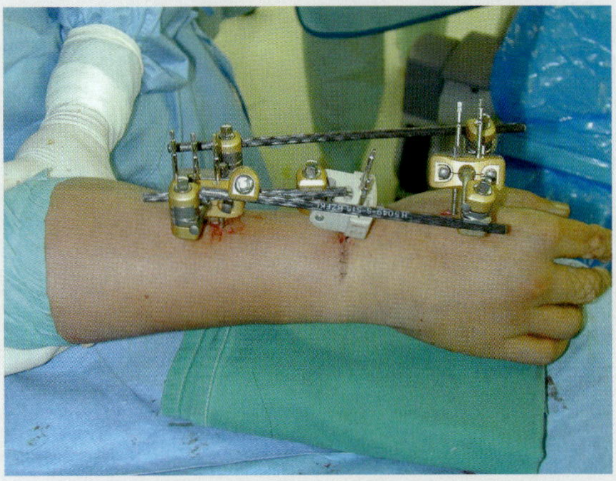

図7 hybrid固定

non-bridging固定術の固定性に不安のある場合は躊躇せずにhybrid固定へ変更する.

e 鏡視下手術

橈骨遠位端骨折は関節内，関節周辺骨折であり，その予後は適正なアライメントの再建に加え，関節内骨片の正確な整復，関節内軟部組織損傷の修復，拘縮予防のための早期リハビリテーションの導入，合併症の回避などに左右される．このうち関節内骨片の正確な整復と関節内軟部組織損傷の評価と処置には鏡視下手術が必須となる．直視下での評価は関節包，関節周辺の軟部組織損傷を伴うために勧められない．橈骨遠位端骨折に対する鏡視下手術の導入は手関節鏡手術の発展に伴って1980年代より行われてきた．2000年代に入ると本骨折に対する固定術は掌側ロッキングプレート（VLP）が主流となった．VLPは強固な固定性により早期の外固定除去，社会復帰を可能とし，術後の矯正位損失も少ないことからその有用性も多数報告されてきた．プレート固定は上肢を手外科手術用の手術台に載せた水平位で行われる．手関節鏡手術は基本的に垂直位牽引で行われるため，術中の肢位の変更が必要となる．この煩わしさと，プレート固定のみでも良好な成績が得られたことから，鏡視下手術は敬遠されるようになった．

一方，鏡視下手術を一貫して行ってきた観点から様々な利点もわかってきた．以下，列挙する．

①透視下整復と鏡視下整復の乖離を認識でき，より良好な整復が可能
②関節内遊離骨片の存在を認識でき摘出が可能
③遠位スクリューの関節内突出を防止できる
④関節内軟部組織合併損傷の評価と処置が可能

ここでは実際の方法と上記利点について詳述する．

1 セットアップ

関節鏡は径1.9～2.3 mmの小関節鏡を使用する．同サイズのシェーバー，radiofrequency device，プローブなどを揃える．垂直牽引用装置を使用すると手技はより容易となり，助手がいなくても可能である（**図1**）．透視装置，関節鏡のモニターを手術中にみやすいように設置する．

2 適応

①**骨折型**：関節外骨折における関節内軟部組織損傷の合併頻度は関節内骨折と比較しても差がないことがわかっている[1]．したがって，関節内外骨折を問わず鏡視下手術の適応となりうる．
②**年齢**：活発な高齢者が多い昨今では暦年齢のみで適応を判断するのは適切でない．活動性の高い高齢者では適応と考えている[2,3]．

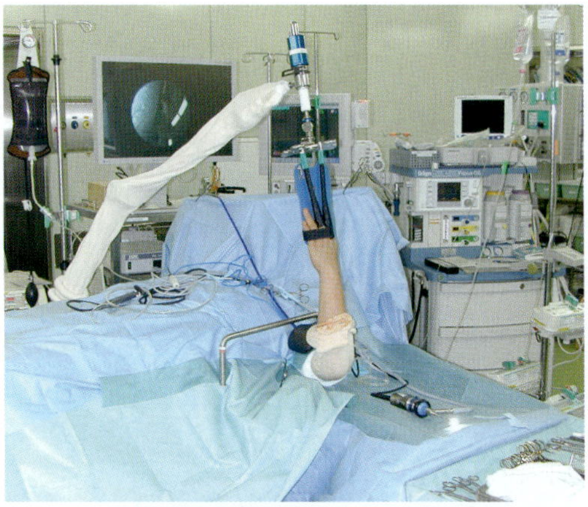

図1　手関節鏡施行時の外観

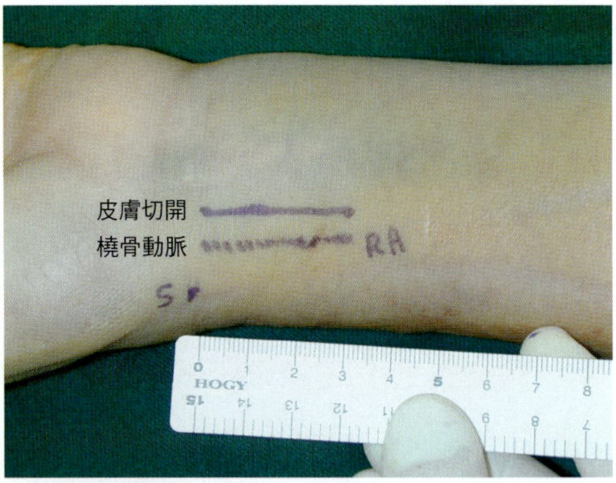

図2　皮膚切開は通常，橈骨動脈と橈側手根屈筋腱の間，いわゆるHenry's approachにて行う

③適応外：既存の疾患により活動性の低い患者は適応外で，高齢者における関節外骨折，青壮年を含めた開放性骨折，多発骨折の症例では状態に応じて適応を考慮する．

④麻酔：当科では原則全身麻酔としているが，鏡視下手術に習熟すれば局所静脈麻酔，伝達麻酔でも十分に可能ではある．関節内骨折に対する整復操作や，関節内軟部組織損傷に対する処置が必要と予想される場合は全身麻酔が望ましい．

⑤画像診断：術前の画像診断はX線前後，側面像に加え，3D処理を含めたCTを撮影する．関節内骨折例においてCT画像は術中の整復操作の手順の計画を立てるのに有効である．画像チェックのポイントは，①関節内骨折or関節外骨折，②掌側転位or背側転位，③掌側および背側骨幹端の粉砕程度，④橈骨遠位端から骨折部までの距離（プレートの選択に重要），⑤尺骨茎状突起を含めた尺骨遠位端骨折合併の有無，⑥尺骨頭の脱臼，遠位橈尺関節開大の有無，⑦手根骨骨折の合併（特に舟状骨）の有無，⑧舟状月状骨間の開大の有無，などを確認する．以上は鏡視に限らず，本骨折の治療のポイントである．

3　鏡視併用の手術手技

当科では，前述した術中の肢位の変更の煩わしさを最小限とするべく，VLPを仮固定後に鏡視を行うplate presetting arthroscopic reduction technique（PART法）を開発し行っている[4～6]．以下，その手技について述べる．

a. 骨折の整復と仮固定

ここでは橈骨茎状突起骨片，尺背側，尺掌側の骨片に分離した背屈転位型の典型的C3骨折の際の手技について述べる．橈側手根屈筋腱（FCR）橈側に3～4 cmの皮膚切開を加え（図2），FCRを尺側に，橈骨動静脈を橈側によけ筋膜を切開して長母指屈筋腱を露出し，これを尺側によけ方形回内筋（PQ）を露出する．掌側骨折部を展開するため

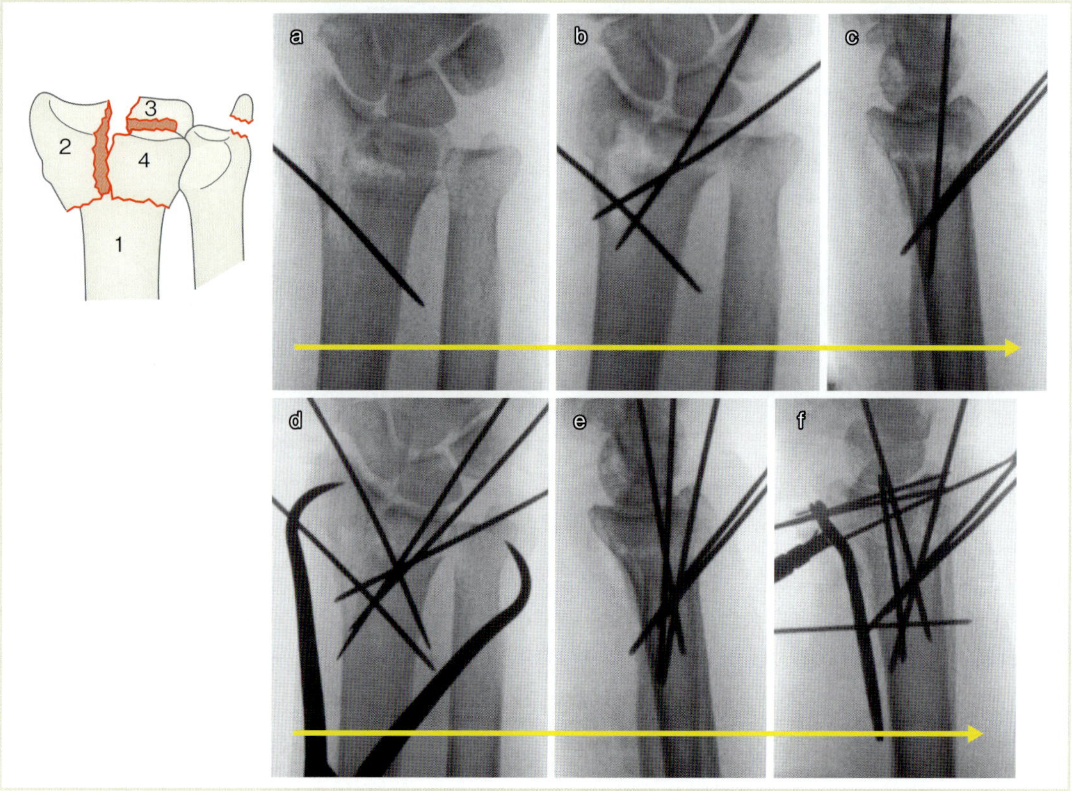

図3　Kirschner鋼線刺入によるC3整復，固定からプレート仮設置までの手順

に同筋の遠位部分のみを橈側付着部にて切離し骨膜剥離子にて骨膜下にPQ全体を橈骨より剥離する．ただしPQの損傷が強い場合は全体を橈側から切離，挙上したほうがプレート設置後の被覆が容易である．PQより遠位部分の橈骨掌側の骨膜を含めた軟部組織(intermediate fibrous zone)は丁寧にWatershed line近くまで剥離する．橈骨掌側骨皮質は一般に粉砕を免れ単純骨折であることが多く整復は比較的容易であり，骨折部に粘膜ベラなどを挿入し骨折部の嵌入を解除して手関節を牽引，掌屈させ大まかに整復する．骨幹端が粉砕している場合は一時的に創外固定を設置し牽引をかけることもある．透視下に径1.5 mm Kirschner鋼線を橈側より1本，背側より2本(茎状突起骨片と尺背側骨片の整復のため)，intrafocalに挿入し骨折部を整復する．遠位骨片の橈側転位(近位骨片が尺側に転位しているようにみえる)がintrafocalのピン挿入にて十分に戻らない場合は，近位骨片尺側に筋鉤などをかけ橈側へ引っ張り整復する．関節面も後述する鏡視下での関節内骨折の整復方法と同様の手技にて可能な限り透視下に整復する．整復位が得られたら橈側，背側から遠位および近位骨片間をKirschner鋼線にて固定する．これで原則としてintrafocal pin 3本，骨片間刺入ピン2本，計5本のKirschner鋼線が挿入されることとなる(図3)．こののちPQ下にロッキングプレートを挿入して橈骨掌側骨皮質にプレートを設置し，遠位はKirschner鋼線にて，近位は楕円ホールにスクリューを挿入してプレートを掌側骨皮質に仮固定する．楕円ホールを使用することに

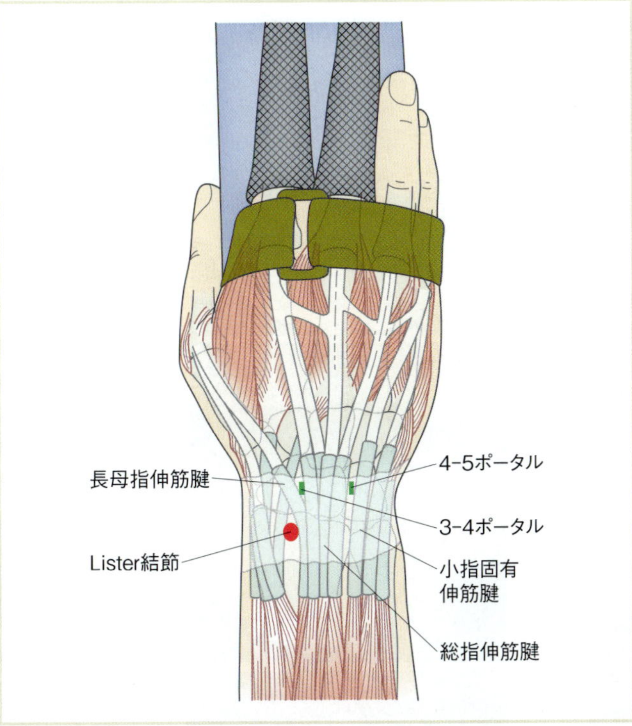

図4 関節鏡ポータルの位置

よりのちのプレート設置位置の微調整を可能とする．この際，スクリューの挿入を7～8割にとどめ，condylar stabilizing [7]様にプレートを固定すると遠位骨片からのプレートの浮き上がりを防止することができる．プレートの設置位置が適切であることを透視にて確認する．この際，尺骨頭の不安定性がないか徒手検査にて確認し，遠位橈尺関節(DRUJ)鏡の必要性を検討しておく．患肢を垂直牽引とし手関節鏡を行う．

b. 鏡視下手術

牽引程度を調整できる装置を使用し4～5 kg程度の牽引を加え鏡視を行う．背側3-4ポータルより関節鏡を挿入し，4-5ポータルをワーキングポータルとする(図4)．排液は6U(尺側手根伸筋腱掌側)に21 G針を挿入する．灌流は重力滴下に必要に応じて軽度加圧している．関節内骨折の鏡視では，まず血腫などを除去して視野を確保することから始まる．すでに透視下に整復しているので大きな転位を認めることは少ないが，われわれの経験上透視のみでの整復では，臨床上重要とされる2 mm以上のstep-offや gapが約1/5程度の症例に残存している．この残存した転位を鏡視下に joy-stick手技(骨片にKirschner鋼線を挿入して持ち上げる)，鉗子による圧迫，髄内からの押し上げ，などにより整復する(図5)．掌側展開にて掌側の骨片はすでに整復されており，鏡視下では掌側骨片に他の骨片を合わせるように整復する．この際，先に挿入したKirschner鋼線のうち整復を阻害するものは適宜抜去する．抜去しても橈骨全体のアライメントはintrafocalに挿入したKirschner鋼線および仮固定したVLPにて維持される．関節内骨

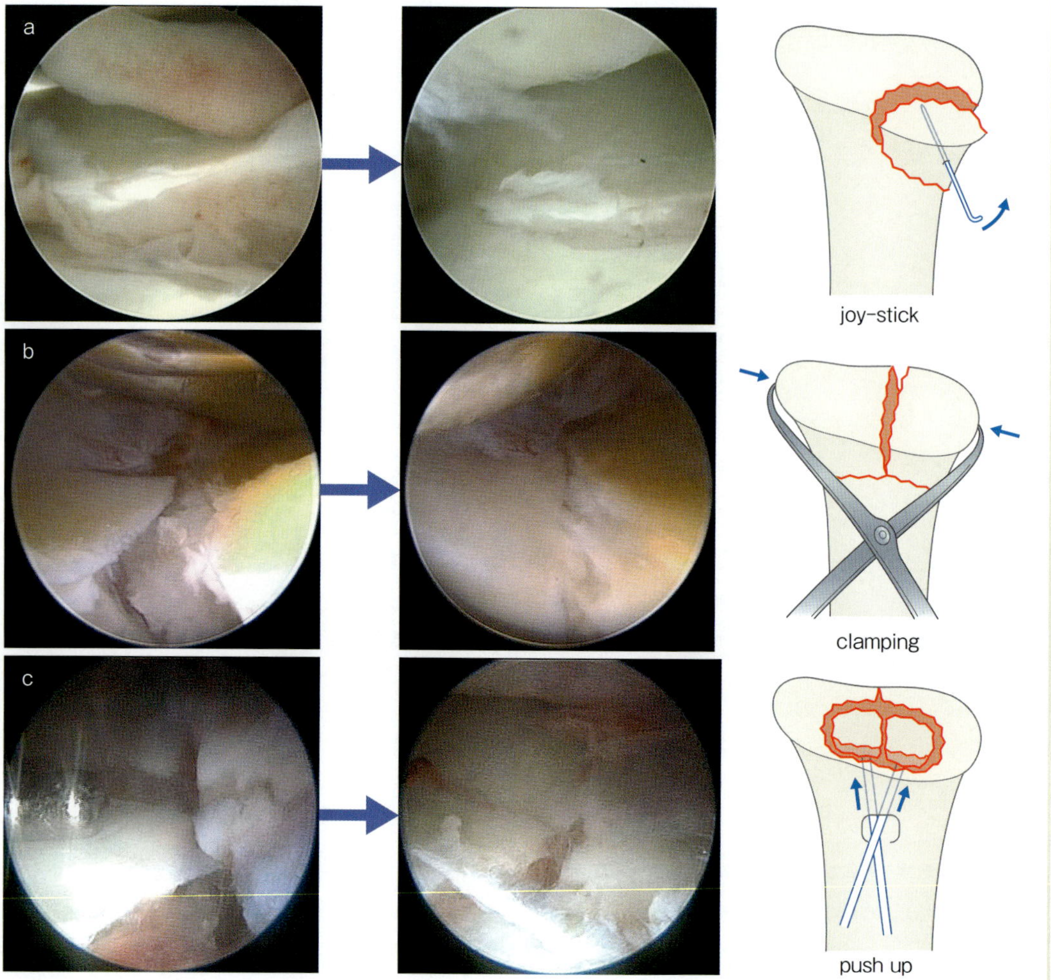

図5　鏡視下整復手技

a：joy-stick
b：clamping
c：push up

折を整復しKirschner鋼線にて骨片の追加固定を行う．関節内骨片の整復によって生じた空隙(fracture void)には人工骨移植を行うこともある．

関節内骨片の整復が得られれば，次に関節内軟部組織損傷の評価を行う．特に問題となる頻度の高い損傷は三角線維軟骨複合体(TFCC)損傷と舟状月状骨(SL)靱帯損傷である．自験例の統計ではTFCC損傷は約2/3(外傷性断裂は4割強)，SL損傷は約1/3の確率で合併している．TFCC損傷は橈骨手根関節から鏡視するが，先に述べた尺骨頭の不安定性テストにて不安定性を認めた場合は尺骨小窩断裂を疑い，DRUJの鏡視が必要となる．断裂している場合は同関節腔が拡大するため鏡視しやすい．SL靱帯損傷が疑われた場合には，手根中央関節からの鏡視にて不安定性を評価する．これら軟部組織損傷の一期的処置の必要性はガイドライン2017においても明確にはなっていない．当科での現状は，TFCC損傷は独自の分類に従い，特に青壮年において，実質部の弁状断裂では断裂片のインピンジメントを危惧して切除，周辺部断裂のうち尺骨小窩断裂は鏡視下縫合を原則としている．SL損傷では，青壮年に対し Geissler 分類に従い，grade Ⅲではピンニング固定，grade Ⅳでは背側より直視下に展開し，アンカーを用いて靱帯縫合と背側手根間靱帯の一部を使用した補強術を行っている．ただし，これらの一期的処置の必要性について，今後の検証が必要である．

c. プレート固定

軟部組織の評価と処置が終われば関節鏡を抜去しプレートの最終設置を行う．この際，プレートの遠位部分が掌側骨皮質に密着するように圧着してスクリューを挿入する．先述したcondylar stabilizing様手技(プレート近位を骨皮質から浮かせ，遠位スクリューを先に挿入したのち近位のスクリューを挿入する)や，プレートシステム付属の圧着器を使用するのもよい．整復位，プレート設置が適切であることを透視あるいはX線撮影にて確認し，洗浄，PQの遠位部と橈骨遠位端の骨膜を縫合してプレートの特に遠位尺側部分を被覆し，プレートと屈筋腱の直接の接触を防ぐ．ドレーンを挿入して，筋膜を縫合し，閉創する．術後は手指の運動を妨げないように背側シーネをあてがい，手関節を軽度背屈位にして固定する．

d. 後療法

術翌日に創をチェックし，ドレーンを抜去して外固定も除去し患肢の使用を許可する．術後2日目より作業療法士の監視下に可動域訓練を開始する．TFCC周辺部損傷を伴い縫合したもの，尺骨茎状突起骨折を含む尺骨遠位端骨折を合併したものでは術後3週までは掌背屈のみ許可し回内外を控え，リハビリテーション以外の際には外固定を行う．

e. 鏡視下手術併用の利点

掌側ロッキングプレートの出現により，橈骨遠位端骨折の手術成績は向上した．しかし，実際は固定性の維持が向上したのみであり，整復操作や軟部組織損傷の処置に関しては何も変わっていない．2018年1月時点でデータの得られた449例456手関節の鏡視下手術にて得られた鏡視上の知見について述べる．

① 透視下整復と鏡視下整復の乖離を認識でき，より良好な整復が可能(図6)

PART法では透視下にできるだけ関節面を整復したのちに鏡視下手術を導入するため透視下整復の正確性を認識することができる．358手の関節内骨折のうち302手の関節内骨折にて透視下にgap，step-offともに2 mm以内に整復できたと思われたものの，鏡視にて2 mm以上の転位を認めたのは67手(22.2％)であった．

② 関節内遊離骨片の存在を認識でき摘出が可能(図7)

358手の関節内骨折にて関節内に軟骨片や小骨片が遊離していたものが30手(8.4％)

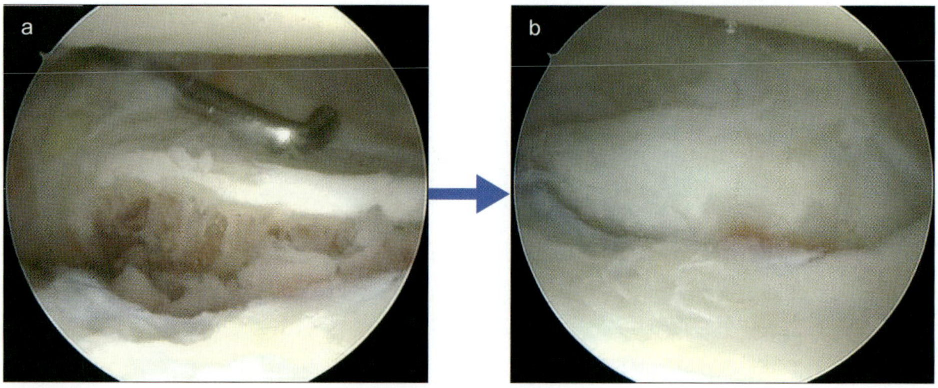

図6　透視下整復後の step-off の残存(a)を鏡視下に整復した(b)

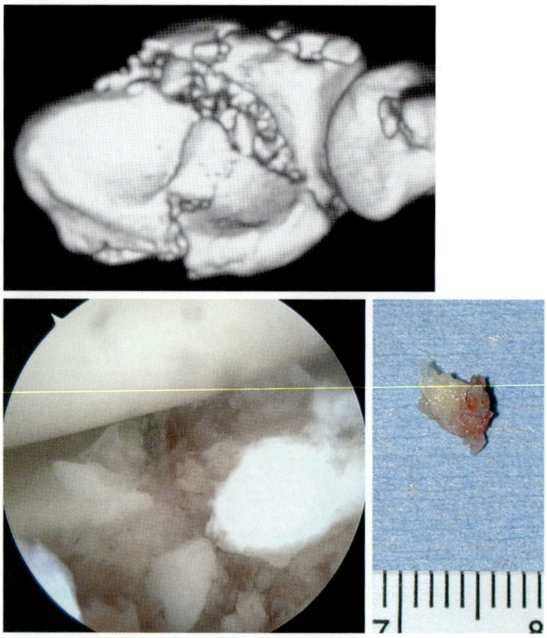

図7　関節内粉砕骨折に伴う関節内の遊離体を摘出した

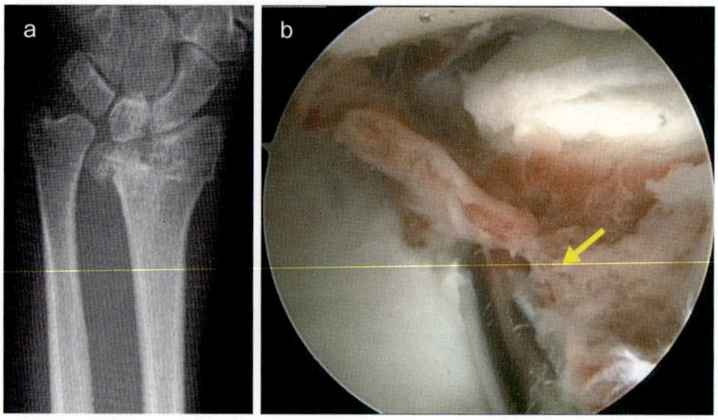

図8　プレート仮設置の際の Kirschner 鋼線が関節内に突出しており，プレートの設置位置を変更した

存在した．

③遠位スクリューの関節内突出を防止できる（図8）

数手において仮固定用の遠位Kirschner鋼線が関節内に突出しており，プレートの位置を近位に修正し，遠位スクリューの関節内突出を未然に防止できた．

④関節内軟部組織合併損傷の評価と処置が可能

SLの合併率は456手中138手（30.3％）であった．このうちgrade Ⅲ，Ⅳは37手（8.1％）であった．TFCC断裂は456手中319手（69.9％）に認めた．このうち辺縁が鋭で外傷性断裂と判断したのは222手（48.6％）であった．裂状断裂が138手と最多で，次に多いのが尺骨茎状突起からの剝離断裂71手であった．

f. 鏡視下手術の意義

以上より，鏡視下手術の意義は関節面の正確な整復が可能，遊離体の摘出，遠位スクリューの関節内穿破のモニタリング，そして関節内血腫を除去できる利点がある．一方，関節内軟部組織損傷の一期的治療には一定の見解は得られていない．橈骨遠位端骨折診療ガイドライン2017ではDRUJの不安定性を生じた TFCC断裂，多くの場合尺骨小窩断裂であるが，に対しては一期的治療を提案しているが，エビデンスは得られていない．今後，前向き研究による検討の余地を残す部分である．

●文献

1）富永康弘ほか：橈骨遠位端関節外骨折に合併した関節内軟部組織損傷の解析．日手会誌 **26**：119-121, 2010

2）安部幸雄ほか：初期治療不良例から省みる高齢者橈骨遠位端骨折の治療方針．骨折 **33**：30-34, 2011

3）Hattori Y et al：Arthroscopically assisted reduction with volar plating or external fixation for displaced intra-articular fractures of the distal radius in the elderly patients. Hand Surg **12**：1-12, 2007

4）Abe Y et al：Plate presetting arthroscopic reduction technique for the distal radius fractures. Tech Hand Up Extrem Surg **12**：136-143, 2008

5）Abe Y et al：Less invasive surgery with wrist arthroscopy for distal radius fracture. J Orhtop Sci **18**：398-404, 2013

6）Abe Y et al：Arthroscopic-assisted reduction of intraarticular distal radius fracture. Hand Clin **33**：659-668, 2017

7）Kiyoshige Y：Condylar stabilizing technique with AO/ASIF distal radius plate for Colles' fracture associated with osteoporosis. Tech Hand Upper Extrem Surg **6**：205-208, 2002

F その他の治療法：超音波パルス・電気刺激

超音波パルスや電気刺激は骨癒合を促進し，遷延治癒例や新鮮骨折の治療に使用される．音波は機械的な振動エネルギーであり，生体内の組織に伝播，吸収され熱エネルギーに変換されることで温熱作用を示す[1)]．超音波は20 kHz以上の可聴限界を超えた周波数の音波である．人の可聴域の音波の上限は16～20 kHzであり，聞くことが不可能なので超音波と呼ばれる．骨癒合を促進するためには，温熱効果を示さない微弱で機械的な振動エネルギーを用いるので，低い出力設定となる．設定する周波数は1.5 MHzの正弦波パルスである．到達深度は2～5 cm程度で，効率的に超音波照射を行うには，導子と皮膚を平行にして反射で失われるエネルギーを少なくすることが重要で，そのため使用の際にジェルを塗布している．

1 低出力超音波パルス（low-intensity pulsed ultrasound：LIPUS）

骨折治療において，遷延癒合や偽関節のみならず新鮮骨折の治療に対しても使用されている．その作用機序は，局所の血流改善効果，血管新生を誘導するサイトカインの産生促進，生細胞に対する酸素・栄養素輸送の促進，間葉系幹細胞からの骨芽細胞への分化促進，破骨細胞の分化・産生抑制，内軟骨性骨化の促進，骨折血腫細胞の骨分化の促進，などが報告されている[2,3)]．

橈骨遠位端骨折に使用する場合には，創外固定やギプスなどの外固定除去時期を早める効果がある．ただし，橈骨遠位端骨折の発生部位は海綿骨の豊富な骨幹端部であり，遷延癒合例自体が少ない．

その効果はいくつかのRCTでも証明されている．

背屈転位型の橈骨遠位端骨折に対し徒手整復・ギプス固定で治療した60例61手において30手に超音波パルスを使用し，31手はプラセボ対象群とした．1日20分，10週間使用し，骨癒合までの期間は超音波使用群が61 ± 3日であったのに対し，プラセボ群は98 ± 5日と超音波使用群が有意に短かった．また超音波使用群では矯正損失がプラセボ群より少なかった[4)]．

喫煙の有無における超音波治療の有用性について検討した．徒手整復，ギプス固定で治療した橈骨遠位端骨折の骨癒合期間は超音波治療群ではプラセボ対象群と比較し，喫煙者で51 %，非喫煙者で34 %の期間短縮が得られた[5)]．

2 電気刺激

電気刺激の骨形成への応用の歴史は古い．1953年，保田岩夫の「骨の圧電気現象と電気的仮骨」の報告に始まる[6]．これは力学的な刺激が骨に加わると骨は増殖し強度を増す．骨折で力学的刺激を加えると仮骨が旺盛にみられる．これらから力学的刺激が電気を発生し，この電気が仮骨を形成すると考えた．また，電気刺激は浮腫の軽減や早期の機能回復に有用とされている．現在まで，電気刺激が骨形成を及ぼす正確な機序はわかっていないが，橈骨遠位端骨折に対し有効性を認めたRCT論文がある．

閉経後女性の橈骨遠位端骨折に対しギプス固定治療中の電気刺激の有用性を調査した．関節外骨折60例のうち30例に10日間電気刺激を行い，刺激を行わない対象群と比較した．ギプス除去後2～3日間の疼痛，手の周囲径，手関節，前腕の可動域，合併症を調査したところ，刺激群は浮腫の軽減，手関節掌背屈，前腕の回外可動域改善に有用であった[7]．

これらの手法は現在保険適用となっており，その項目は K047-2 難治性骨折超音波治療法とK047-3超音波骨折治療法の2つがある．

（平成28年4月現在　厚生労働省告知及び関連通知より引用）

K047-2　難治性骨折超音波治療法：対象は四肢（手足を含む）の遷延治癒骨折や偽関節であって，観血的手術，骨折非観血的整復術，骨折経皮的鋼線刺入固定術または超音波骨折治療法（K047-3）など他の療法を行っても治癒しない難治性骨折に対して行った場合に限り算定できる．

6ヵ月間または骨癒合するまでの間，原則として連日，継続して実施する場合に，一連のものとして1回のみ所定点数を算定する．実施予定期間および頻度について患者に指導し，その内容を診療報酬明細書に記載する必要がある．

K047-3　超音波骨折治療法：四肢（手足を含む）の観血的手術，骨切り術または偽関節手術を実施したあとに骨折治癒期間を短縮する目的で，当該骨折から3週間以内に開始した場合に算定する．

3ヵ月間または骨癒合するまでの間，原則として連日，継続して実施する場合に，一連のものとして1回のみ所定点数を算定する．実施予定期間および頻度について患者に指導し，その内容を診療報酬明細書に記載する必要がある．

電気治療は K047　難治性骨折電磁波電気治療法　の項目に記載され，K047-2の取り扱いと同様となる．

[超音波骨折治療器を用いた治療の実際]

現在使用できる機種はセーフス（帝人ファーマ），アクセラス（日本シグマックス），オステオトロンⅣ（伊藤超音波製造販売）などがある．セーフスを使用した場合の実際の方法を**図1～3**に示す．

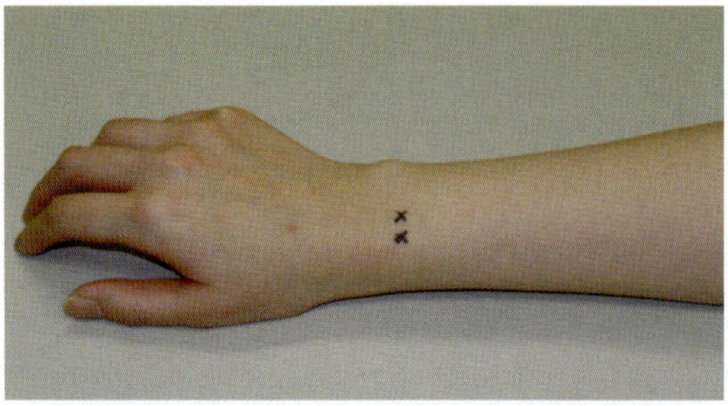

図1 該当部位（骨折部，遷延治癒部，偽関節部）をX線透視にて確認しマーキングする

超音波は拡散せず直進性なので，超音波を当てる位置，方向が重要である．

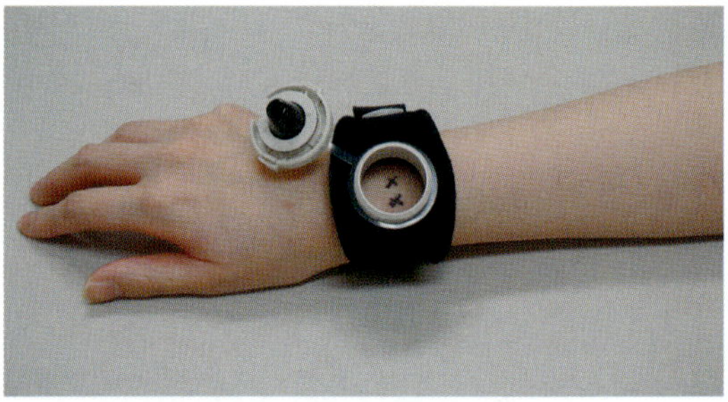

図2 該当部位直上に専用ベルトを装着する

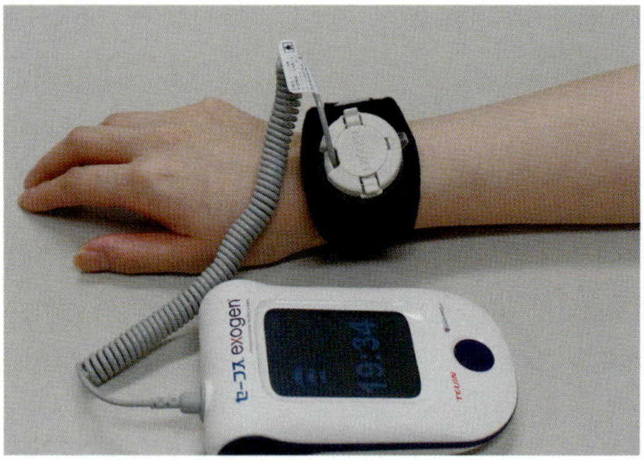

図3 治療を行っているところ

◉ 文献

1）上本宗唯：鎖骨骨折に対する低出力超音波パルスLIPUSの効果．臨整外 **48**：981-985，2013

2）三島　初ほか：遷延骨癒合・偽関節に対する経皮的濃縮自家骨髄血移植と低出力超音波パルス併用による治療効果．臨整外 **48**：961-968，2013

3）新倉隆宏：ヒト骨折血腫由来細胞に対する低出力超音波パルスLIPUSの効果．臨整外 **48**：955-959，2013

4）Kristiansen TK et al：Accelerated healing of distal radial fractures with the use of specific, low-intensity ultrasound. J Bone Joint Surg **79**：961-973, 1997

5）Cook SD et al：Acceleration of tibia and distal radius fracture healing in patients who smoke. Clin Orthop Relat Res **337**：198-207, 1997

6）酒匂　崇ほか：微弱電流による電気刺激の骨折及びその他の疾患に対する応用．臨整外 **18**：1299-1304，1983

7）Lazovic M et al：Pulsed electromagnetic field during cast immobilization in postmenopausal women with Colles' fracture. Srp Arh Celok Lek **140**：619-624, 2012

G

尺骨茎状突起骨折・遠位端骨折の治療

1 尺骨茎状突起骨折

橈骨遠位端骨折における尺骨茎状突起骨折の合併率は51.8～65.9％と報告されている．Mayらは160例166関節の橈骨遠位端骨折において尺骨茎状突起骨折の合併は86骨折(51.8％)であったとし，その内訳は茎状突起長の25％未満が4骨折，25～49％が21骨折，50～74％が16骨折，75～99％が10骨折，100％以上(茎状突起から骨頭にかけての骨折)が35骨折であったと報告している[1)]．中村は本骨折を先端部，中央部，基部水平，基部斜骨折の4つに分類した[2)](**図1**)．

a. 固定術の適応

尺骨茎状突起骨折に対する内固定を考慮する際，最も重要となる判断基準は遠位橈尺関節(DRUJ)の不安定性である．DRUJの安定性には掌背側の遠位橈尺靱帯を含めた三角線維軟骨複合体(TFCC)が重要な役割を果たしている．**図1**に示すごとく，TFCCは尺骨小窩と呼ばれる部分に付着しており，尺骨茎状突起骨折あるいは遠位端骨折の際に骨片に尺骨小窩部分が含まれていればDRUJの不安定性を生じる危険性がある．したがって，治療戦略としては，まず橈骨遠位端骨折に対して骨接合術を行ったのちに，術

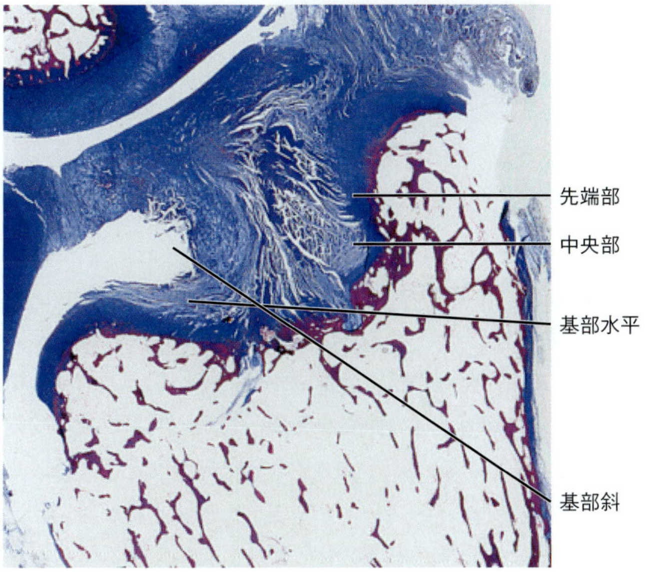

図1　尺骨茎状突起骨折，中村の分類と組織の関係
(中村俊康先生の写真提供による)

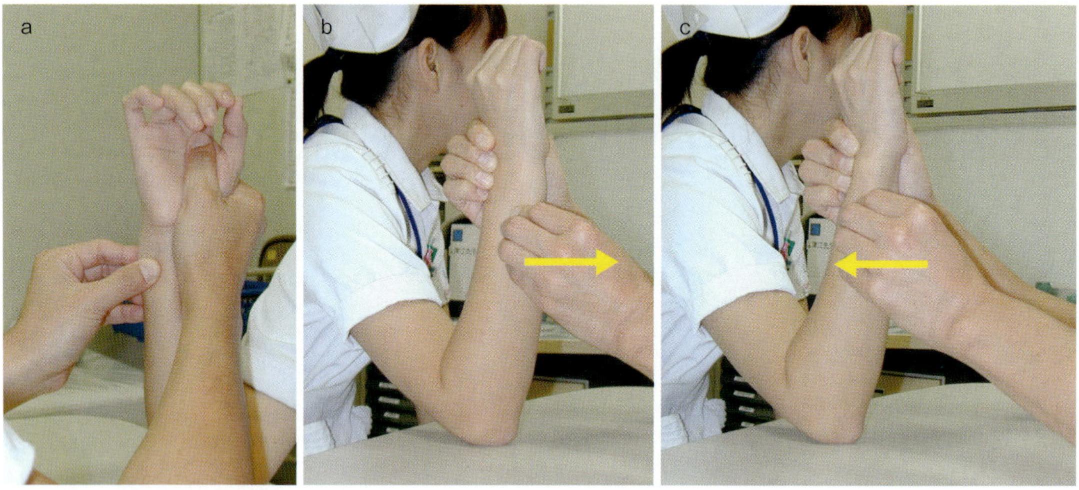

図2　ulnar head ballottement test

橈骨と手根骨を一体として把持し(a)，尺骨頭を掌側(b)，背側(c)へ動かして不安定性を確認する．

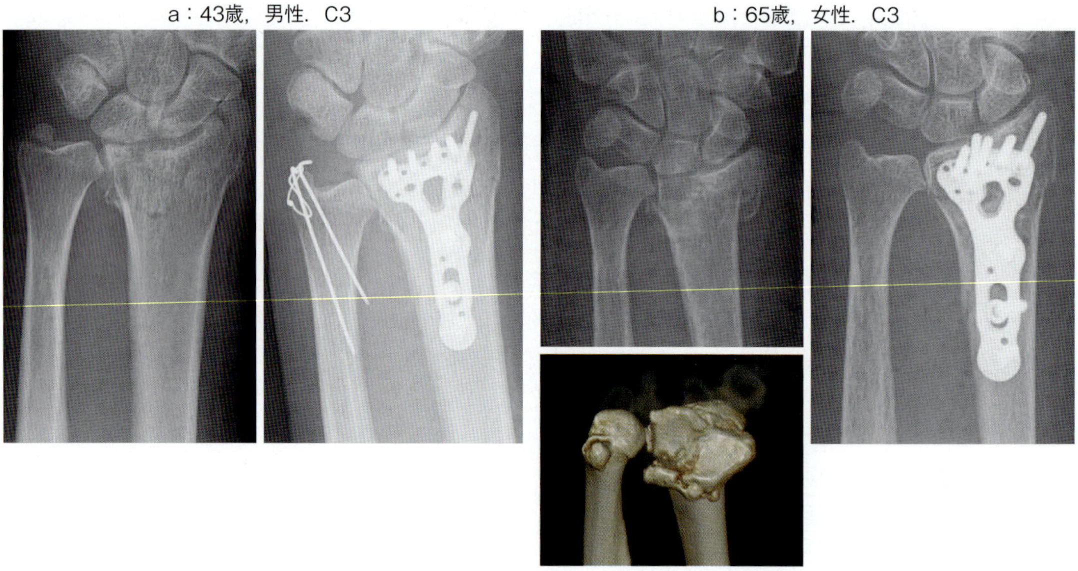

図3　橈骨骨接合後の尺骨頭の不安定性の有無

aは尺骨頭の不安定性を認めtension band wiringにて固定した．

中 DRUJの不安定性を徒手検査などで精査する．診断にはulnar head ballottement test(図2)が用いられる．DRUJの動揺性には個人差が大きく，健側との尺骨頭の不安定性を比較することが肝要である．また，検査の際に筋弛緩が効いていないと有効な結果が得られない．したがって原則，全身麻酔下での検査が必要となる．明らかな不安定性を認めた場合は内固定を考慮する(図3)．しかし，すべてのDRUJ不安定性が愁訴を生じるわけではなく，また橈骨に対しロッキングプレート固定を行えば，たとえDRUJに不安定性を認めても成績は良好であったとする報告[3)]もあり，上記処置の適応は限定

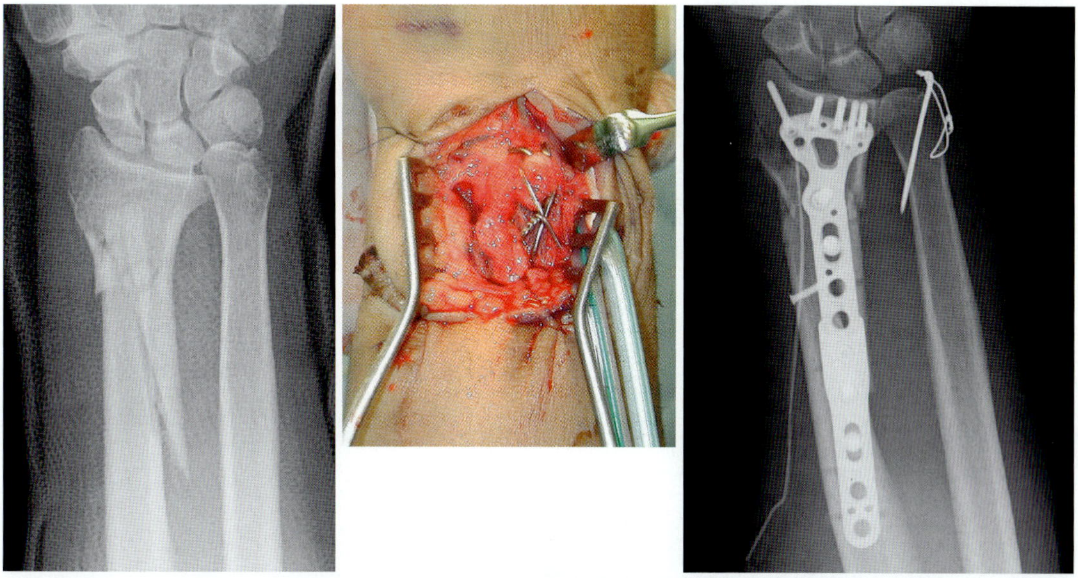

図4　Galeazzi脱臼骨折に対し橈骨の骨接合と，尺骨茎状突起骨折にtension band wiringを行った

的（青壮年，利き手などに適応となる）であるべきかもしれない．この点に関する前向き研究はこれまで渉猟しえておらず，今後の検討課題と考える．DRUJに不安定性を認めない尺骨茎状突起骨折はたとえ偽関節になってもほとんど愁訴がみられないとされている．ただ偽関節となった遠位骨片が尺側部痛の原因と考えられ，骨片の摘出のみで除痛が得られた症例も少なからず経験している．

b. 固定方法

どのような固定法が優れているかのエビデンスは今のところない．最も簡便なのはtension band wiringであろう．骨片の大きさ，骨幹部の骨質によりKirschner鋼線，径1.0～1.2 mm，ランボット鋼線径0.6～0.7 mmを使用する（図3，図4）．本法の欠点は固定後Kirschner鋼線の刺激により疼痛を生じることがあること，これにより回内外制限を生じることである．他にはAcutwist（日本メディカルネクスト）を使用した固定やKirschner鋼線をクリップのように曲げて髄内に挿入して固定するユニークな方法が報告されている[4]．

c. DRUJ不安定性の残存

尺骨茎状突起骨片を固定しても尺骨頭の不安定性が改善しない場合はTFCC断裂を考慮しなければならない．この場合ほとんどが尺骨小窩部での断裂を合併していると考えられる．橈側部剝離断裂の合併も理論的に考えられなくはないがまれである．また尺骨茎状突起骨折には様々な形態のTFCC断裂が合併することも知っておく必要がある[5]．尺骨小窩部での断裂は青壮年であれば一期的に縫合したほうがよいと考えているが，明らかなエビデンスはない．縫合方法には様々報告されているが，2つの骨孔に縫

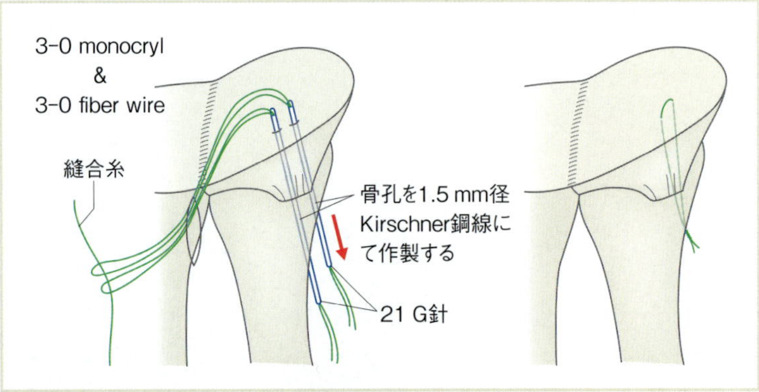

図5　尺骨小窩断裂に対する transosseous repair

18 歳，男性．両橈骨遠位端骨折

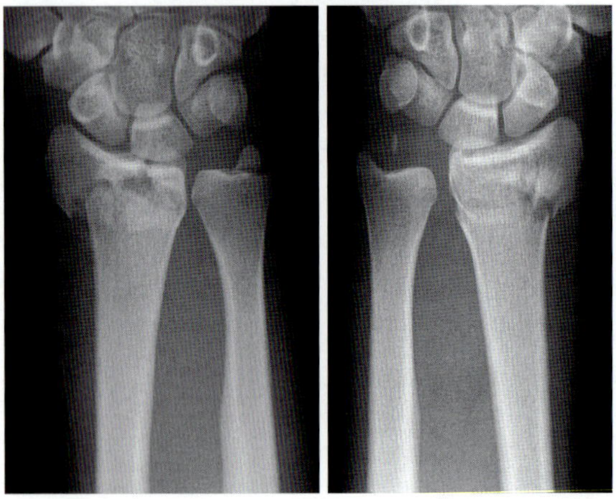

図6　18歳，男性
両橈骨遠位端骨折で左は C1 に TFCC 尺骨小窩断裂を伴っていた．

合糸を通すtransosseous repair[6)]が新鮮例ではよい適応と考える．

d. TFCC尺骨小窩断裂に対する transosseous repair

尺骨茎状突起より1.5～2.0 cm程度基部から尺骨小窩を経由し，TFCC遠位に1.5 mm径Kirschner鋼線を2箇所で貫通し骨孔を作製する．ループにした糸を通した21 G針を2本骨孔に通してTFCCを貫通させる．4-5ポータルより2本のループ糸を関節内から関節外へ引き出し，これらループ糸に縫合糸(現在は3-0 monocryl, 3-0 fiber wireを使用)を通して骨孔を経由し尺骨側へ誘導して縫合する(図5)．

18歳，男性．両橈骨遠位端骨折で右はC3，左はC1骨折にDRUJの開大を認め(図6)，DRUJ鏡視にてTFCC尺骨小窩断裂の合併を認めた．両側の骨折ともに骨接合ののち，左の尺骨小窩断裂は一期的に鏡視下縫合を行った(図7)．術後3ヵ月で両側ともに背屈70°，掌屈80°，回内80°，回外80°まで回復し，握力は右44 kg，左38 kgであった．術後6ヵ月の抜釘時にDRUJ鏡にて尺骨小窩での良好な靱帯の再建を確認した(図8)．

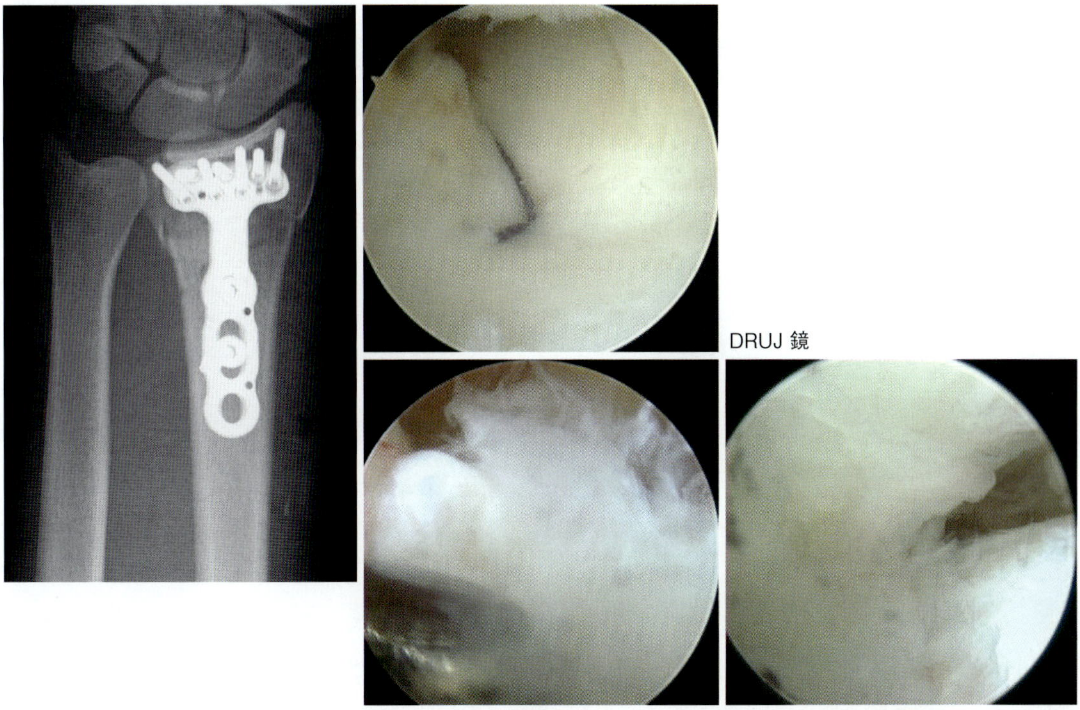

DRUJ 鏡
縫合前
縫合後

図7　骨接合とともに一期的に尺骨小窩断裂に対し鏡視下 transosseous repairを行った

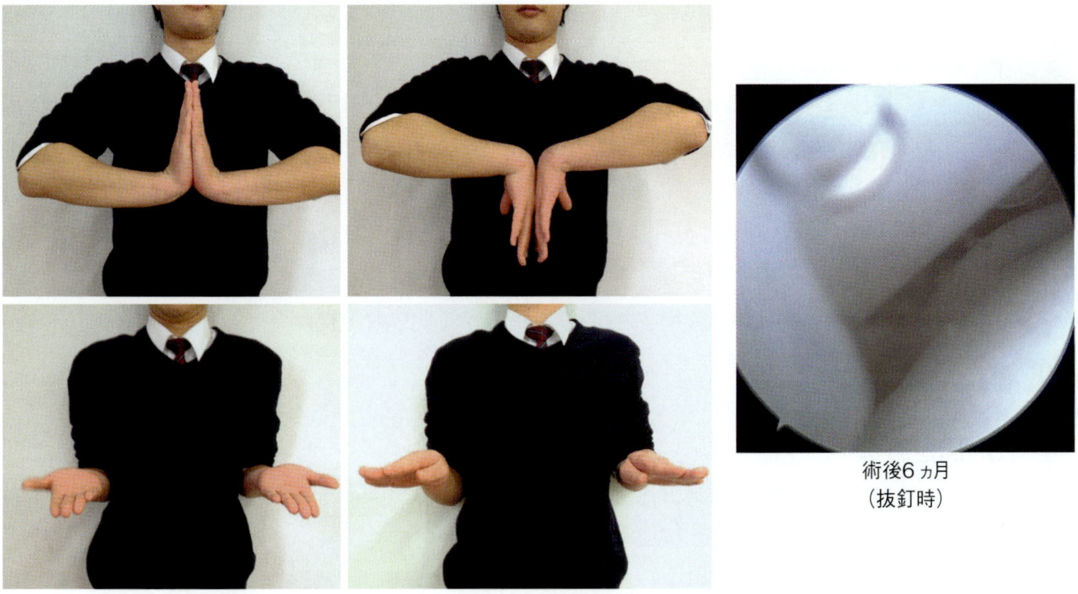

術後6ヵ月
(抜釘時)
術後3ヵ月

図8　術後3ヵ月での機能回復は良好で，術後6ヵ月での抜釘時の鏡視では靱帯の良好な復元を確認した

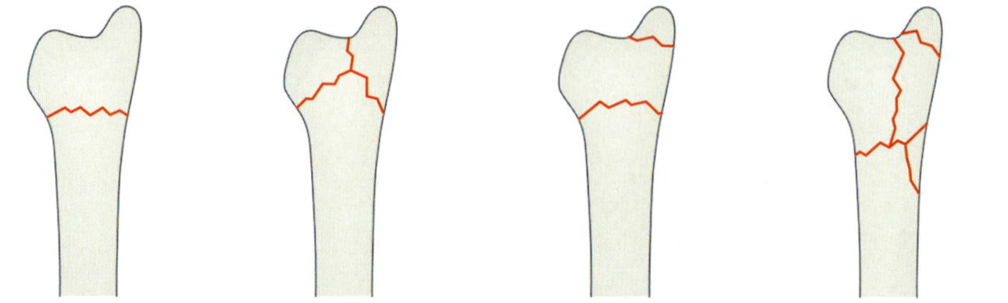

図9 尺骨遠位端骨折の Biyani分類

2 尺骨遠位端骨折

尺骨遠位端骨折の分類には Biyani分類がよく用いられる(図9)[7]. Type 1：単純関節外骨折, type 2：逆Tあるいは Y骨折, 茎状突起は骨幹部を伴う, type 3：茎状突起の剝離を伴う遠位端骨折, type 4：遠位端の粉砕骨折. これらのうち type 2, 4が固定術の適応とされることが多い.

治療上の問題点として, 変形治癒した場合のDRUJ不適合, 偽関節, 橈骨尺骨間の仮骨形成, などが指摘されている[8].

a. 固定術の適応

固定術の必要性は尺骨茎状突起骨折と同様, DRUJの不安定性の有無が適応の判断となる. Biyani分類は骨片の転位の程度を加味しておらず, ましてや不安定性を評価していない. 骨折型のみでの固定術の選択は慎重に考慮すべきである. 高齢者においては橈骨の骨接合とともに尺骨遠位端の一期的切除や[9], 橈骨のみ骨接合を行い尺骨は術後2週間程度の外固定により, 良好な成績を得たとする報告[10]もある. したがって, 合併する尺骨遠位端骨折に対する内固定を推奨する明確な根拠はなく, 青壮年に考慮すべきものと考える.

b. 固定方法

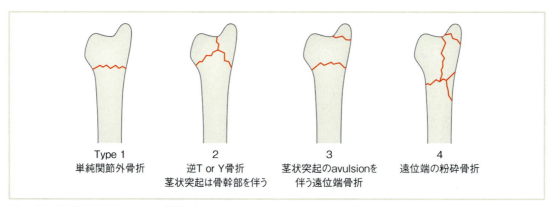

ピンニングのみで比較的良好な成績を得ている報告もあるが, 一般的にはプレート固定が適応となる. 内固定の際の問題点として, 骨の脆弱性, しばしば粉砕しており骨片が小さい, 橈骨の尺側切痕と DRUJにて270°の関節面を形成しており, スクリューの関節内への突出に注意する, ことが指摘されている[8]. 現状では様々なプレートが用いられているが, 大別するとロッキングプレートか否か, 尺側設置か掌側設置か, に分類できる. 尺側設置については, 回内外中間位での展開となり整復が容易である, 尺骨神経背側枝を露出しない, といった利点がある反面, プレート設置後尺側手根伸筋腱と干

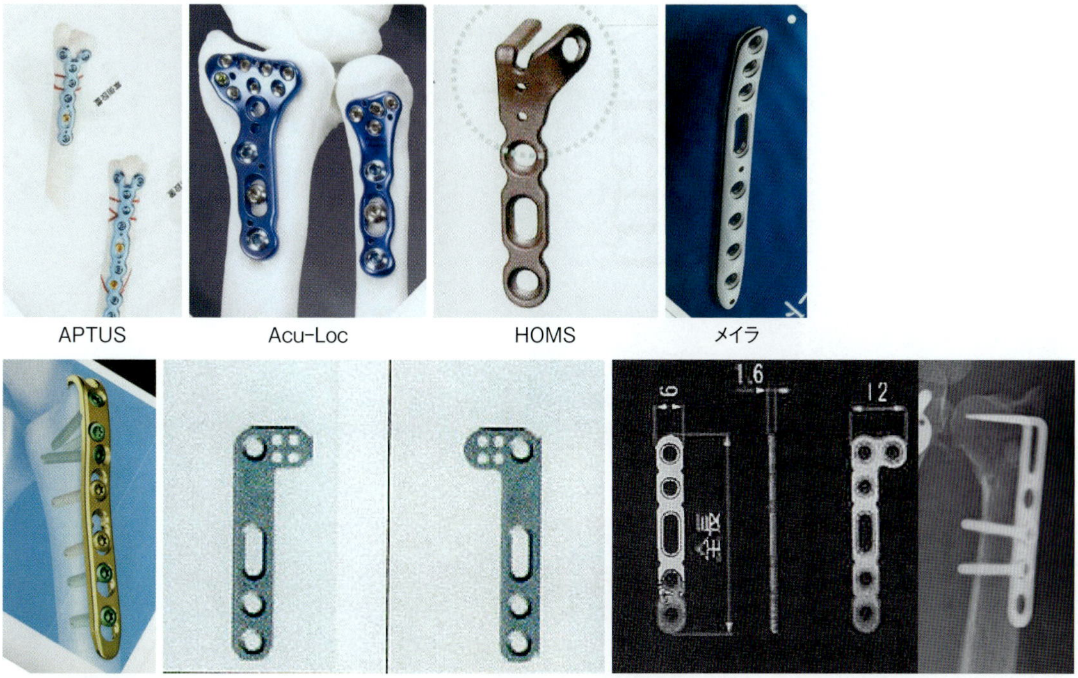

図10　日本にて尺骨遠位端に使用できるロッキングプレート

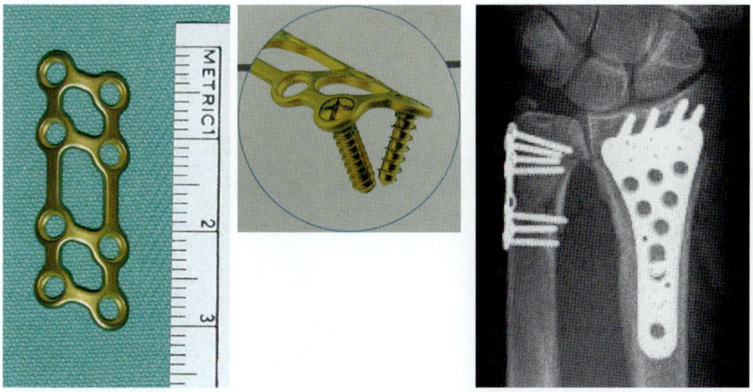

図11　Leibinger profile 3D-plate使用例

渉することがある，DRUJへ向かってスクリューを挿入するため関節内への突出に注意する，といった欠点もある．掌側設置はこのような欠点が防止できるが，原則回外位での操作となり整復に注意する必要があり，展開時に尺骨神経背側枝の損傷に注意しなければならない．各種プレートを**図10**に示す．このうちのいくつかについて説明する．

①profile plate（**図11**）

非ロッキングプレートであるが，3D-quadrilateral plateは三次元的にスクリューを挿入できること，プレートの弯曲が尺骨の弯曲に適合することから比較的固定性の高いプレートである[11]．

56歳，女性．C1

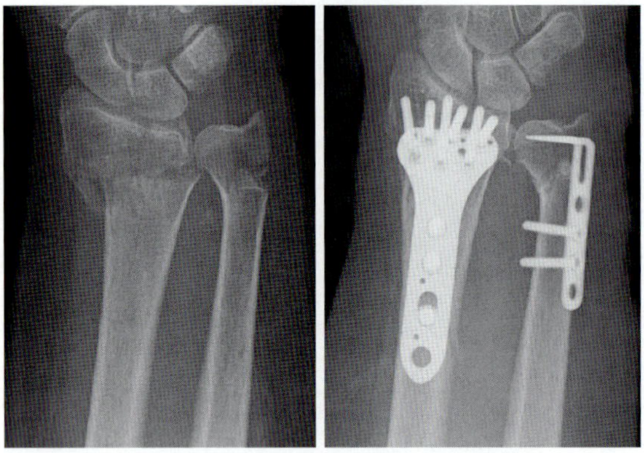

Stellar hook plate

図12　Stellar hook plate使用例

橈骨はMIPOにて固定

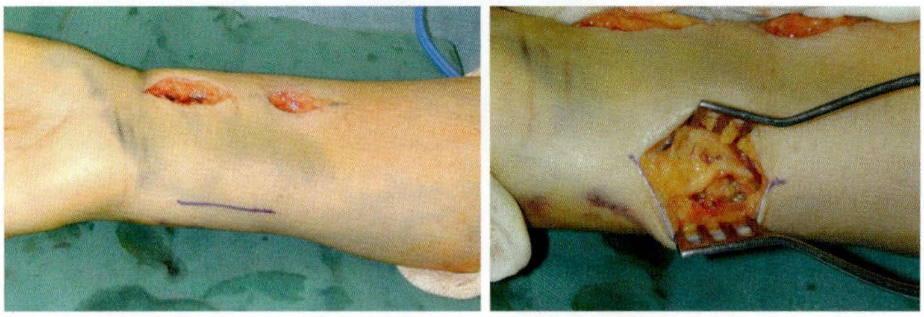

尺骨への掌側アプローチでは尺骨神経背側枝に注意

尺骨神経背側枝の走行：
尺骨遠位端より平均6.4 cm中枢部で分岐
尺骨遠位端より1 cm遠位で背側へ

PQを尺骨より剥離

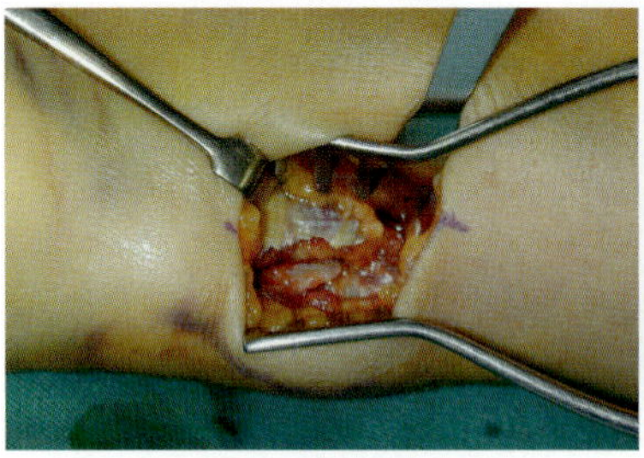

プレートを設置

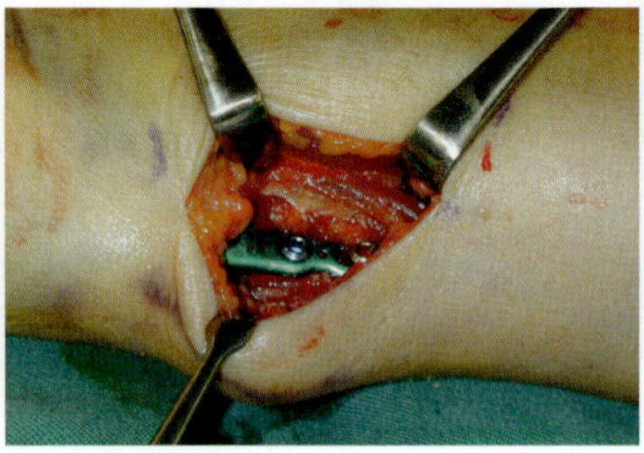

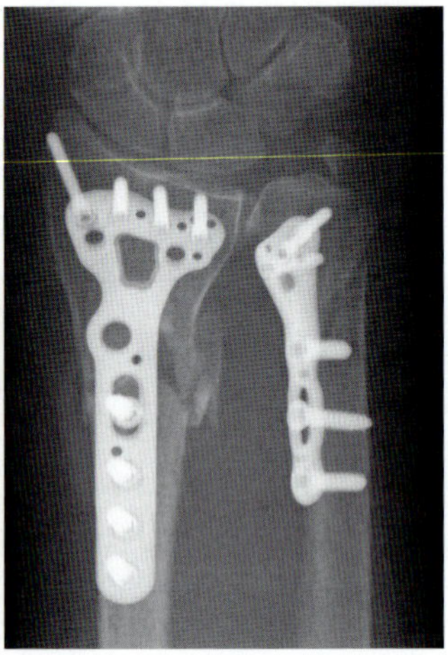

図13　Acu-Loc尺骨遠位端プレートを掌側へ設置した

② hook plate（図12）

プレートのフック部分を尺骨頭の軟骨下骨付近に挿入することにより強固な固定性が得られる．高齢者で尺骨頭の骨粗鬆がある場合は，フックを適切に骨質の良い部分に挿入しないと固定性が得られない．

③ Acu-Loc尺骨遠位端プレート（図13）

掌側設置を基本としたプレート．尺側に設置したい場合は反対側用のプレートを用いることにより尺側設置が可能となる．

◉文献

1) May MM et al：Ulnar styloid fractures associated with distal radius fractures：incidence and implications for distal radioulnar joint instability. J Hand Surg Am **27**：965-971, 2002
2) 中村俊康ほか：尺骨茎状突起骨折と遠位橈尺関節不安定性．骨折 **26**：278-281, 2004
3) Zenke Y et al：The effect of an associated ulnar styloid fracture on the outcome after fixation of a fracture of the distal radius. J Bone Joint Surg Br **91**：102-107, 2009
4) 戸羽直樹ほか：橈骨遠位端骨折に合併する尺骨遠位端骨折に対するクリップピン固定法．骨折 **36**：24-27, 2014
5) 安部幸雄ほか：遠位橈尺関節の不安定性を生じた尺骨遠位端骨折の病態．骨折 **29**：452-455, 2007
6) 安部幸雄：三角線維軟骨複合体（TFCC）損傷の治療．MB Orthop **27**：26-32, 2014
7) Biyani A et al：Fractures of the distal radius and ulna. J Hand Surg Br **20**：357-364, 1995
8) Ring D et al：Condylar blade plate fixation of unstable fractures of the distal ulna associated with fracture of the distal radius. J Hand Surg Am **29**：103-109, 2004
9) Yoneda H et al：Primary excision of the ulnar head for fractures of the distal ulna associated with fractures of the distal radius in severe osteoporotic patients. J Hand Surg Eur **39**：293-299, 2014
10) Cha SM et al：Treatment of unstable distal ulna fractures associated with distal radius fractures in patients 65 years and older. J Hand Surg Am **37**：2481-2487, 2012
11) 富永康弘，安部幸雄：橈骨遠位端骨折に合併した尺骨遠位端骨折に対するプレート固定術．骨折 **33**：289-291, 2011

V

特殊な骨折の診断と治療

A Smith骨折および volar Barton骨折

1 受傷機転

掌側転位型橈骨遠位端骨折，いわゆるSmith骨折の受傷機転は，Smithが手関節屈曲位で手背をついて転倒した際に起こると報告した[1]．しかし我々はこれまで，手掌からついたと思われる掌側転位型橈骨遠位端骨折について報告してきた[2,3]．たとえば，手掌の擦過傷，有鉤骨鉤や大菱形骨骨稜骨折の合併を有するSmith骨折(掌側Barton骨折を含む)は，手掌をつかないと証明しにくい受傷機転が考えられた．松浦らは基礎実験により，手掌をついての軸圧損傷を機転とする症例も存在することを証明した[4]．

2 治療法の変遷

Smith骨折は，手根骨からの軸圧が月状骨掌側にあり，骨折線も背側遠位から掌側近位に向かっていることから，保存療法では容易に再転位する．そのため古くから掌側バットレスプレート固定術が推奨され，最初にプレートの近位部からスクリューを挿入する，いわゆるバットレス効果による整復固定が行われてきた．佐々木は掌側転位型には，創外固定よりも掌側プレートの成績のほうが良好と報告した[5]．当初は非解剖学的な形状で，non-locking plate(NLP)であるT型プレートを使用し，時にプレート遠位部へのスクリューの未使用でも十分とされてきた．

しかし，Harnessら，上野らは，高齢者の粉砕Smith骨折(AO分類C型)に対する掌側からのNLP固定術後に背屈転位を生じたことから，背屈転位を予防するために掌側ロッキングプレート(VLP)，特にmonoaxial locking plate(MLP)の使用を勧めている[6,7]．MLPのなかでも近位設置型MLPでは再転位例の報告[8,9]がある一方で，polyaxial locking plate(PLP)の良好な成績の報告[10]もあることから，当科でも掌側転位型にはPLPを使用している．つまり，Smith骨折や掌側Barton骨折で存在する掌尺側骨片(volar lunate facet fragment：VLF骨片)は手関節の荷重中心でもあり，その骨片の整復と保持は容易ではない．そのため，プレートの遠位設置によるbuttress効果とスクリューの軟骨下支持の双方が必要であり，スクリュー固定角度とプレートの設置位置に自由度のあるPLPが有用と思われる．最遠位にプレートを設置しても，ロッキングスクリューを関節内に穿破しないように，近位方向に角度を向けて挿入することも可能である．

3 合併症

掌側転位型で注意しなければならない合併症として，プレート固定術後の掌側亜脱臼

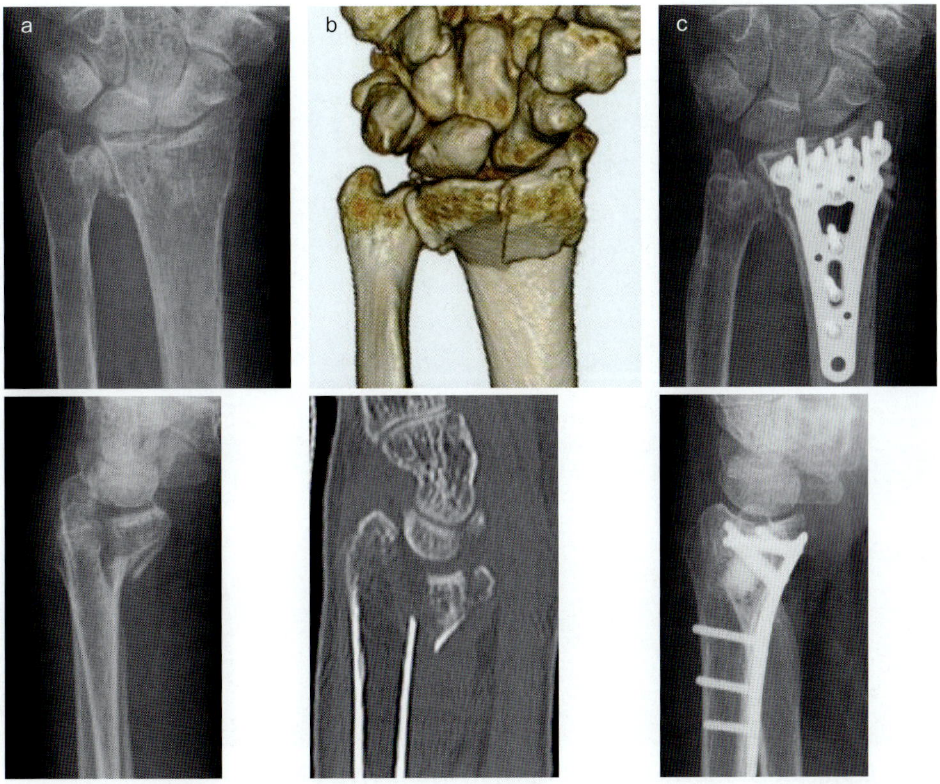

図1 症例1．82歳女性，AO-B3.3型掌側Barton骨折，APTUS baby foot＋人工骨使用
a：受傷時単純X線像
b：受傷時CT像
c：術後単純X線像

と伸筋腱の嵌頓がある．前者に関して，詳細はmarginal fractureの項目で説明するが，Harnessらが7例の掌側Barton骨折に対するVLP固定術後の手根骨の掌側亜脱臼を報告し，われわれの20例のデータでも17例が掌側転位型であり，注意が必要である．後者に関しては，岡崎が18例の新鮮Smith骨折（小児骨端線損傷を含む）のうち6例33％で伸筋腱が骨折部に嵌入していたと報告し，嵌頓を疑った場合は掌側からのみでなく背側を展開して，確認すべきと述べている[11]．

4 手術法の実際

掌側転位型橈骨遠位端骨折に対しては，key stoneと呼ばれるVLF骨片の固定と指示が最も重要である．最適なプレートの条件は，①薄さ：FPLとの干渉を避ける，②解剖学的形状：VLF骨片を遠位までサポートできるように，尺側が長く，橈尺方向に高低差を有する，③PLP：遠位骨片内や軟骨下骨にスクリューの挿入が可能，などがあり，当科ではADAPTIVE 2が最も適していると考えている（図1，図2）．

背側転位型と異なる点は，掌側転位型ではproximal first（近位骨幹部からスクリューを挿入し固定）を選択することが多い点である．また掌側転位型は術後掌側亜脱臼が多

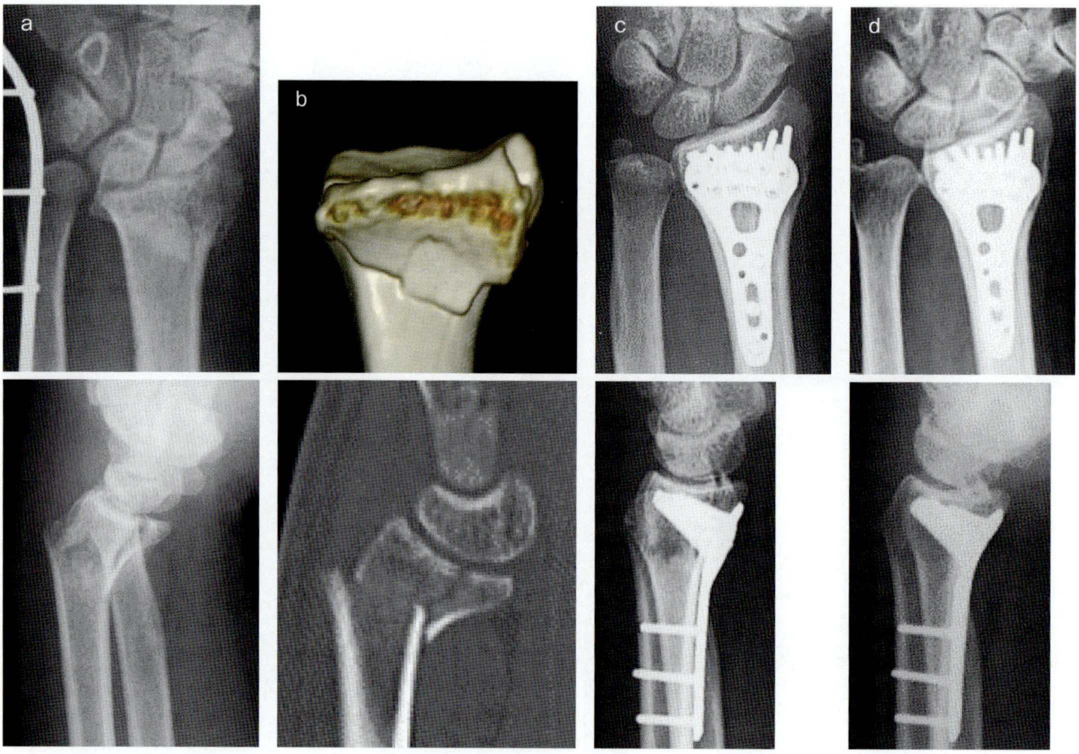

図2　症例2．58歳男性，AO-C2型Smith骨折，ADAPTIVE 2使用

a：受傷時単純X線像
b：受傷時CT像
c：術後単純X線像
d：術後6ヵ月単純X線像

いことから，橈骨遠位の掌尺側部を十分に支持するため，関節辺縁骨折と同様に遠位掌側骨皮質を十分に展開する．単にバットレス効果のみでは関節面を整復できないこともあり，その場合には，先に遠位関節面を経骨髄的に整復したり，関節面に鋼線を刺入して仮固定したり，関節面整復後に生じた空隙(fracture void)に人工骨を挿入して整復位を保持する．時にプレートを設置する前に，エレバや径1.0 mm c-wireを掌側の骨折部から挿入して梃子(Kapandji法)にして，掌側に転位した遠位骨片を整復する．VLF骨片内に1本以上ロッキングスクリューが挿入できるように，プレートを可及的遠位に設置し，部分関節内骨折であるAO-B3型以外は，遠位2列のholeからスクリューを軟骨下に挿入する(DSS法)．その他は背側転位型に準ずる．

文献

1) Smith RW：Vicinity of the Wrist Joint. A Treatise on Fractures in the Vicinity of joints, and on Certain Forms of Accidental and Congenital Dislocations. 1, Hodges & Smith, Dublin, p.129-134, 1847
2) 酒井　健ほか：手掌をついて受傷したと思われる掌側転位型橈骨遠位端骨折の検討．日手会誌 **31**：20-23, 2014

3) 古屋貫治ほか：掌側転位型橈骨遠位骨折に合併した有鉤骨鉤・大菱形骨稜骨折の検討．日手会誌 **32**：519-523，2016
4) 松浦佑介ほか：Smith骨折は手掌接地で発生する—新鮮凍結屍体による検討．骨折 **39**：929-934, 2017
5) 佐々木　孝ほか：Smith骨折．Barton骨折のbuttress plate固定の成績．日手会誌 **7**：664-666，1990
6) Harness N et al：Volar Barton's fractures with concomitant dorsal fracture in older patients. J Hand Surg Am **29**：439-445, 2004
7) 上野幸夫ほか：掌屈型橈骨遠位端骨折に対する観血的整復固定術の治療成績Locking plate群とNon-locking plate群の比較．日手会誌 **24**：898-902，2008
8) 長田伝重ほか：掌側転位型橈骨遠位端関節内骨折に対する掌側ロッキングプレート固定の治療成績と問題点，日手会誌 **24**：270-274，2007
9) 小島安弘ほか：月状骨窩小骨片を伴う掌側剪断型橈骨遠位端骨折に対する近位設置型掌側ロッキングプレートの限界．日手会誌 **33**：42-47，2016
10) 森田晃造ほか：掌側転位型橈骨遠位端関節内骨折に対する polyaxial locking plate固定術の治療成績．**32**：555-557，2016
11) 岡崎真人ほか：Smith型橈骨遠位端骨折における手指伸筋腱障害．日手会誌 **20**：22-25.，2003

B 関節辺縁骨折(marginal fracture)

1 概念

関節辺縁骨折には，marginal fracture，rim fracture，watershed line fractureなどと定まった呼称がない．また骨折部位，骨折型，計測法，なども定義されていない．現在のところ骨折線の位置が，watershed lineや橈骨遠位の掌尺側骨片(volar lunate facet fragment：VLF骨片)の縦径10 mmを基準とする報告が多い．このVLF骨片は，short radio-lunate ligamentや掌側の遠位橈尺靱帯の付着部であり，橈骨手根関節および遠位橈尺関節の安定性に寄与している．また，Rikliらの実験で，橈骨手根関節において橈骨関節面の掌尺側部に最も荷重がかかることが判明し，VLF骨片は荷重の中心でもある[1)]．Andemahrは遠位掌尺側の突出部を計測し，その大きさが平均縦径5 mm，横径19 mm，奥行き3 mmであり，非常に小さいことを報告した[2)]．

2 分類

関節辺縁骨折の分類法はほとんどなく，橈骨手根関節の脱臼に関する文献として，Dumontierは橈骨茎状突起骨片を中心にしたradio-carpalの脱臼を分類し[3)]，またCardelonは橈骨手根関節の亜脱臼を有するdorsal marginal fractureについて述べているが[4)]，両者ともにVLF骨片についての言及はない．Patteeは，anterior(掌側)とposterior(背側) marginal fractureとして転位の方向での分類[5)]を行ったが，治療法には言及されていない．最近はVLF骨片単独の骨折や[6)]，VLF骨片を有するAO分類B3-3型・C3型骨折と言った表現もあり，今後はVLF骨片を基準にした分類法が必要である．

3 治療上の注意点

a. 術後の掌側亜脱臼

2004年にHarnessらは，掌側Barton骨折(AO分類B3型)に対する掌側ロッキングプレート固定術後に，手根骨の掌側亜脱臼をきたした7例を報告し，VLF骨片の固定が重要と述べ，その後も報告が続いている[7)]．BeckとHarnessは，VLF骨片の側面像における縦径が15 mm以下や，月状骨窩における転位(step-off)が大きく，掌側骨片が橈尺方向で分断しているAO-B3.3型が亜脱臼のリスクファクターと述べている[8)]．著者は20手の術後亜脱臼例を調査した結果，Harnessらの報告と同様に掌側転位型が17手，AO-B3型が8手と多かったものの，背側転位型やAO-C3型も存在していた[9)](図1)．VLF骨片の大きさは，縦径で約10 mm，横径で約12 mm，奥行きで約11 mmであり(図

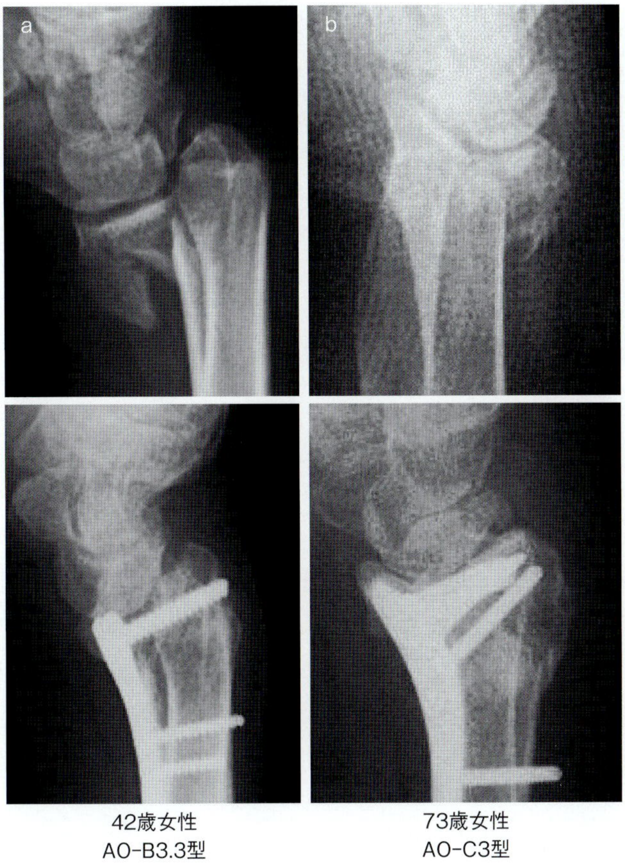

図1　当科における術後掌側亜脱臼例

a：42歳女性，AO-B3.3型掌側Barton骨折
b：73歳女性，AO-C3型Colles骨折

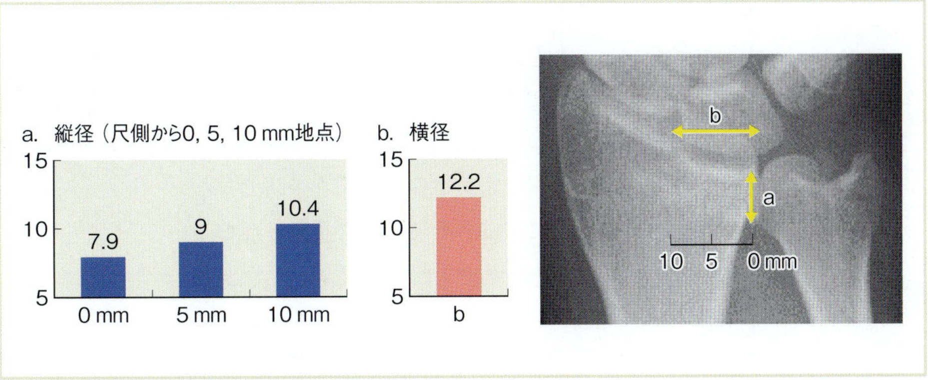

図2　VLF骨片の大きさ(術後亜脱臼例の平均)

a：縦径
b：横径

2)，同骨片に対するプレートのサポート(被覆)率は，縦径で約33％，横径で約50％であった(**図3**)．術後の掌側亜脱臼の原因としては，VLF骨片が小さい，術前の重度転位，プレートの設置位置不良による支持性の不足，骨片内にスクリューが挿入されていない，骨片の再骨折などが考慮された．VLF骨片が小さい場合には術後の掌側亜脱臼を

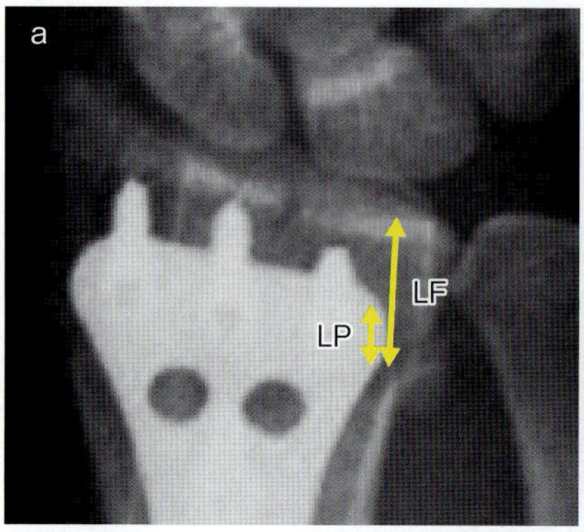

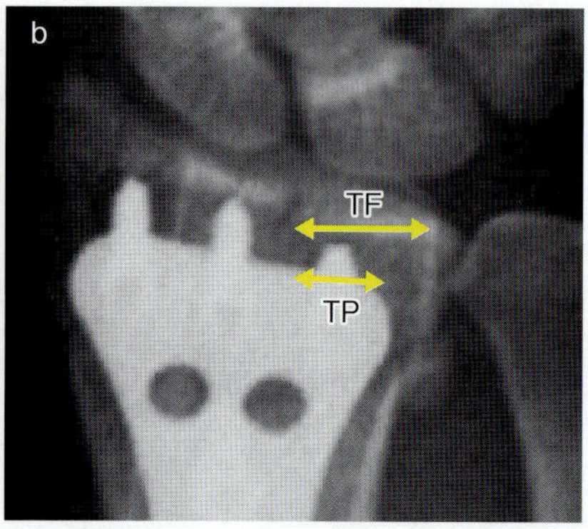

図3 VLF骨片の大きさに対するプレートのサポート率

a：縦径
b：横径

きたしやすいため，プレートの支持率を上げるべくプレートを可及的に遠位尺側に設置する必要がある．

もし術後掌側亜脱臼を生じた場合，小骨片が割れて再度整復固定とその保持が困難なことも多く，一時的な関節固定(橈骨・月状骨間経皮的Kirschner鋼線固定)や，創外固定，distraction plateが必要となることがある．Orbayらは術後掌側亜脱臼の3例に対して，掌側からのopen wedge osteotomyを行い，良好な成績を報告している[10]．

b. 屈筋腱損傷

関節辺縁骨折では，VLF骨片をサポートするためにプレートを遠位に設置しなければならず，長母指屈筋腱(FPL)損傷の危険性が生じる．近藤は，FPLの滑走部位が橈骨遠位幅の尺側から55.7％の部位であったと報告し[11]，Orbayらは同部位の干渉を避けた双頭性のプレートを開発している．また，背側にプレートを設置すれば，屈筋腱損傷を避けられる，との意見もあるが，Elsaidiらは背側プレート術後の手根骨の掌側転位例を報告(58例中8例)しており[12]，VLF骨片を有するAO-C3型橈骨遠位端骨折に対しては，背側からの固定で術後掌側亜脱臼を予防できない．したがって，掌側ロッキングプレートを遠位骨片に密着させることが重要となる．

4 治療戦略

当科では，①10×10 mm以下のVLF骨片を有する辺縁骨折(Colles骨折もしくはSmith・掌側Barton骨折)，②7×7 mm以下のVLF骨片を有する辺縁骨折，③VLF骨片には骨折線が及んでいない背側Barton-chauffeur・背側Barton骨折もしくはcentral depression骨折，に分けて治療している(図4)．VLF骨片を有している①②では掌側プレート固定の適応であり，VLF骨片を有していない③では背側プレート固定の適応[13]である．①のVLF骨片が10×10 mmの場合は，PLPか遠位用のMLP・PLPを使用する．

われわれの19種のプレートの設置位置の実験では，スクリューの挿入が最も遠位から可能なプレートはVAVRPであり，固定可能な骨片の縦径は6.0〜6.5 mm程度であ

①	②	③
VLF骨片の大きさが 10×10 mm以下	VLF骨片の大きさが 7×7 mm以下	VLF骨片なし (背側Barton-chauffeur骨折)

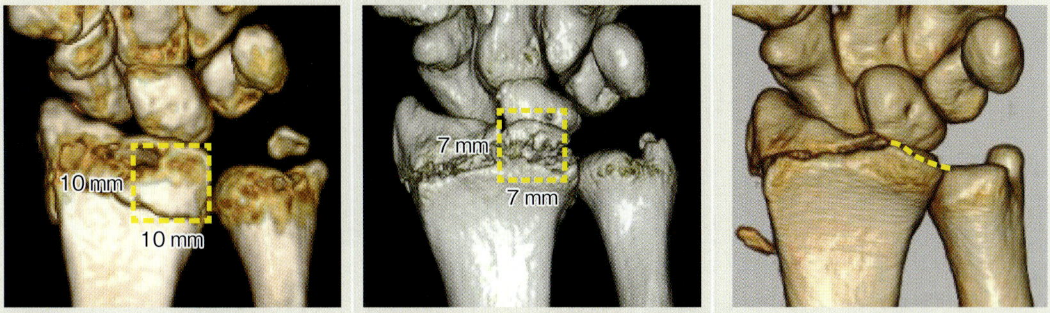

PLP or 遠位様MLP	追加処置(hook plate, SWF法, 関節包縫合など)	背側プレート

図4　当科におけるVLP骨片の大きさによる治療戦略

る．一方泉山は，スクリューで支えられる骨片の大きさは，スクリュー径の3倍であると報告し[14]，2.4 mmのスクリュー径ならば3倍の7.2 mmの骨片の大きさが必要とも述べている．現在のところ，②のVLF骨片が7×7 mm以下の骨片の場合は，プレートでの固定以外の方法も考慮する．Medoffは，鋼線(Buttress pin)やフック・ミニプレートなどを組み合わせて利用して掌・背・橈側面から固定する，Fragment Specific Fixation法(FSF法)を報告した[15]．Bakkerらは掌側からのhook plateを使用し[16]，Orbayは掌尺側骨片に対してプレートの上からフックを取り付けるシステムを開発した(GEMINUS)．Mooreらはspring wire fixation法(SWF法)として，0.8 mm Kirschner鋼線をVLF骨片の遠位掌側から近位背側に向けて刺入し，掌側に突出した部位で近位に曲げて，その上にプレートを被せて固定する方法を報告した[17]．当科でもプレートのみでの固定が困難な場合には，これらの方法を併用している(図5)．

◉文献

1) Rikli DA et al：Intraarticular pressure measurement in the radio-ulno-carpal joint using a novel sensor：in vitro and in vivo results. J Hand Surg Am **32**：67-75, 2007
2) Andermahr J et al：The Volar Extention of the Lunate Facet of the Distal Radius：A Quantitative Anatomic Study. J Hand Surg **31A**：892-895, 2006
3) Dumontier C et al：Radiocarpal Dislocations：Classification and Proposal for Treatment a review of twenty-seven cases. J Bone joint Surg **83-A**：212-218, 2001
4) Lozano-Cardelon SA et al：Fractures of the Dorsal Articular Margin of the Distal Part of the Radius with Dorsal Radiocarpal Subluxation. J Bone Joint Surg **88-A**：1486-1493, 2006
5) Pattee GA, Thompson GH：Anterior and posterior marginal fracture-dislocations of the distal radius：an analysis of the results of treatment. Clin Orthop Relat Res **231**：183-195, 1988
6) 佐藤哲也ほか：橈骨遠位端月状骨窩volar extension部骨折に対して内固定を行った3例．骨折 **39**：15-19, 2017
7) Harness NG et al：Loss of fixation of the volar lunate facet fragment in fractures of the distal part

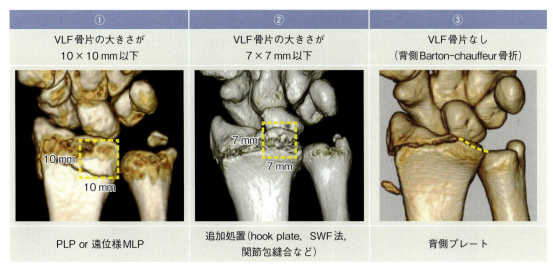

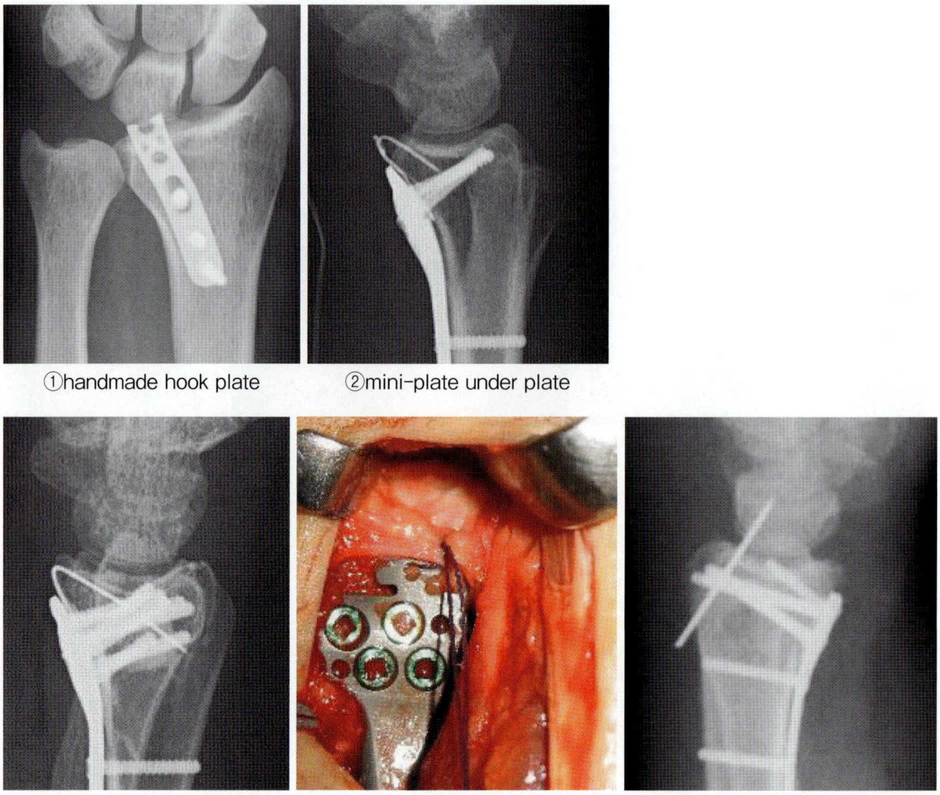

①handmade hook plate　②mini-plate under plate

③spring wire fixation　④関節包縫合　⑤橈骨・月状骨間経皮的仮固定

図5　当科におけるプレート固定以外の術後掌側亜脱臼の各種予防法

of the radius. J Bone Joint Surg **86-A**：1900-1908, 2004

8) Beck JD et al：Volar Plate Fixation Failure for Volar Shearing Distal Radius Fractures With Small Lunate Facet Fragments. J Hand Surg Am **39**：670-678, 2014

9) 川崎恵吉ほか：橈骨遠位端骨折に対する掌側プレート固定術後の掌側亜脱臼—volar lunate facet fragment固定の重要性．日手会誌 **32**：1023-1027，2016

10) Orbay JL et al：Prevent Collapse and Salvage Failures of the Volar Rim of the Distal Radius. J Wrist Surg **5**：17-21, 2016

11) 近藤秀則ほか：Multidetector CTを用いた長母指屈筋腱の走行位置の検討—掌側ロッキングプレート固定術後の屈筋腱障害の回避を目指して．日手会誌 **29**：22-25，2012

12) Elsaidi GA et al：Volar collapse after dorsal plating of comminuted distal radius fractures. Am J Orthop **36**：269-272, 2007

13) 久保田　豊ほか：手根骨の脱臼を伴った背側Barton・chauffeur合併骨折の5例．日手会誌 **33**：319-322，2016

14) 泉山　公ほか：橈骨遠位端AOC3型骨折における骨片数と荷重分散の検討．骨折 **35**：12-15，2013

15) Medoff RJ：Essential Radiographic Evaluation for distal radius fractures. Hand Clin **21**：279-288, 2005

16) Bakker A, Shin AY：Fragment-specific volar hook plate for volar marginal rim fractures. Tech in Hand Upper Extremity Surg **18**：56-60, 2014

17) Moore AM, Dennison DG：Distal radius fractures and the volar lunate facet fragment：Kirschner wire fixation in addition to volar-locked plating. Hand **9**：230-236, 2014

C

骨粗鬆症性骨折

1 診断

a. 発生率

高齢者の橈骨遠位端骨折は代表的な骨粗鬆症性骨折のひとつである．女性では閉経後から増加し，60～70歳代で300～400件/10万人・年に及ぶ[1)]．しかし，他の骨粗鬆症性骨折である脊椎骨折や大腿骨近位部骨折と異なり，80歳以降では発生率の上昇はみられない．多変量解析の結果，橈骨遠位端骨折患者は，その後に大腿骨近位部骨折を生じる相対リスクが3.22，橈骨遠位端骨折が4.63，上腕骨近位端骨折が4.08であり，次の骨折を生じるリスクが高い[2)]（**表1**）．

b. 骨折の診断

青壮年と異なり，立位からの転倒といった低エネルギーによる受傷であっても，骨強度が低下しているために骨折が重傷化していることが多い．予期せぬところに骨折線が入って粉砕していることや整復後の骨欠損（骨折空隙，fracture void）が大きいことがある．単純X線前後・側面像の2方向以外に，手関節斜位像，X線装置の管球を遠位に30°傾斜した前後像，管球を遠位に15°または22°傾斜した側面像は関節内骨折の評価に有用である[3)]．関節内骨折に対する診断や治療法の選択にはCTが有用である．特に，冠状断像や矢状断像が有用で，更に3D-CTを加えることでより正確で詳細な関節内骨折の評価が行える．

c. 骨粗鬆症の合併

低エネルギーの外力により骨折が生じている場合は，骨粗鬆症の合併を疑って骨密度を測定する．われわれの調査では，転倒により橈骨遠位端骨折を生じた50歳以上の女

表1　既存骨折部位別の次の骨折リスク

再骨折	骨折部位		
	大腿骨近位部	橈骨遠位端	上腕骨近位端
大腿骨近位部	9.79（9.07～10.55）	3.22（2.81～3.66）	5.76（4.94～6.68）
橈骨遠位端	3.96（3.59～4.36）	4.63（4.22～5.06）	4.42（3.83～5.08）
上腕骨近位端	6.50（5.72～7.38）	4.08（3.46～4.79）	7.91（6.59～9.42）

45歳以上の22060例を対象にした．値は相対リスク（95％信頼区間）を示す．
（Robinson CM et al：J Bone Joint Surg Am **84**：1528-1533, 2002[2)]を参考に作成）

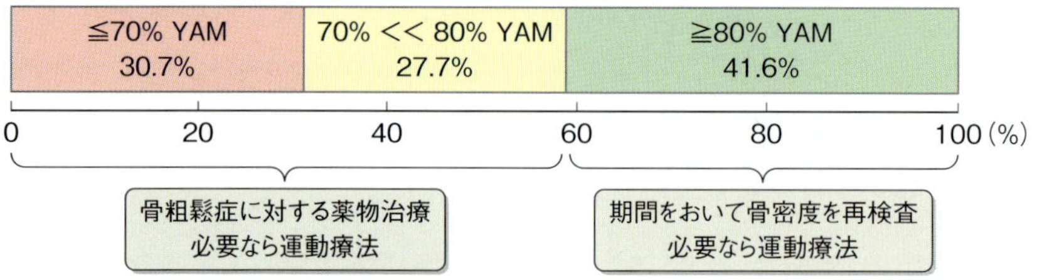

図1　橈骨遠位端骨折女性患者の腰椎骨密度値分布と対処法

立った高さからの転倒により受傷した50歳以上の橈骨遠位端骨折女性患者101例の腰椎骨密度分布を示す．YAMの80％未満であれば骨粗鬆症に対する薬物治療を行う．易転倒性（開眼片脚起立時間が15秒未満）であればバランス運動療法を行う．
YAM：young adult mean
（酒井昭典：日整会誌 **90**：964-972，2016[4]を参考に作成）

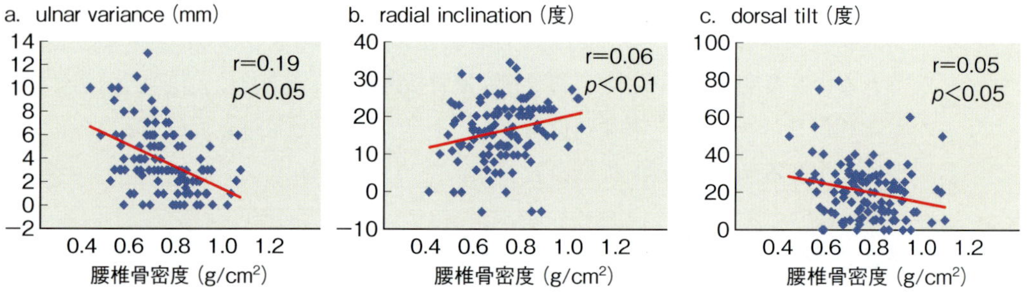

図2　橈骨遠位端骨折の転位の程度と腰椎骨密度値の相関

立った高さからの転倒により受傷した50歳以上の背側転位型橈骨遠位端骨折女性患者125例を対象にした．骨密度が低いと骨折の転位の程度は大きい．r値はPearsonの相関係数を示す．
（Sakai A et al：J Hand Surg Am **33**：820-826, 2008[5]を参考に作成）

性101例において，31例（30.7％）は腰椎骨密度が若年成人平均値（young adult mean：YAM）の70％以下，28例（27.7％）は70％を超えて80％未満，42例（41.6％）は80％以上であった[4]（**図1**）．立位からの転倒で受傷した橈骨遠位端骨折の単純X線像上の転位の大きさは腰椎骨密度と相関を示す[5]（**図2**）．ステップワイズ回帰分析の結果，ulnar varianceの増加は，年齢やBMI（body mass index）ではなく，骨密度の低下と有意に関連していた．このように，橈骨遠位端骨折の重傷度と骨粗鬆症には密接な関連が認められる．2型糖尿病を合併した橈骨遠位端骨折患者では，非合併患者と比べて腰椎骨密度の低下がないにもかかわらず橈骨短縮の程度が大きい[6]．HR-pQCT（high resolution-peripheral quantitative computed tomography）による解析では，既存骨折のある2型糖尿病患者の橈骨皮質骨には多孔化（cortical porosity）がみられる[7]．糖尿病を合併した閉経後女性における橈骨遠位端骨折では，皮質骨の構造劣化が骨折の発生要因になっている可能性がある．

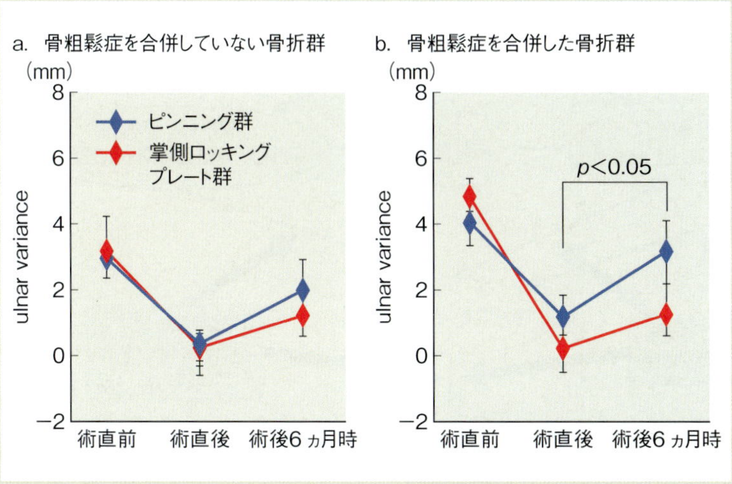

図3 骨粗鬆症合併有無別にみた橈骨遠位端骨折のulnar varianceの推移

65歳以上の背側転位型橈骨遠位端骨折女性を腰椎骨密度がYAMの70％以上の群(a)と未満の群(b)に分けて解析した．骨粗鬆症を合併していない橈骨遠位端骨折ではどちらの治療法でもよいが，骨粗鬆症を合併した橈骨遠位端骨折ではピンニング群は術後6ヵ月の時点で骨折部に再短縮を生じる．平均値±標準誤差で示す．

YAM：young adult mean，検定はpaired Student's t-test

(Oshige T et al：J Hand Surg Am **32**：1385-1392, 2007[11]を参考に作成)

2 治療

a. 保存療法

骨粗鬆症を伴った橈骨遠位端骨折は保存治療にしばしば抵抗性である．16～87歳(平均年齢60歳)の転位した橈骨遠位端骨折289例に対して，finger trap tractionを用いて許容範囲内に徒手整復し，その後，sugar tong splintによる外固定で治療した場合，高齢になるほど整復位を保持することができずに再転位を生じる確率が高くなる[8]．

残存変形の許容範囲について高齢者では，変形が残存しても患者の主観的評価は良好であるとされる[9]．しかし，すべての高齢者において，徒手整復後の残存変形が許容されるか否かは，活動性や健康状態なども考慮したうえで総合的に判断する必要がある．

b. 手術療法

内固定材料として，掌側ロッキングプレートが最も多く用いられているが，他にKirschner鋼線，マイクロネイル(髄内釘)，創外固定などがある．骨折型，骨粗鬆症の程度，開放創の有無などにより最も適した内固定材料を選択する．

掌側ロッキングプレートは粉砕骨折や関節内骨折にも幅広く対応可能である．術式が標準化され，良好で安定した臨床成績が得られることから手術適応は拡大される傾向にある．術後の外固定は基本的に不要である．骨折患者の90％以上は，術後6ヵ月以内に骨折前の上肢機能まで回復する[10]．初診時の転位の程度や骨密度に依存することなく，手術時に獲得した整復位を術後長期に渡り保持することができる[11]．Kirschner鋼線を用いた経皮的鋼線刺入固定やintrafocal pinning(Kapandji法)は，低侵襲で，材料費が安価であるが，術後の外固定が必要である．骨粗鬆症のある患者では，手術時に獲得した整復位を保持することができず骨折部に再短縮が生じ，整復位保持力が掌側ロッキングプレートに比べて劣る[11](**図3**)．したがって，骨粗鬆症はピンニングによる整復位の保持を困難なものにする．

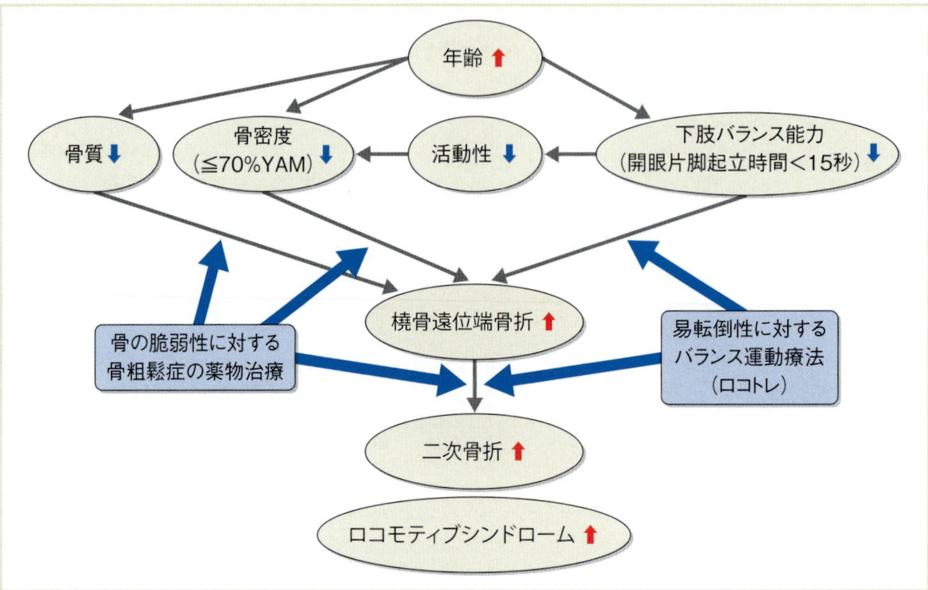

図4　橈骨遠位端骨折の発生要因とその予防対策

橈骨遠位端骨折は骨の脆弱性と易転倒性の結果生じている．この2つの要因を改善する取り組みが，橈骨遠位端骨折発生の予防対策，橈骨遠位端骨折後の次の骨粗鬆性骨折の予防対策になる．

YAM：young adult mean

（酒井昭典：日整会誌 **90**：964-972，2016[4]を参考に作成）

c. プレート選択の工夫

掌側ロッキングプレートは，近位設置型か遠位設置型か，角度固定型(単方向性)か角度可変型(多方向性)か，DSS(double-tiered subchondral support)法ができるか否か，などの点を考慮して種類を選択する．著者らは，骨折線が関節面に近い症例に対しては，rim plate(Variable Angle LCP Volar Rim Distal Radius Plate，デピューシンセス)を選択し，高齢者の関節内粉砕骨折に対してはdistraction bridge plate(LCP Metaphysial Plate，デピューシンセス)を選択し，骨癒合が得られた後，早期に抜去している．掌側月状骨窩骨片(volar lunate facet fragment)や橈骨遠位端背側骨片の内固定には，生体内吸収性材料を用いている[12]．生体内吸収性プレートはハイドロキシアパタイトとポリL乳酸の複合体からなるメッシュ状のシート(Super Fixsorb MX40メッシュ，帝人メディカルテクノロジー)である．骨粗鬆症があり，骨折を整復したあとの骨折空隙が大きい場合には空隙に人工骨を移植している．

d. 骨粗鬆症治療

閉経後2年以上経過した骨粗鬆症女性875例(平均年齢64.5歳)を調査した結果，初発の骨粗鬆症性骨折の第1位は橈骨遠位端骨折であった[13]．橈骨遠位端骨折はその背景要因に骨粗鬆症と運動器不安定症を含み，ロコモティブシンドロームの最初のイベントともいえる．骨折の治療を適切に行い，上肢機能を回復させるとともに，骨脆弱性や易転倒性などの背景要因を解析し，骨折の二次予防に向けて対策を講じることが欠かせない[4](図4)．

われわれの橈骨遠位端骨折101例に関する調査では，骨折前に骨粗鬆症治療を受けていた者はわずか4.0％であった[4)]．日本のガイドラインに従い，橈骨遠位端骨折を生じた閉経後女性および50歳以上の男性においては，骨密度がYAMの80％未満であれば薬物治療を開始する[14)]．橈骨遠位端骨折は骨粗鬆症性骨折の連鎖のはじまりであり，大腿骨近位部骨折をはじめとする次の骨折を予防するために薬物治療をスタートする貴重な機会である．

◉文献

1) Hagino H et al：Changing incidence of hip, distal radius, and proximal humerus fractures in Tottori Prefecture, Japan. Bone **24**：265-270, 1999
2) Robinson CM et al：Refractures in patients at least forty-five years old. A prospective analysis of twenty-two thousand and sixty patients. J Bone Joint Surg Am **84**：1528-1533, 2002
3) 日本整形外科学会，日本手外科学会(監修)：第2章 診断．橈骨遠位端骨折診療ガイドライン2017(改訂第2版)，南江堂，東京，p.17-31，2017
4) 酒井昭典：橈骨遠位端骨折と骨粗鬆症―現状と未来．日整会誌 **90**：964-972，2016
5) Sakai A et al：Association of bone mineral density with deformity of the distal radius in low-energy Colles' fractures in Japanese women above 50 years of age. J Hand Surg Am **33**：820-826, 2008
6) Sakai A et al：More radial shortening after low-energy Colles' fractures is associated with type 2 diabetes mellitus among postmenopausal women, irrespective of bone mineral density. J Orthop Sci **18**：811-818, 2013
7) Burghardt AJ et al：High-resolution peripheral quantitative computed tomographic imaging of cortical and trabecular bone microarchitecture in patients with type 2 diabetes mellitus. J Clin Endocrinol Metab **95**：5045-5055, 2010
8) Nesbitt KS et al：Assessment of instability factors in adult distal radius fractures. J Hand Surg Am **29**：1128-1138, 2004
9) 日本整形外科学会，日本手外科学会(監修)：第3章 治療．橈骨遠位端骨折診療ガイドライン2017(改訂第2版)，南江堂，東京，p.33-122，2017
10) Zenke Y et al：The effect of an associated ulnar styloid fracture on the outcome after fixation of a fracture of the distal radius. J Bone Joint Surg Br **91**：102-107, 2009
11) Oshige T et al：A comparative study of clinical and radiological outcomes of dorsally angulated, unstable distal radius fractures in elderly patients：intrafocal pinning versus volar locking plating. J Hand Surg Am **32**：1385-1392, 2007
12) Sakai A et al：Mechanical comparison of novel bioabsorbable plates with titanium plates and small-series clinical comparisons for metacarpal fractures. J Bone Joint Surg Am **94**：1597-1604, 2012
13) Sontag A et al：First fractures among postmenopausal women with osteoporosis. J Bone Miner Metab **28**：485-488, 2010
14) 骨粗鬆症の予防と治療ガイドライン作成委員会(編)：薬物治療開始基準.骨粗鬆症の予防と治療ガイドライン 2015年版，ライフサイエンス出版，東京，p.62-63，2015

D 高度粉砕骨折

1 受傷機転と治療方針

橈骨遠位端骨折において，高度粉砕骨折を呈する受傷機転は青壮年者の高エネルギー外傷と，高齢者の骨粗鬆症を基盤とした低エネルギー外傷で生じる脆弱性関節内粉砕骨折の2つに大別される．治療方針として，前者は付随した軟部組織損傷についても考慮しなければならず，後者は骨脆弱性を有するため粉砕骨折の固定方法に熟慮が必要である．いずれの受傷機転においても，創外固定を用いた待機手術が必要となるケースも多い．

2 症例提示

a. 症例1．51歳，男性

約2mの高所より転落し受傷した(図1，図2)．初診時，左手関節は高度に腫脹しており腋窩伝達麻酔下に徒手整復を行い，受傷翌日に手術を行った．転位した背側天蓋骨片を露出しいったん取り出して関節内の転位した骨片を直視下に整復した．次に，生体内吸収性プレート(Super Fixorb Mesh)を用いて背側からバットレス固定とした．橈骨茎状突起部(chauffeur骨片)は，radial columnの再建としてSynthes DRP橈側プレートを用いて固定した．受傷時の腫脹が強く，手関節周囲の軟部組織保護のため，創外固定を用いた(図3)．

術後6ヵ月において可動域(自動)は掌屈40°，背屈60°，回内80°，回外80°，握力は

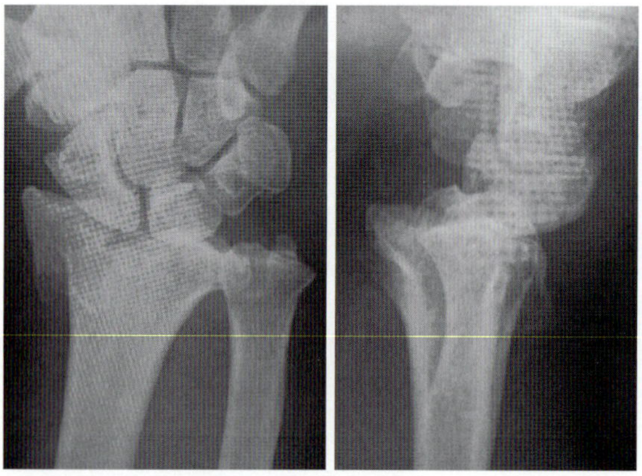

図1　症例1．受傷時単純X線

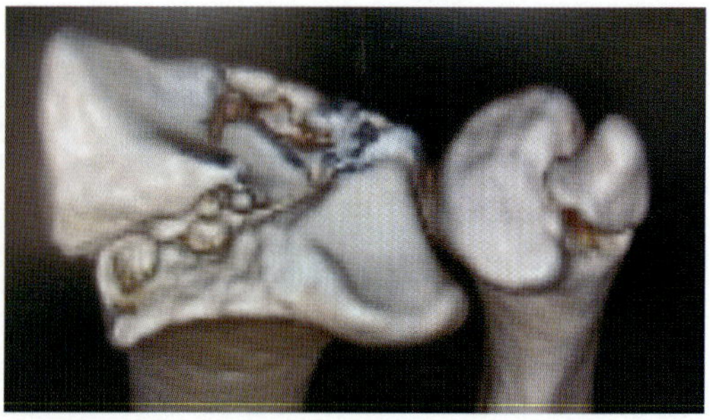

図2　症例1．受傷時3DCT(関節内粉砕骨折の評価)

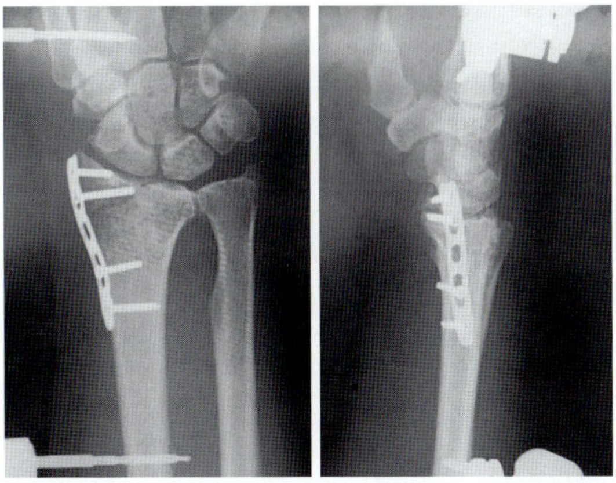

図3 症例1．術後X線

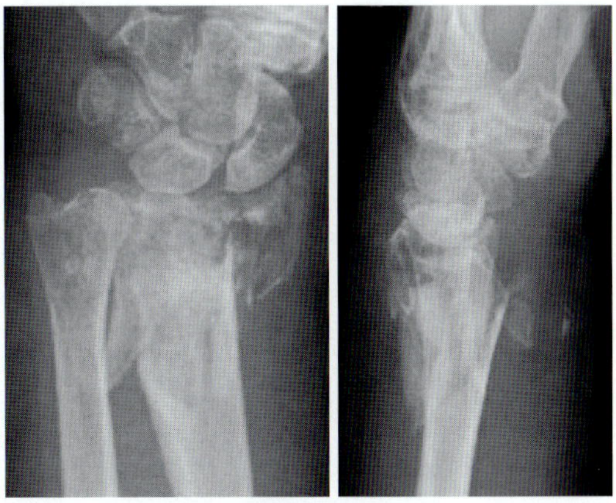

図4 症例2．受傷時単純X線

右47.0 kg，左28.0 kg，Q-DASHスコアは15.91であった．

解説：手関節脱臼を伴う関節内粉砕骨折に対するfragment specific fixation（FSF）

本症例のように関節面の粉砕は軽度であるが，手関節の脱臼・亜脱臼を伴った骨折型として，FernandezとJupiter分類[1]におけるShearing typeは，軟部組織損傷も伴い固定法について注意すべき骨折型である．本骨折型は，掌側ロッキングプレート（VLP）単独では対応困難な症例もあり，columnごとの骨折型に合わせた固定方法を決定しなければならない．金城ら[2]は，C型橈骨遠位端骨折の約3割にFSFが行われたと報告している．

本症例は，背側より展開しdorsal cortical fragmentをいったん除去したのち，intra articular fragmentを直視下に整復したうえで，骨片を還納し固定した．当科では骨片を面で押さえ込むために，固定材料としてSuper Fixorb meshを使用している．0.7 mmと薄いこと，自由に形状を細工できるのが利点である．また脱臼・亜脱臼を伴ったShearing typeの骨折に対し，joint distraction効果，軟部組織保護の観点より術後1～2週間創外固定を併用している．

b. 症例2．78歳，女性

自転車で転倒し受傷した．同日前医にて左橈骨遠位端開放骨折（Gustilo II）と診断され（図4），洗浄デブリドマン，創外固定術を施行された（図5）．関節面の整復不良が残存し，術後4週で当院へ紹介された．受傷後5週でdistraction plateを用いた骨接合術を実施した．関節面近位の骨欠損に対し人工骨移植を行い，ロッキングスクリューを挿入した（図6）．骨接合術後3ヵ月で骨癒合を認め，術後4ヵ月で抜去術を行った．受傷後6ヵ月での可動域（自動）は掌屈10°，背屈30°，回内80°，回外90°で，握力は右20.5 kg，左12.5 kg，Q-DASHスコアは11.3であった．

解説：骨脆弱性を伴う高齢者の高度な関節内粉砕骨折に対するdistraction plate fixation

骨脆弱性の強い高齢者の橈骨遠位端関節内粉砕骨折は，整復と整復位保持が困難な場

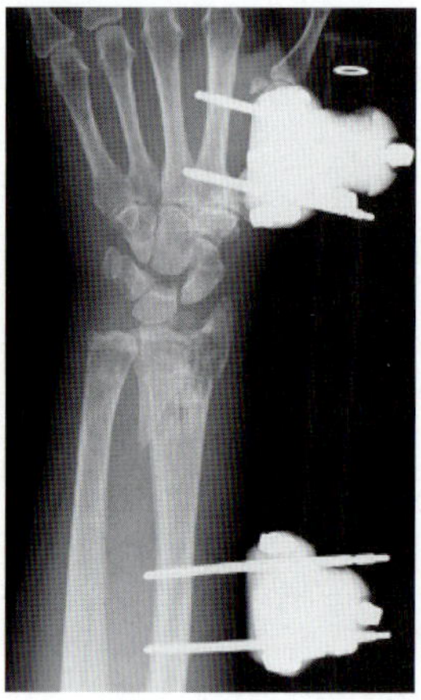

図5 症例2．創外固定後X線

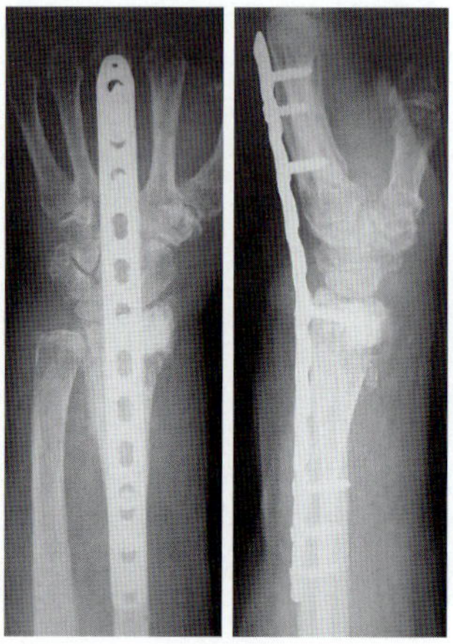

図6 症例2．術後X線（distraction plate固定後）

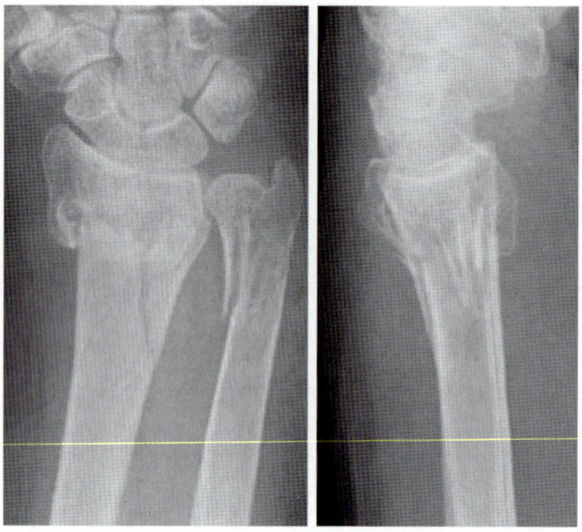

図7 症例3．受傷時X線

合が多く，手技の工夫が必要となる．distraction plateを用いた方法をBurkeら[3]が1998年に報告し，AO type A3，C3に対して有用な方法であると述べている．皮下で軽度の牽引を手関節にかけることが特徴で，関節面整復位の保持，橈骨短縮を予防でき，また創外固定より術後管理がしやすい利点がある．欠点として関節固定を行うため，術後手関節拘縮が残存する可能性が高く，抜去術を行う必要がある．Ginnら[4]は，2006年に粉砕骨折を伴う22症例に対しdistraction plateを使用した成績を報告し全例骨癒合が得られ，癒合までの期間は平均110日であり，術後平均4ヵ月で抜去している．Ruchら[5]は，手関節をまたいで固定しても関節機能の低下は最小限にとどめられたと報告している．

c．症例3．83歳，女性

歩行中に転倒し左手をついて受傷した（図7）．AO分類2R3-C3.1であり，遠位橈尺関節（DRUJ）にかかる掌尺側に転位を伴った骨片が存在し，また尺骨遠位端はBiyani分類

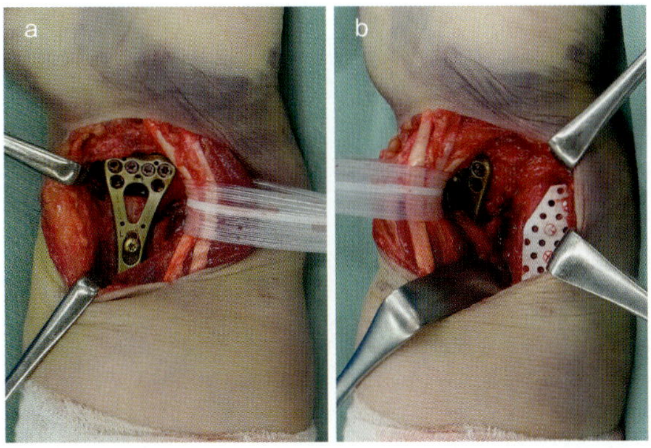

図8　症例3
a：radial window
b：ulnar window

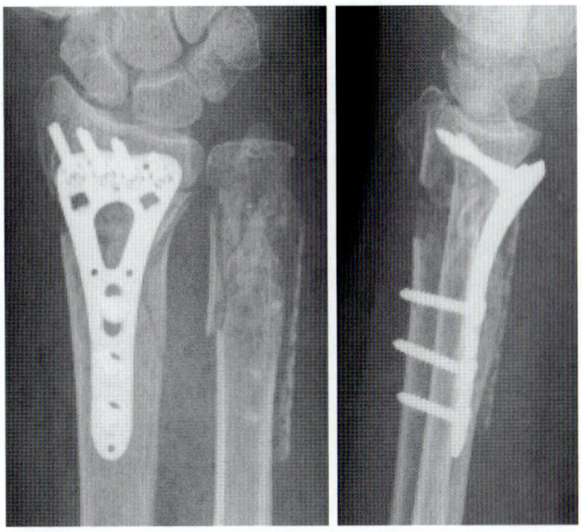

図9　症例3．術後X線

typeⅢの粉砕骨折を認めた．受傷翌日に橈尺骨に対し観血的整復固定術を施行した．DRUJ部の整復と橈尺骨ともに内固定を行うためdual window approachを用いて展開し整復固定した（radial window：**図8a**，ulnar window：**図8b**）．橈骨はDepuy synthes社製TCP，尺骨はJ&J/タキロン社製Super Fixorb Meshを使用した．

術後6ヵ月のX線像（**図9**）を示す．術後1年3ヵ月の可動域（自動）は掌屈40°，背屈40°，回内90°，回外90°で，握力は右10.5 kg，左10.6 kg，Q-DASHスコアは10.52であった．

解説：DRUJ骨片の整復固定を要する際のdual window approachを用いた整復固定術

橈骨遠位端骨折の治療においてkey stoneといわれる掌尺側骨片（volar rim fragment）の重要性が報告[6]されているが，通常のHenryやFCRアプローチを用いて同部の整復固定を行う場合，展開に苦慮することがある．また，尺骨遠位端骨折を合併した場合には，従来尺骨の骨軸に沿ったECUとFCUの間より進入する外側アプローチを用いてきた．2012年Maresら[7]が報告したアプローチ同様，久能ら[8]は，屍体解剖による検討を経て，尺骨遠位端も含めたDRUJ近傍を十分に展開できるアプローチをdual window approachとして報告している．本アプローチの大きな利点として，尺骨遠位端骨折に対し，同一皮切で掌側からの整復固定が可能な点があげられる．尺骨の外側アプローチでは，肢位の問題で，透視での確認作業が煩雑であったが，本法では，前腕回外位ですべての行程が施行可能である．また，粉砕を伴った尺骨遠位端骨折に対しては，骨折部を包み込むように1/2や1/3円に採型し，DRUJにプレートがかからないように用いている（**図8b**）[9]．

3　創外固定の一時的使用

いずれの高度粉砕骨折症例においても，開放性骨折あるいは受傷時の軟部組織損傷が高度な症例では創外固定でspanningして待機し，CTで関節内の損傷状態を把握し，腫脹が軽減したのちに確定的手術を行うtwo stage手術がよいとされる[10)]．Tsaiら[11)]は術中の整復位保持に創外固定の一時的使用が手術時間，透視時間の短縮に有用であるとも述べており，創外固定の適正使用は重要なポイントである．

◉文献

1) Jupiter JB et al：Comparative classification for fractures of the distal end of the radius. J Hand Surg Am **22**：563-571, 1997
2) 金城養典ほか：AO分類 C型橈骨遠位端骨折に対するFragment Specific Fixationの意義と適応．日手会誌 **29**：327-331, 2013
3) Burke EF et al：Treatment of Comminuted Distal Radius With the Use of an Internal Distraction Plate. Tech Hand Upper Extrem Surg **2**：248-252, 1998
4) Ginn TA et al：Use of a Distraction Plate for Distal Radial Fractures with Metaphyseal and Diaphyseal Comminution. J Bone Joint Surg Am **88**：29-36, 2006
5) Ruch DS et al：Use of a Distraction Plate for distal Radial Fractures with Metaphyseal and Diaphyseal Comminution. J Bone Joint Surg Am **87**：945-954, 2005
6) Orbay J et al：Volar plate fixation of distal radius fractures. Hand Clin **21**：347-354, 2005
7) Mares O et al：A new single volar approach for epiphyseal ulnar and radial-sided comminutive fracture of the distal radius：the mediolateral windows approach. Tech Hand Up Extrem Surg **16**：37-41, 2012
8) 久能隼人ほか：橈尺骨遠位端に対するアプローチDual window approachの有用性．日手会誌 **30**：727-732, 2014
9) 善家雄吉ほか：新しい骨折治療材料 PLLAとHAからなる生体内吸収性プレートを用いた治療．整形・災害外科 **57**：771-778, 2014
10) Brogan DM et al：Management of severerity comminuted distal radius fractures. J Hand Surg **40**：1905-1914, 2015
11) Tsai CH et al：External fixator for maintaining reduction before volar plating：a simple treatment method for association of osteosynthesis type C3 distal radius fracture. Tech Hand Up Extrem Surg **20**：14-20, 2016

VI

橈骨遠位端骨折変形治癒

A 手術適応および一般的手術法

橈骨遠位端骨折の治療はまず徒手整復，ギプス固定が行われることが多い．青壮年では3～4週，高齢者では4～6週のギプス固定の間，整復位が十分に保たれればよいが，しばしばギプス内転位による変形治癒を生じる．また，掌側ロッキングプレート固定が汎用される現在においても不適切な整復やスクリュー挿入により，術後転位を来し変形治癒にいたることもある．変形治癒となっても何ら症状のないこともしばしば経験するが，このような症例は手術の対象とはならない．ただ，いったん有症状となると，保存療法ではなかなか改善しない．ulnar variance（UV），radial inclination（RI），palmar tilt（PT）のうち2つ以上が適正値を逸脱すると有症状となりやすいとされている[1)]．

1 病態

橈骨遠位端骨折変形治癒の問題点は橈骨短縮による尺骨突き上げ，掌背屈変形による手根骨の橈骨骨軸からの偏位，これらの変形により生じる遠位橈尺関節（DRUJ）の不適合に起因する．更には関節面離開（gap），関節面段差（step-off）による症状を呈することもある．症状は疼痛，可動域制限，脱力などを生じる．変形矯正手術の適応はこれら変形の遺残によって，ADL上支障をきたすような症状がみられ，患者が手術を希望する場合である．決して画像上の問題のみで手術を行ってはならない．

2 術式選択

一般的には橈骨遠位端の掌屈あるいは背屈変形とこれによる軸転位，回旋転位に短縮（相対的な尺骨の突き上げ）を呈していることが多い．掌屈転位であれば掌側から，背屈転位であれば背側から開大式楔状骨切り（open wedge osteotomy）と生じた骨の間隙には骨移植が行われる．これに対し，橈骨の閉鎖式楔状骨切り（closed wedge osteotomy）に尺骨の短縮を同時に行うとする報告もある[2)]．この際は骨移植を要しない利点がある．いずれの際も矯正の目安は基本的に健側と同様の形状に復元することを目標とするが，X線の測定値としてはRI 25°，PT 5～10°，UV 0±2 mm程度を目指す．

3 手術術式

1982年Fernandezは背側から橈骨のopen wedge osteotomyに腸骨のtricortical bone graftを行い，背側プレートで固定する方法を報告した[3)]．1988年Watsonは背屈転位型の変形治癒に対し腸骨移植を回避すべく，背側から骨切り後にその近位にて台形の骨を採取し骨切り部に挿入しKirschner鋼線により固定するtrapezoidal osteotomy

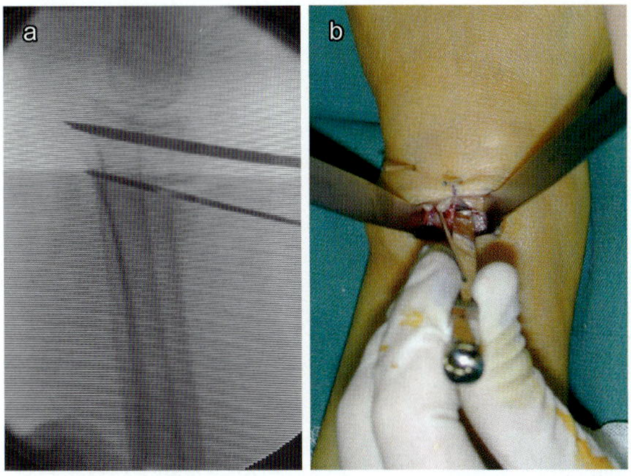

図1 背側から骨切り

を発表した[4]．この方法は移植骨の形状および骨切り部への挿入深度により，自由に橈骨のアライメントを調整できる柔軟性を有している．

掌側ロッキングプレート（VLP）の出現により強固な固定性を獲得できるようになり，骨移植は自家骨ブロックから海綿骨，そして人工骨へ，皮膚切開も小切開へと変化し，術後早期の可動域訓練を行う方向へ変化している．更には3Dプリンターを使用した骨切り術も報告されている．ここでは背屈転位型変形治癒に対する低侵襲矯正手術[5]について述べる．

通常の橈骨遠位端骨折におけるVLP固定の際と同様に，橈側手根屈筋腱（FCR）橈側に皮膚切開を加え，橈骨動静脈は橈側へ，FCRならびに長母指屈筋腱は尺側へ避け，方形回内筋遠位部のみ切離し橈骨遠位端掌側部を展開しておく．次に，骨切り部は骨折により角度変形した部分とし，骨切り部を中心として背側2 cmの皮膚切開を行い，伸筋腱の筋膜を切開したのち背側2-3コンパートメント間から橈骨を露出する．推定された骨折線を目安にノミにて骨切りを行う（**図1**）が，この際に骨切り線は側面像にて関節面と平行にすることにより，矯正後の手根骨の橈骨軸からの偏位を防ぐ[1]．径1.0 mm Kirschner鋼線にて骨切り線に沿って多数骨孔を作製しておくとノミによる骨切りが容易となる．掌側の骨膜，特に掌尺側のコーナーの骨膜はできるだけ温存する．末梢骨片にKirschner鋼線を2本，橈骨の関節面に平行に挿入し，整復の指標と末梢骨片の持ち上げに使用する．骨切り部にスプレッダーを挿入しこれを開大してRI，PT，UVを矯正したのち（**図2**），Kirschner鋼線を3～4本程度橈側，背側より刺入して整復位を維持する．掌側にVLPをあてがい固定する（**図3**）．この際，遠位スクリューを先に挿入すること，鉗子などを使用してプレートと橈骨の遠位掌側骨皮質を密着させることにより矯正不足やプレートの浮き上がりを防止することができる．背側に生じた骨欠損部にβ-TCPなどの人工骨を挿入する．顆粒を密に詰めてもよいし，ブロックを挿入してもよい（**図3**）．X線にて矯正位，プレートの設置が良好であることを確認する．このののち関節鏡を行いTFCC損傷などがあれば処置も考慮する．掌屈転位型の変形に対しては掌側のみからの展開で可能であり，同様に掌側ロッキングプレートにて固定する．

後療法は橈骨遠位端新鮮骨折術後の後療法と同一である．術翌日には外固定を除去し

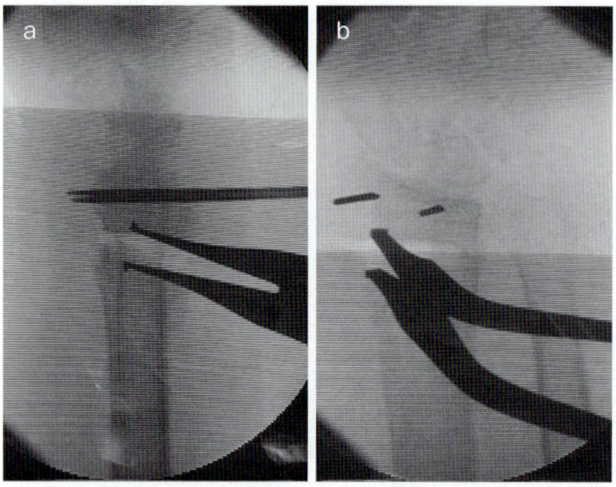

図2 スプレッダーで開大

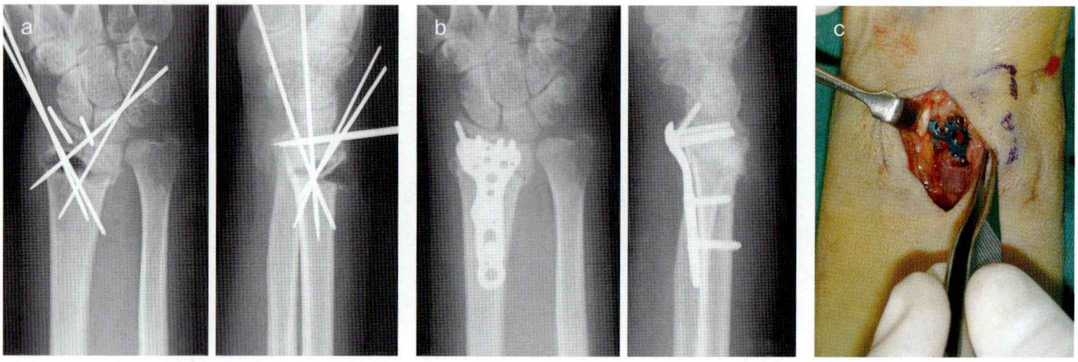

図3 掌側小皮切にてVLP挿入

a：Kirschner鋼線仮固定

b：VLP固定

c：背側よりβ-TCP移植

て患肢の使用を許可し，2日目より作業療法士の管理下にROM訓練を開始している．

本法の利点は，軟部組織を大きく剝離することなく，掌側ロッキングプレートの強固な固定性を最大限に利用し早期運動が可能であり，自家骨を使用しないことにある．一方，欠点として，人工骨の一時的な吸収がみられ骨癒合に3ヵ月程度を要すること（図4），過度の変形矯正に対しては軟部組織の解離のためにもう少し大きなアプローチが必要となる可能性がある．その場合は術中に創外固定を装着，牽引して矯正位を維持することとしている．骨欠損も大きくなり腸骨からのブロック移植が必要となることもある．

他には掌側のみから展開し腕橈骨筋を切離して橈側から骨切りを行い骨移植する方法が報告されている[6]．

4 salvage手術

橈骨遠位端の変形治癒により既にDRUJに関節症変化がみられる場合にはSauvé-Kapandji（SK）法や尺骨頭形成術の適応となる．ただし，除痛効果や術後の回旋運動の改

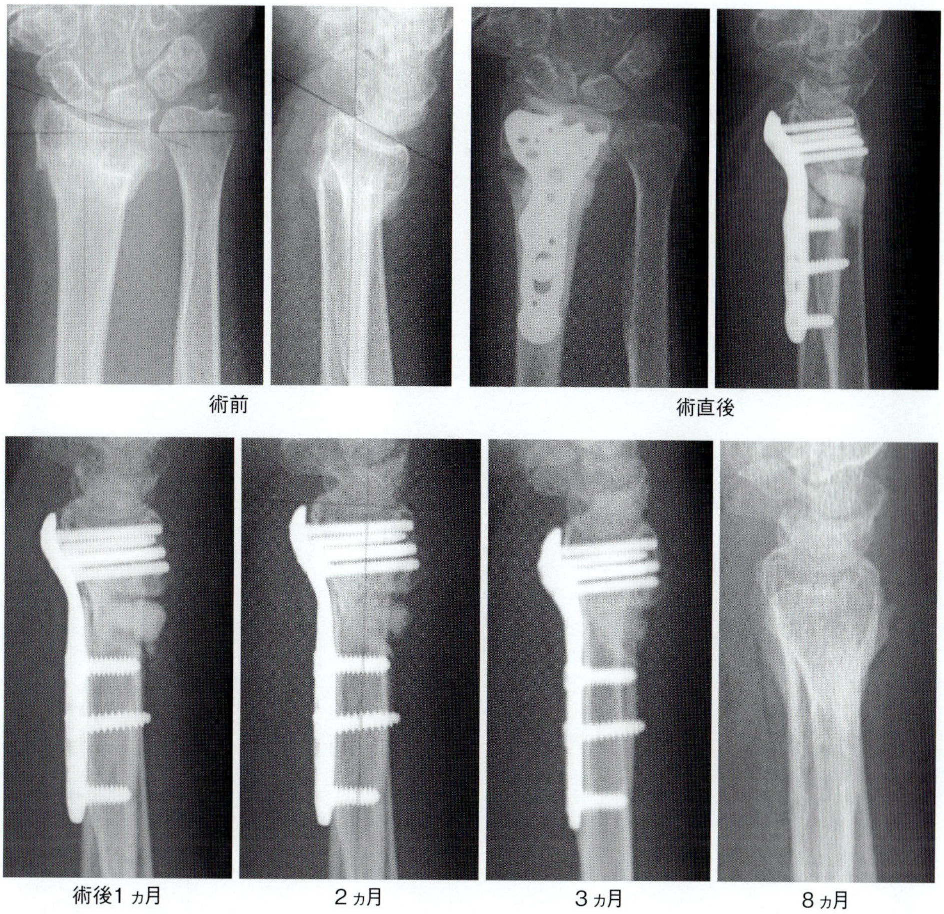

図4　71歳，女性

善は得られるものの，青壮年者では長期成績がよくないとの報告もある．若年者でのSK法では長期的に肘への影響も考慮される．

SK法は有用ではあるが，絶対的ではない．術後の前腕回旋運動の改善は得られるが疼痛の改善は確実ではない．職場復帰は，重労働に従事している人ほど復帰が困難であった．特に青壮年者で成績が悪く，手関節に大きな負担のかかる青壮年者に対するSK法の適応は限られたものである[7]．

◉文献

1) Wolfe SW：Distal radius fracture. Green's Operative Hand Surgery, Wolfe SW(ed), 7th Ed, Elsevier, Philadephia, p.516–587, 2017
2) Wada T et al：Clinical outcomes of corrective osteotomy for distal radial malunion. A review of opening and closing-wedge technique. J Bone Joint Surg Am **93**：1619–1626, 2011
3) Fernandez DL：Correction of post-traumatic wrist deformity in adults by osteotomy, bone grafting and internal fixation. J Bone Joint Surg Am **64**：1164–1178, 1982
4) Watson HK et al：Trapezoidal osteotomy of the distal radius for unacceptable articular angulation after Colles' fracture. J Hand Surg Am **13**：837–843, 1988

5) 安部幸雄ほか：背屈転位型橈骨遠位端骨折変形治癒に対する低侵襲矯正骨切り術．整外と災外 **61**：410-413，2012
6) Prommersberger KJ et al：Malunion of the distal radius. Arch Orthop Trauma Surg **132**：693-702, 2012
7) Carter PB et al：The Sauve-Kapandji procedure for post-traumatic disorders of the distal radio-ulnar joint. J Bone Joint Surg Br **82**：1013-1018, 2000

B

患者適合型ガイドとカスタムプレートを用いた手術方法

橈骨遠位端骨折変形治癒は可動域障害や疼痛を伴い，日常生活動作の低下を招くと報告されている[1)]．矯正骨切り術に関しては，単純X線像を用いて計算した台形状の移植骨を背側から挿入する手術方法が長らくスタンダードとされてきたが，X線像で入念に計算して整形した腸骨を移植しても，実際には10°以上の誤差が生じた症例が1/3にのぼり，矯正不足の症例では可動域障害と疼痛が残存したことが報告されている[2)]．

われわれは，上肢変形矯正の3次元コンピュータシミュレーションを実際の手術で実現する手段として，樹脂製の患者適合型手術器械（Patient Matched Instrument：PMI）を開発して臨床応用を行ってきた[3〜5)]．PMIは，患者CTデータを用いて行った矯正シミュレーションに基づいて作製され，骨の特徴的表面形状に適合するように患者ごとに3Dプリンタ（**図1**）によって作製された手術器械である．PMIを用いて骨切り前にスクリュー孔の作製を行えば，矯正と掌側ロッキングプレート固定が同時に可能となる．加えて，患者ごとに異なる矯正後の橈骨遠位掌側面に適合した形状のカスタムメイドプレートを作製し実用化している．PMIと組み合わせて使うことで，シンプルな手術手技で正確な矯正が可能となる．本項では，この新しい手術術式について解説する．

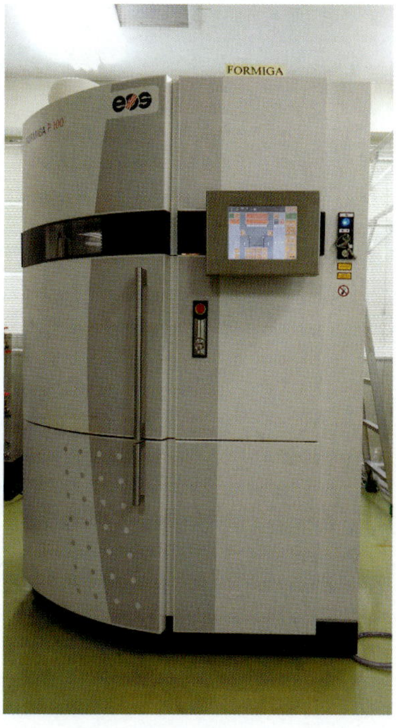

図1　3Dプリンタ（FORMIGA P110，EOS社製）
（帝人ナカシマメディカル提供）

1 適応と禁忌

健側と比べて20°以上の背掌屈，尺屈変形，3 mm以上の短縮を目安とし，疼痛・可動域制限などの日常生活動作の低下の訴えがあることが適応となる．変形の程度が強くても，高齢により活動性が低下していれば不便を訴えないことも多い．そのため，患者の愁訴をよく聴取し，リスクベネフィットを十分説明したうえで手術適応を決める．高度な骨粗鬆症では，術後の骨折などのリスクが高くなる．テリパラチドを術前1～3ヵ月前より投与する，無理な橈骨延長は行わずに尺骨短縮術を組み合わせる，などの配慮が必要である．

2 麻酔および手術体位

自家腸骨移植を行うため，通常全身麻酔とする．手術体位は仰臥位で，手台を用いる．

3 方法

a. CT撮影

体位は，腹臥位で両上肢挙上位で前腕最大回外位とする．撮影範囲は前腕全長（近位は尺骨肘頭，遠位は橈骨茎状突起が確実に入る範囲）とし，撮影条件は管電圧120 kV，管電流30 mA，スライス1.25 mm，スライスピッチ0.562：1をわれわれは用いている．実際の運用では，CTデータ（DICOM）を帝人ナカシマメディカルの専用サーバーを通してアップロードするか，CD-Rを送付する．

b. 術前シミュレーションとPMI・カスタムメイドプレートのデザインの決定

CTコンピュータ骨モデルを用いて健側と比較した変形評価が送られてくるので，専用ビューワで確認する．シミュレーションは診断行為なので，経験を持った医師が矯正や延長の程度，掌側プレートの位置のシミュレーションを最終決定する．骨粗鬆症患者における橈骨の過度の延長は，術後矯正損失などの問題を起こす可能性があるために，適宜尺骨短縮を組み合わせた矯正シミュレーションを行う．シミュレーションをサーバにアップロードする．シミュレーション結果に基づいてPMI・カスタムメイドプレートのデザイン案が送られてくるので，必要に応じて修正を要請し承諾の後，最終デザインを決定する（図2a，b）．最終デザイン決定後，2週間程度でPMI・カスタムメイドプレートが作製され，病院に納品される（図2c，d）．

c. 手術手順

以下の手順で手術を行う．

①皮切および展開

②PMIの設置とプレドリリング・骨切り

③骨切りの完成

④プレート固定

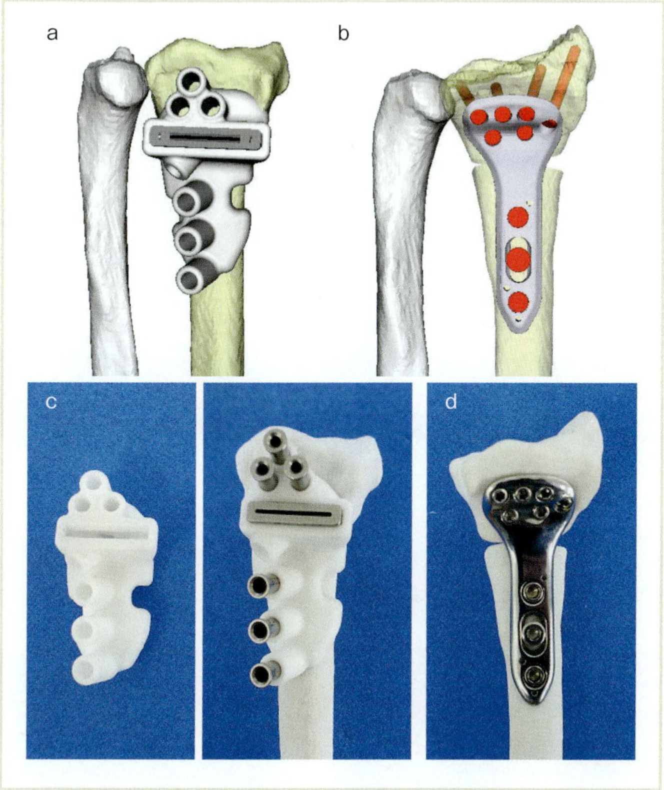

図2　PMI・カスタムメイドプレート

a：PMIのデザイン
b：カスタムプレートのデザイン
c：PMIの実物（左：PMI，右：骨モデルに設置したPMI）
帝人ナカシマメディカル提供
d：カスタムプレートの実物
帝人ナカシマメディカル提供

コラム❶　PMIの設置

PMIを正確に設置するために遠位・近位とも骨膜下に十分掌側骨皮質を露出する．露出範囲に関しては，シミュレーション画像を参照するか，実際にPMIを設置しながら広げていく．

⑤骨移植
⑥後療法

①皮切および展開

橈側手根屈筋腱上に6～8 cmの皮膚切開を置き（図3a），前腕腱膜を橈側手根屈筋腱の橈側で鋭的に縦切開する（図3b）．屈筋群を尺側に避け，方形回内筋を橈側から骨膜下に剥離して橈骨遠位掌側を露出する（図3c，d）．骨皮質上に軟部組織を残さないように丁寧に剥離する．

②PMIの設置とプレドリリング・骨切り

PMIを橈骨遠位掌側の骨皮質形状に合わせて設置する（図4a）．直視下および透視下においてPMIが正しく設置されていることを確認するため，PMI辺縁が骨に密着していることを確認し，次にPMIの設置位置確認用Kirschner鋼線を刺入して，ワイヤー

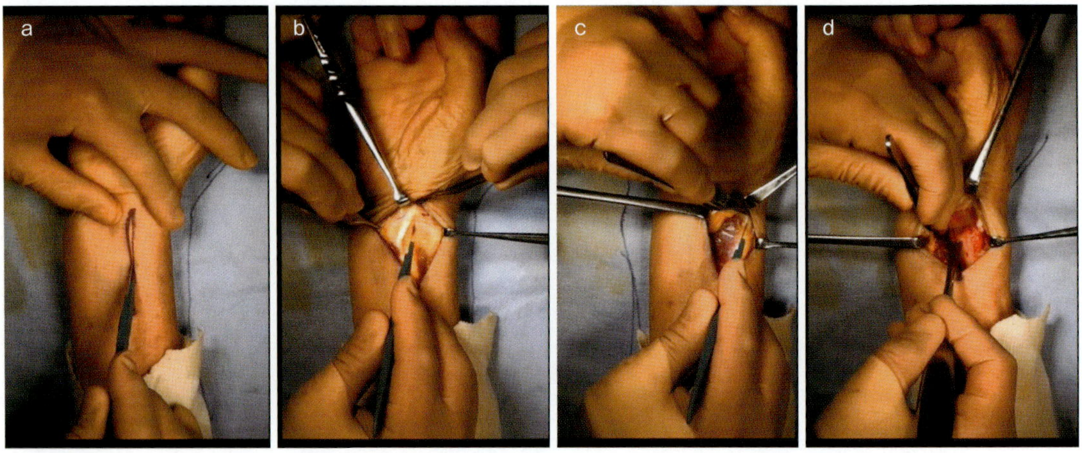

図3　展開

a：橈側手根屈筋腱に沿って6～8 cmの縦皮切.
b：橈側手根屈筋腱の橈側で前腕筋膜を切開.
c：屈筋群・正中神経を尺側に避けて，方形回内筋を橈側付着部で切離.
d：方形回内筋を骨膜下に剥離，尺側に翻転して橈骨遠位掌側骨皮質を露出する.

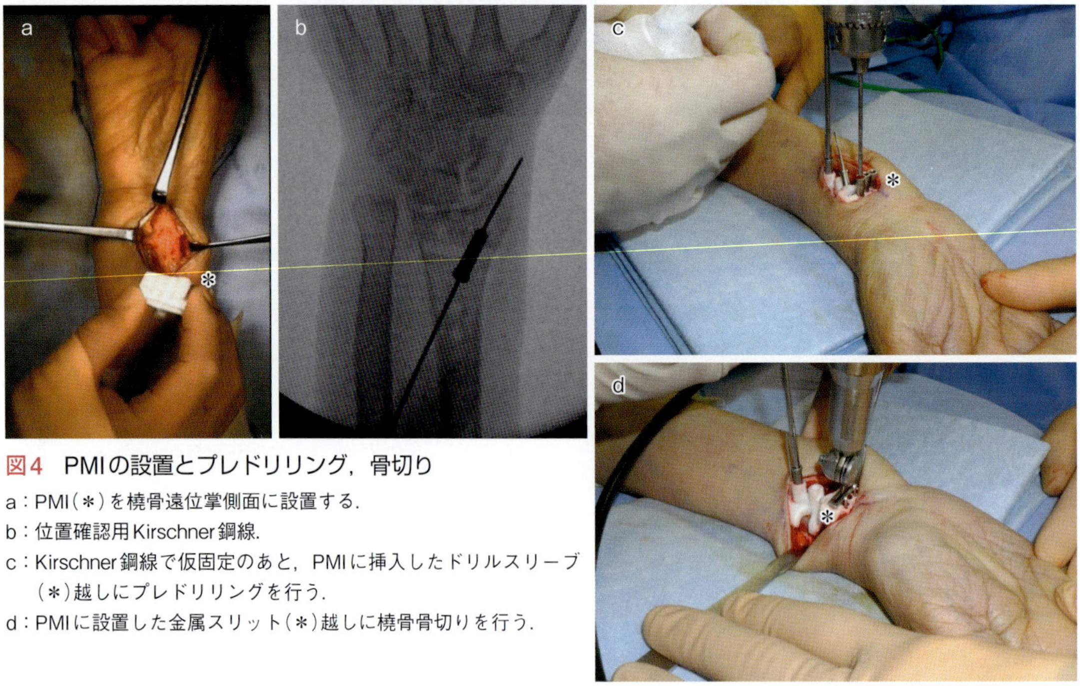

図4　PMIの設置とプレドリリング，骨切り

a：PMI(＊)を橈骨遠位掌側面に設置する.
b：位置確認用Kirschner鋼線.
c：Kirschner鋼線で仮固定のあと，PMIに挿入したドリルスリーブ(＊)越しにプレドリリングを行う.
d：PMIに設置した金属スリット(＊)越しに橈骨骨切りを行う.

先端が橈骨茎状突起先端に位置していることを確認して仮固定を行う(図4b)．遠位および近位のドリルガイド孔に金属スリーブを設置して，ドリリングを行う(図4c)．変形量の少ない症例では近位すべてのドリリングを行ってよい．一方，シミュレーションどおりの矯正や延長が危惧される変形量の多い症例では，楕円ホール用のプレドリリングのみに留める．これにより，軟部組織の緊張の程度に応じて橈骨延長量を術中に調整

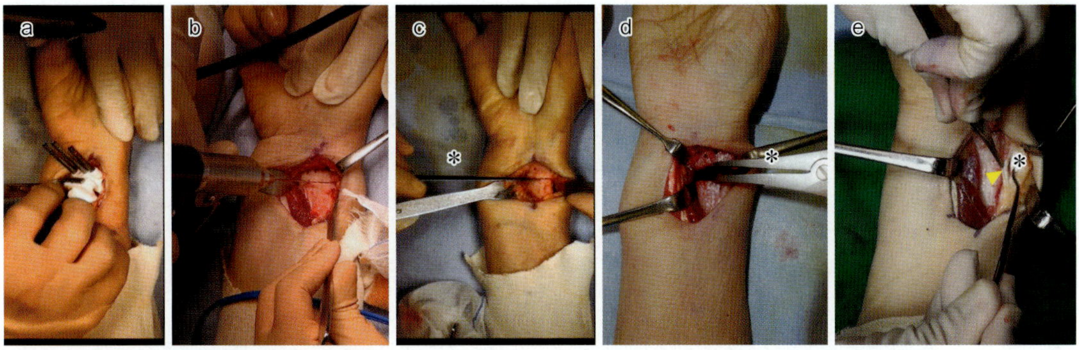

図5　骨切りの完成と軟部組織の剥離

a：PMIを取り外す．
b：掌側の骨切り部を通して，Kirschner鋼線で背側の皮質骨にミシン目上のマルチプルドリリングを行う．
c：骨ノミ(＊)で骨切りを完成させる．
d：ラミナスプレッダー(＊)で骨切り部を開大する．
腕橈骨筋腱切離
e：橈側で第1背側区画を同定して縦切開すると短母指伸筋腱，長母指外転筋腱(＊)を同定できる．これらを避けて，その橈側にある腕橈骨筋腱(黄色▲)を同定して切離する．

コラム❷　腕橈骨筋腱の切離

腕橈骨筋腱は橈骨茎状突起近位部付近で伸筋腱第1区画と合流し，いわゆるradial septumと呼ばれる密な線維組織構造を形成している．メスでradial septum縦方向に切開を入れて鈍的に内部を剥離すると容易に区画内の伸筋腱(長母指外転筋腱，短母指伸筋腱)を同定可能であり，これらを保護しながら腕橈骨筋腱の切離を行う(図5e)．背側の骨膜等拘縮した軟部組織は，骨切部をラミナスプレッダーで広げたり，近位骨片を回内させたりしながら切離していくとよい．

できるようになる．

引き続き金属製の骨切りスリットをPMIに設置して骨切りを行う(図4d)．この際，橈骨掌側骨皮質は骨切りするが，伸筋腱の損傷を避けるため背側骨皮質まで完全には切らないようにする．

③骨切りの完成

掌側の骨切りがある程度できれば，PMIを除去し(図5a)，掌側の骨切り面を通して1.2 mm径程度のKirschner鋼線で背側骨皮質に向けてミシン目状にドリリングを行う(図5b)．その後，骨ノミを使って骨切りを完成させる(図5c)．骨切り面にラミナスプレッダーを挿入して骨切り面を開大する(図5d)．骨切り断面の骨折を避けるためにこの操作は愛護的に行う．矯正や延長の妨げとなる周囲の骨膜などを同定して切離する．腕橈骨筋腱の橈骨付着部は特に延長の阻害要因となるので，大きな矯正・延長が必要な症例ではあらかじめ切離しておく必要がある．

変形が大きく尺骨短縮が必要と術前から見込まれている症例では，尺骨短縮骨切りを

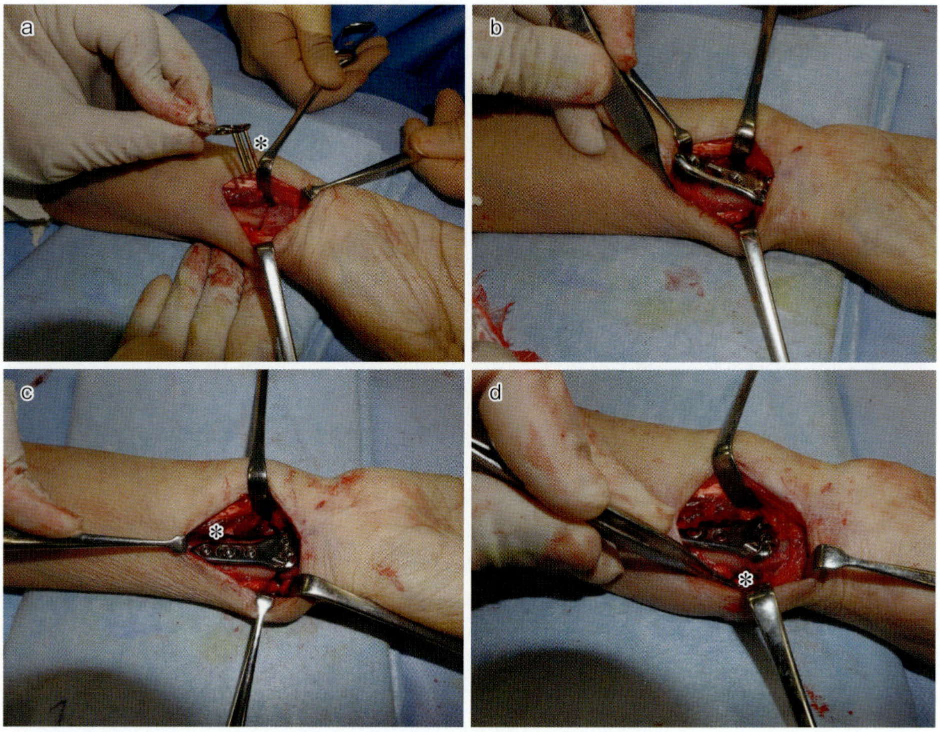

図6 カスタムプレートによる内固定

a，b：カスタムプレート（＊）の遠位部に2〜3本の平行なスムーズピンをあらかじめセットしておく．それをPMIで橈骨遠位部に作製したプレドリリング孔に差し込むように刺入する．

c：遠位に引き続き，近位のスクリュー固定（＊）を行う．

d：骨欠損部に骨移植（＊）を行う．

コラム❸ 延長と矯正の微調整のコツ

近位楕円ホール用にだけプレドリリングを行った症例では，橈骨遠位の橈尺屈方向の矯正と延長量の調整がある程度可能である．スクリューを最後まで締めない状態で骨切り部にラミナスプレッダーを挿入して広げるか，エレバトリウムを挿入して梃子の原理で遠位骨片の位置を調整することができる．透視下に矯正・延長の状況を確認してスクリュー固定を行う．

行っておくのも一手である．橈骨の矯正操作が容易になる．

④ プレート固定

軟部組織が十分に解離され，目標とする矯正が可能であると判断されればプレート固定に移る．カスタムプレートの遠位部に3本の平行なスムーズピンをあらかじめセットしておく．それをPMIで橈骨遠位部に作製したプレドリリング孔に差し込むように刺入したのち，PMIを橈骨に圧着させる（図6a，b）．スムーズピンを一本ずつ抜いてロッ

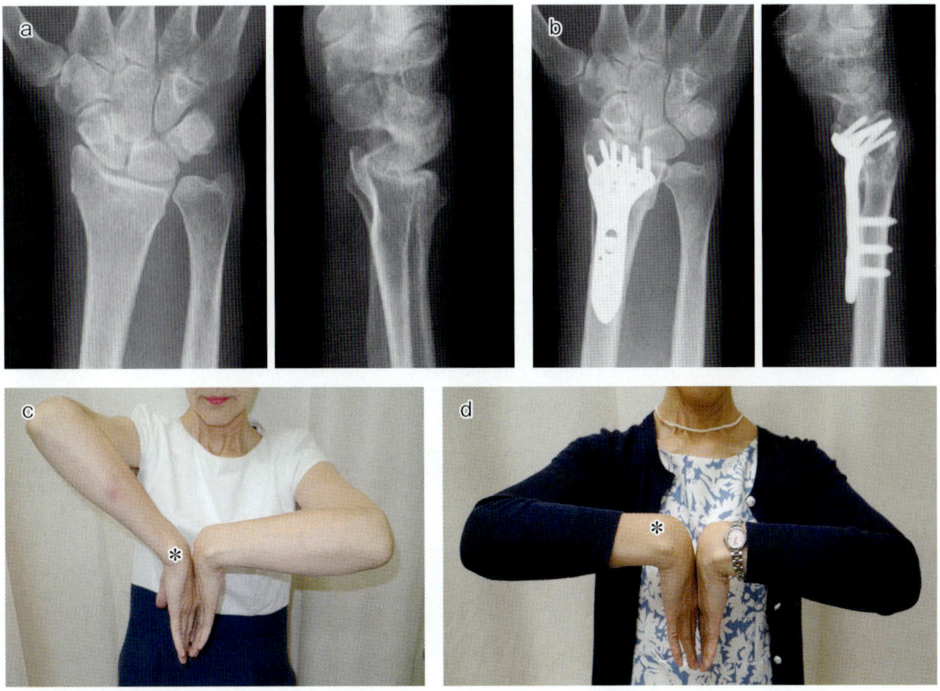

図7　実際の症例

a：64歳女性，術前単純X線正面像，側面像
b：術後単純X線正面像，側面像
c：術前手関節可動域（右手屈曲制限あり）
d：術後手関節可動域（右手屈曲制限は改善された）

キングスクリューに入れ替えていく．残りの遠位のスクリュー孔にもドリリングののち，適切なロッキングスクリューを挿入していく．この操作により橈骨遠位骨片とプレートがロッキングスクリューシステムによって一体化する．あとは，近位のスクリュー固定をすることで半自動的に矯正が完成する（**図6c**）．

⑤ 骨移植

プレート固定後，橈側から観察すると骨切り部に相当の骨欠損が生じているのが確認できる．骨欠損部に骨移植を行う（**図6d**）が，①海綿骨移植，②人工骨移植，③ブロック状の腸骨移植，あるいは④その組み合わせ，などの選択肢がある．①②では手技的な容易さや侵襲の少なさが利点であり，③ではプレートやスクリュー固定部分への荷重を分散することによって術後インプラント折損・インプラント周囲骨折のリスクを軽減できることが利点である．矯正量や延長量の少ない症例では①②を，多い症例では③を選択するのがよいと考えられる．

⑥ 後療法

術後は3週間程度の前腕ギプスシャーレ固定としてドレーンは術後2日後に抜去する．シャーレ除去後は骨癒合の程度をX線上でチェックしながら可動域訓練を進める（**図7**）．

文献

1) Brogren E et al：Relationship between distal radius fracture malunion and arm-related disability：a prospective population-based cohort study with 1-year follow-up. BMC Musculoskelet Disord **12**：9, 2011
2) von Campe A et al：Corrective osteotomies in malunions of the distal radius：do we get what we planned? Clin Orthop Relat Res **450**：179-185, 2006
3) Murase T et al：Three-dimensional corrective osteotomy of malunited fractures of the upper extremity with use of a computer simulation system. J Bone Joint Surg Am **90**：2375-2389, 2008
4) Miyake J et al：Distal radius osteotomy with volar locking plates based on computer simulation. Clin Orthop Relat Res **469**：1766-1773, 2011
5) Murase T：Surgical Technique of corrective osteotomy for malunited distal radius fracture using the computer-simulated patient matched instrument. J Hand Surg Asian Pac Vol **21**：133-139, 2016

VII

リハビリテーション

リハビリテーション

橈骨遠位端骨折治療におけるリハビリテーションの目的は，疼痛緩和と早期の機能回復である．いつまでにどの程度の回復を目指すのか，具体的な目標を設定し，それを患者と共有することが重要である．

1 目標の設定

橈骨遠位端骨折後6ヵ月までに握力や可動域は大きく回復し，その後も1年以上にわたって緩徐に改善する．一般に握力の回復は可動域の回復よりも時間がかかる傾向がある．

どの程度の可動域と握力を目標とするかについて，患者満足度を調査したChungの論文が参考になる[1)]．その報告では，掌側ロッキングプレート固定を行った橈骨遠位端骨折患者125例を対象に，患者満足度が得られるのに必要な握力，鍵つまみ力，手関節可動域のカットオフ値に関して術後3ヵ月時点でMichigan Hand Outcomes Questionnaire（MHQ）質問票を用いて調査した．患者が不満足から満足と感じるカットオフ値は握力65％，鍵つまみ力87％，手関節可動域95％の回復と報告している．

このことから，骨折後に手関節可動域は健側の9割以上を，握力は利き手か非利き手かにもよるが健側の6～7割以上をなるべく早期に獲得することを最初の目標としたい．

ただし加齢は回復を遅らせる要因とされている．また，変形治癒例では握力と可動域が正常まで回復することは困難な場合があるため，症例ごとに時期と目標を設定する．

2 評価項目

可動域や握力以外にも定量化した評価を行うことは重要である．疼痛に関してもnumerical rating scale（NRS）などを用い数値化すると経時的変化を評価しやすい．

上肢機能を定量化する評価法として患者立脚型評価法のDisability of the Arm, Shoulder and Hand（DASH）のほか，簡易上肢機能検査（simple test for evaluating hand function; STEF）（**図1**）などがよく用いられている．STEFは大きさや形が異なる10種の素材を移動させるのに要する時間をはかり，簡便に上肢機能を数値化する検査法である．リハビリテーション開始時からの経時的変化を評価しやすい．

3 リハビリテーションメニュー

a. 腫脹の予防

ギプス固定中，術後早期には腫脹を軽減させるため手関節から手指を心臓よりも高い

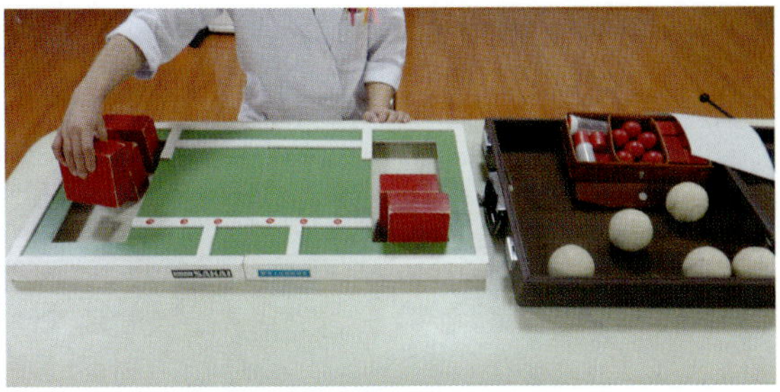

図1　簡易上肢機能検査(STEF)
10種類の大きさや形の異なる素材を各々指定された場所から場所に移動させるために要する時間を測定し評価する.

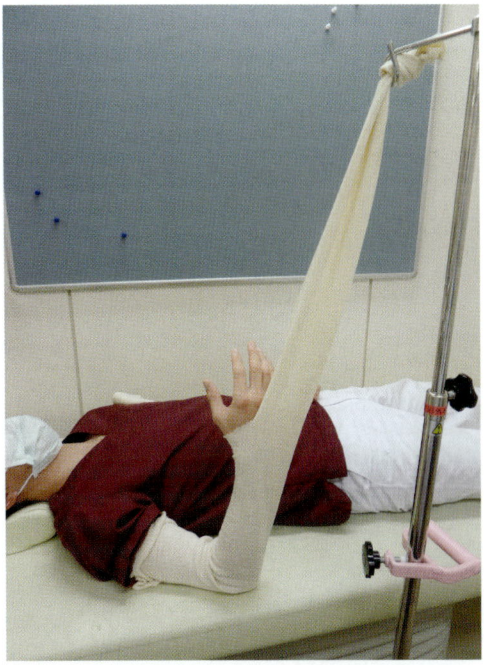

図2　ストッキネットを用いた患肢の挙上
点滴棒に引っかけられるよう2m程度のストッキネットの一端に結び目をつくる. 手と上腕部を通せるように切れ目をつくり, 患肢を通す. 余った部分は体の下を通す. もう一端はそのままにしておくか, ベッド柵に結んでおく.

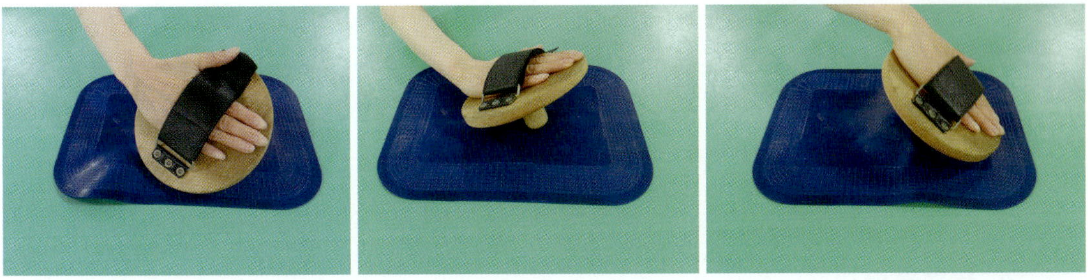

図3　リストラウンダーの一例
コマのような形のリストラウンダーの辺縁がテーブルから離れないように手首を動かして一周させる. 半他動的な運動ができる.

位置に保つ. 自宅では枕やクッションを用いて, 入院中はストキネットなどを利用した患肢挙上(図2)を行う. 三角巾は手が心臓よりも低くなるため使わない. 手指自動運動は筋のpumping作用で浮腫を軽減する.

b. 可動域訓練

手関節以外の拘縮にも注意を払う必要がある. 橈骨遠位端骨折後には肩, 肘の拘縮が14.3%に, 手指拘縮が78.6%に生じていたとする報告がある[2]. これらの関節拘縮は可及的早期から肩, 肘, 手指の自動可動域訓練を行うことで予防できる.

固定除去後は手関節の自動・他動運動を行う. 回復が遅めの場合には, 半他動運動ができるリストラウンダー(図3)なども用いた運動を行う.

表1 掌側ロッキングプレート固定後のホームエクササイズ例(術後外固定なしか1週間程度の固定の場合)

時期	練習内容(1日2セット行う)	
	(可動域訓練)	(筋力強化)
術後1週目	・手指の自動屈伸(グー・パー)20回 ・肩の自動挙上(手を頭の上まで)10回	
術後2週目	・手指の自動屈伸(グー・パー)20回 ・テーブル上で手関節の屈伸/橈尺屈 20回	
術後3週目	・手関節自動屈伸/橈尺屈 20回	・スポンジボールを数秒握る 10回
術後4週目	・手関節自動屈伸/橈尺屈 20回 ・健側の手を使って他動的な手関節屈伸 10回	・スポンジボールを数秒握る 10回
術後5週目	・手関節自動屈伸/橈尺屈 20回 ・健側の手を使って他動的な手関節屈伸 10回	・スポンジボールを数秒握る 10回 ・ペットボトルを持って手関節屈伸 10回
術後6週目	・手関節自動屈伸/橈尺屈 20回 ・健側の手を使って他動的な手関節屈伸 10回	・スポンジボールを数秒握る 10回 ・ペットボトルを持って手関節屈伸 10回 ・テニスボールを数秒握る 10回

c. 握力強化

スポンジボール，ペットボトルや軟式ボールなど自宅にもある身近な物を使って把持訓練を行う．健側の運動も患側の筋力改善に有用とする報告もある．

d. 巧緻動作訓練

高齢者では自助具を用いた箸や歯磨きの練習といった巧緻動作訓練を要する場合もある．

e. 疼痛緩和

ホットパック，温浴，マッサージなどで患肢の疼痛を和らげる．

4 プログラムの作成

リハビリテーションの内容は患者自身が理解して頻回に実施してもらうことが望ましい．そのためホームエクササイズプログラムを設定し提供することは有用である．ホームエクササイズでは特別な器具ではなく家にあるような物を使ったメニューを組む(表1)．橈骨遠位端骨折後に作業療法に通院した群と指導したホームエクササイズを行った群との無作為比較研究ではホームエクササイズのほうが良好な結果だったことも示されている[3]．ただし，自分での練習が難しい高齢者や拘縮が強い場合には作業療法士によるリハビリテーションは有用で，患者満足度も向上する．

また，近年は掌側ロッキングプレート固定手術の増加に伴い，不安定型骨折であっても術後早期からの積極的なリハビリテーションが可能な例が多くなってきた．そこでクリニカルパスを利用した効率的なリハビリテーションが行われ，特に3ヵ月程度までの早期回復に良好な結果が報告されている[4]．クリニカルパスの例を提示する(表2)．ク

表2　橈骨遠位端骨折掌側ロッキングプレート固定術後パス(例)

			術直後	術後1週	術後2週	術後3週	術後4週	術後5週	術後6週	術後12週
			月　日	月　日	月　日	月　日	月　日	月　日	月　日	月　日
疼痛	評価	NRS								
腫脹	目標			手指腫脹 -			手関節腫脹 -			
	評価	-〜+++								
	訓練内容		患肢挙上・手指自動屈伸							
可動域	目標		手指拘縮なし			掌背屈70%			掌背屈90%	掌背屈100%
	評価	TPD 背屈/掌屈 回内/回外								
	訓練内容		手指自動屈伸	手関節自動運動		手関節他動屈伸				
筋力	目標	健側比				30%			60%	80%
	評価	握力(kg)								
	訓練内容				スポンジボール把持訓練		スポンジボール・ペットボトル等把持訓練			

NRS：numerical rating scale,　TPD：tip palmar distance

リニカルパスで目標値に到達しないバリアンスの際に行う対策も検討する.

5 CRPSへの対策

橈骨遠位端骨折後に強い疼痛や浮腫が続きリハビリテーションが遅れる場合には複合性局所疼痛症候群(complex regional pain syndrome：CRPS)の合併に留意する．橈骨遠位端骨折後にCRPSが生じる頻度は1〜37%と報告されている[5]．CRPSは女性に多く，男性の2.3倍とされている．橈骨遠位端骨折後のCRPSは比較的軽症例が多いものの，CRPSの合併は治療を長期化させ最終的な成績も悪化させる．厳密なCRPSの診断は難しいが，疑いがある程度でも早期に対策をとることが重要である．

a. CRPSの診断

以前，反射性交感神経性ジストロフィーやカウザルギー，Sudeck骨萎縮などの様々な名称で呼ばれた疾患が1994年の国際疼痛学会(International Association for the Study of Pain，IASP)によりCRPSと統合された．CRPSはアロディニアや痛覚過敏といった原因に対して不釣合いな疼痛，皮膚温や発汗の変化，浮腫に特徴づけられる．1994年のIASP基準は感度が高いが特異度が低いとされ，2007年に新たな試案が報告されている．また，日本でも2008年に厚生労働省の研究班による独自の判定指標が作成されている．

b. CRPS合併時のリハビリテーション

個々の症例に応じて，内服（プレガバリン，抗うつ薬，オピオイド，抗てんかん薬，ノイロトロピン，ステロイドなど）や神経ブロック，リハビリテーションを併せた集学的な治療を行う．そのなかでリハビリテーションは重要な役割を持つ．具体的には，刺激に徐々に慣れさせる脱感作，温冷交代浴（41～42℃のお湯につけたあと水で30秒冷やすことを数回繰り返す），愛護的な自動および他動の可動域増大訓練，ストレッチを行う．装具を用いた可動域訓練を行う場合には痛みに十分注意する．近赤外線治療器（スーパーライザー）なども用いられ星状神経節ブロックに似た効果が得られる．

CRPSを合併した場合，治療期間が長引くので根気よく対応することが必要である．

まとめ

橈骨遠位端骨折に対するリハビリテーションでは骨折型，選択された治療法，患者の年齢，利き手/非利き手，趣味などの患肢の使用目的も考慮し，症例ごとに各タイミングでの適切な評価に基づいて具体的な指導を行うことが早期の機能回復につながる．

文献

1) Chung KC et al：Relationship between patient satisfaction and objective functional outcome after surgical treatment for distal radius fractures. J Hand Ther **22**：302-308, 2009
2) 大野英子ほか：骨遠位端骨折のリハビリテーション成績－早期リハビリテーションの効果と経過について．総合リハ **34**：981-988, 2006
3) Krischak GD et al：Physiotherapy after volar plating of wrist fractures is effective using a home exercise program. Arch Phys Med Rehabil **90**：537-544, 2009
4) 桂　理ほか：橈骨遠位端骨折術後ハンドセラピィパスの有効性について．日手会誌 **26**：225-229, 2010
5) Dijkstra PU et al：Incidence of complex regional pain syndrome type 1 after fractures of distal radius. Eur J Pain **7**：457-462, 2003

VIII

治療成績評価

A 評価法

様々な治療方法の有効性を客観的に判断するためには，一定の基準に従って治療後の患者の状態を測定しなければならない．橈骨遠位端骨折の治療を検討する際は，手関節あるいは上肢の痛みや機能障害を評価するための尺度が必要である．計測したい事象を妥当に評価できているか，信頼性のある数値を得られるか，簡便に臨床で用いることができるかなど，評価法に求められるものは多岐にわたる．橈骨遠位端骨折の治療に関して，現在複数の評価法が臨床で用いられている．これらは多くの臨床家によって治療法の進歩とともに開発，改善されてきた．

1951年のGartlandとWerleyによるColles骨折後の機能評価以来，医療者側が患者の関節可動域や握力などの項目を点数化，加算し総合的に評価する「医療者側評価」が伝統的に用いられてきた．現在，代表的な評価方法としては，Mayo Wrist Score，斎藤の評価，日本手外科学会の手関節機能評価などがあげられる．

1990年代より，様々な日常動作に対して患者が感じる困難などを患者がアンケート形式により回答し，総合的に数値化する「患者立脚型評価」も広く使用されるようになってきている（表1，表2）．医療者側の視点からの所見によって，状態の良し悪しを決めるのではなく，患者自身が感じる症状をより反映させた評価法とみることができる．上肢にかかわる評価法としてDASH score，Hand20，手関節機能の評価法としてPRWEが用いられている．これらの患者立脚型評価法は，その妥当性についても統計学的な検証が行われている．

1 患者立脚型評価

a. DASH（disabilities of the arm, shoulder and hand）

1996年に，Hudak，Amadio，Bombardierによって公表された，患者自身によって記載されるアンケート形式の上肢機能と症状についての評価法である[1]．橈骨遠位端骨折に対する患者立脚型評価として現在国際的に最も使用されている．30項目の質問によって構成され，100点満点に換算される．Mayo Wrist Scoreとは逆に，0点に近いほうが機能障害・症状が軽いことを反映する．

DASHには性生活や庭仕事に関する質問も含まれており，もともとは18～65歳を対象としたものである．DASHの評価項目30からこれらの項目を取り除き11項目に絞ったQuickDASH scoreは，橈骨遠位端骨折後の治療成績評価としてDASHとよく相関し[2]，65歳以上の高齢者にも回答しやすいとの報告がある[3]．

表1　橈骨遠位端骨折診療ガイドライン2012年版，2017年版作成のために収集された論文で用いられていた評価法の内訳

	評価方法	1998～2009	2009～2014
患者立脚型評価	DASH（QuickDASH）	93	220（20）
	PRWE	25	42
	Hand20	–	12
	MHQ	6	7
	SF-36	16	13
医療者側評価	Mayo wrist score（日本手外科学会版）	143（1）	250（24）
	Gartland and Werley	109	64
	斎藤の評価	244	24

表2　各機能評価法の公表年，評価項目数および点数の範囲

	評価方法	公表年	評価項目数	点数範囲（最高値-最低値）
患者立脚型評価	DASH	1996	30	0-100
	QuickDASH	2005	11	0-100
	PRWE	1998	15	0-100
	Hand20	2007	20	0-100
医療者側評価	Mayo wrist score	1987	4	100-0
	日本手外科学会　手関節機能評価（Cooneyの評価法の改変）	2006	6	100-0
	Gartland and Werley	1951	14	0-33
	斎藤の評価	1983	15	0-26

b. PRWE（patient-rated wrist evaluation）

1998年にMacDermidらによって公表された．DASHが上肢全体を対象としているのに対し，PRWEは手関節に特異的な質問票である．手関節痛と手関節の機能に関する質問15項目によって構成され，痛み50点，機能50点を足した100点満点となる．DASHと同様に，0点に近い方が手関節痛と機能障害が軽いことを反映する．

c. Hand20

Hand20は，日本で開発された20項目の質問票からなる上肢機能評価法である．DASHの質問項目が回答者である患者にとってやや難解であり，小児や高齢者の回答への信頼性を高めることを目的に開発されている[4)]．各質問項目には動作を説明するためのイラストと，動作の困難さや症状の強さを示すvisual analogue scaleが付属しており，65歳以上の高齢者にも回答しやすく欠損項目による無効例が少ない[5)]．

2 医療者側評価

a. Mayo Wrist Score(Cooneyの評価)およびその改変版

Mayo Wrist Scoreは現在国際的に広く使用されている手関節機能評価法であり，橈骨遠位端骨折の機能評価法としても最も使用されている方法である．痛み，もとの職への復帰，可動域，握力をそれぞれ25点で評価し，合計100点としたものであり，90点以上を"excellent"として扱う．

Mayo Wrist Scoreに先立って1978年，GreenとO'Brienは手関節の脱臼についての論文中で，手関節の臨床機能評価として合計100点となる評価法を公表した(Green & O'Brien Score)[6]．一般的に現在Mayo Wrist Scoreとして広く使用されているものは，Mayo Clinicに在籍したCooneyらが1987年，手関節の月状骨周囲脱臼についての論文[7]内でGreen & O'Brien ScoreからX線評価を取り除くなど改変したものである．そのため様々な論文中で，同一のいわゆるMayo Wrist Scoreが"Cooney modification of the Green and O'Brien score"，"Clinical Scoring system of Green and O'Brien modified by Cooney"，あるいは"Modified Mayo Wrist Score"と様々に表記されているのが現状である[8]．

Cooney自身(1994年，1996年)やKrimmer(2000年)が評価項目やexcellentの基準を改変したものを後に公表しているため，いわゆる「Mayo Wrist Scoreの改変版」には複数の版が存在する．たとえば1994年，Cooneyが三角線維軟骨複合体(TFCC)損傷について述べた論文中[9]で"Mayo Modified Wrist Score"として公表したスコアでは，可動域の評価基準が変更されているほか，excellentはもともとの90点以上から91点以上に変更されている．TFCCなどに焦点をあてて治療効果を論じる場合には，この1994年版のCooneyによる"Mayo Modified Wrist Score"が基準として使用されることがある．

橈骨遠位端骨折の評価については，1987年版のMayo Wrist Scoreを基準として用いられることが多い．"Modified Mayo Wrist Score"の表記に関しては，複数の版が存在することだけでなく，1987年のMayo Wrist Scoreそのものを指す場合があること[8]に注意が必要である．

b. 日本手外科学会　手関節機能評価(Cooneyの評価法の改変)

Mayo Wrist Scoreを原型として，日本手外科学会により作成され2006年に公表された．前腕回内外の可動域や日常動作の項目の追加など，もともとのMayo Wrist Scoreとは評価項目および点数配分が異なる．Excellentは80点以上である．

c. Gartland and Werleyの評価・斎藤の評価

Gartland and Werleyの評価，斎藤の評価は橈骨遠位端骨折に特有の評価基準である．

1951年，GartlandとWerleyはColles骨折についての論文中で手関節の機能評価として，減点法での評価基準を公表した[10]．疼痛や動かしにくさ，動作制限など自覚的評価の項目と，他覚的評価として手関節の可動域や握力，X線評価，合併症の項目を含む．

0～2点がexcellent，21点以上がpoorである．

斎藤の評価(1983年)は，疼痛や労働力低下などの自覚的評価，遺残変形や可動域制限などの他覚評価，神経合併症や手指拘縮などの合併症についての項目によって構成される減点方式の橈骨遠位端骨折の治療評価基準である．各評価項目はGartlandとWerleyの評価よりも具体的な手の機能を反映したものに改善されている．excellentは0～3点，16～26点がpoorである[11]．

◉文献

1) Hudak PL et al：The Upper Extremity Collaborative Group(UECG). Development of an upper extremity outcome measure：the DASH(disabilities of the arm, shoulder and hand). Am J Ind Med **29**：602-608, 1996
2) 岡崎　敦ほか：DASH，Quick DASH，PRWE，Mayo wrist scoreによる橈骨遠位端骨折術後の機能評価．日手会誌 **30**(2)：38-41，2013
3) 古田和彦ほか：DASHは高齢者にも有用か？—橈骨遠位端骨折95例の分析．骨折 **34**：736-739，2012
4) 栗本　秀ほか：Hand20の信頼性および妥当性の検討．日手会誌 **24**(2)：1-4，2007
5) 大西哲郎ほか：高齢者に対するHand20とその基準値．日手会誌 **30**：598-601，2014
6) Green DP, O'Brien ET：Open reduction of carpal dislocations：Indications and operative techniques J Hand Surg Am **3**：250-265, 1978
7) Cooney WP et al：Difficult wrist fractures. Perilunate fracture-dislocations of the wrist. Clin Orthop Relat Res **214**：136-147, 1987
8) Slutsky DJ：Outcomes Assessment in Wrist Surgery. J Wrist Surg **2**：1-4, 2013
9) Cooney WP et al：Triangular fibrocartilage tears. J Hand Surg Am **19**：143-154, 1994
10) Gartland JJ, Werley CW：Evaluation of healed Colles' fractures. J Bone Joint Surg Am **33-A**：895-907, 1951
11) Saito H et al：Clasification of fracture at the distal end of the radius with reference to treatment of comminuted fracture. Current Concepts in Hand Surgery, Boswick JA (ed), Lea & Febiger, Philadelphia, p.129-145, 1983

B その他の評価法：機能的予後に影響する患者因子・骨折因子・治療(後)因子

橈骨遠位端骨折は，一見同じような骨折にみえても，年齢や性別，骨折型などの因子を分析することで，治療にとって有益な情報が抽出できる可能性がある．たとえば，ギプスなどの保存療法で，再転位に伴う変形治癒が高率に発生すると予想される場合には，医師は患者に手術を勧めることができる．逆に，再転位の可能性が低い骨折では，必要のない手術を回避できる利点がある．では実際，橈骨遠位端骨折の機能的予後に影響する因子には，どのようなものが存在するのであろうか．

これまで様々な因子が，橈骨遠位端骨折後の機能的予後を予測するために解析されてきた[1~14]．その予測因子は大きく分けて，患者背景と関連する患者因子，骨折の受傷形態や，重症度と関連する骨折因子，治療あるいは治療後に関連する治療(後)因子の3つに分類できる．患者因子としては，年齢，性別，体重，利き手，喫煙歴や飲酒歴，骨粗鬆症の有無，教育レベル，収入，保険加入の有無などが存在する．骨折因子としては，骨折型や，骨折の転位の大きさ，粉砕の程度，受傷機転，靱帯損傷や他部位の骨折などの合併損傷の有無などが存在する．治療(後)因子としては，麻酔や徒手整復の方法，外固定の方法，手術療法の種類，治療後の関節症変化や変形治癒の有無などが存在する．現在までに機能的予後に影響するとされている因子は，患者因子として，年齢[1,2]，教育レベル[3]，収入[1]，保険加入の有無[3]，骨折因子として，骨折の重症度[3]，治療(後)因子として変形治癒の残存である[4~9]．

患者因子として教育レベルや収入，保険加入の有無が橈骨遠位端骨折の機能的予後と関連する事実は，良好な解剖学的整復位を獲得できても機能的予後が不良となる患者背景が存在するということである．これは治療にあたる医師が知っておくべき情報であるが，医師が直接介入することが困難であるため，それ以外の，患者因子としての年齢，骨折因子の骨折の重症度，治療因子の変形治癒の残存について，治療方針を立てる際に注意すべき点を以下に考察する．

1 年齢

年齢に関しては，青壮年は短期では機能的予後に影響を及ぼしやすいとされる[1,2]．一方で，術後約40年の長期経過では，変型治癒と機能的予後の間に明らかな関連性を認めなかったとの報告[10]も存在し，年齢を重ねるとその影響が少なくなることがわかる．日常診療においても，活動性の高い青壮年では，一見骨折治療がうまくいっているように思えても重労働をすると痛みを訴える一方で，活動性の低い高齢者では，多少の変形治癒があっても痛みの訴えがないことは，しばしば遭遇することである．

では，治療方針を立てる際に，『高齢者』の定義を暦年齢のみで行うことは妥当であろうか．年齢は活動性を推測するひとつの指標であり，暦年齢だけで個人の活動性を捉えることには多少無理がある．日本では4人に1人が65歳以上の高齢者である超高齢化社会を迎えており，高齢者が高齢者を介護する老老介護が大きな社会問題となっている．日本を含む多くの国で，高齢者は暦年齢65歳以上と定義されているが，高齢者でも非常に高い活動性を有する人は多い．日本老年学会・日本老年医学会では，高齢者の心身の健康に関する種々のデータを検討した結果，現在の高齢者においては10～20年前と比較して加齢に伴う身体的機能変化の出現が5～10年遅延する「若返り」現象がみられており，従来高齢者とされてきた65歳以上の人でも，特に65～74歳の前期高齢者においては，心身の健康が保たれており，活発な社会活動が可能な人が大多数を占めていると報告している．

高齢者の活動性の評価法として，Physical Activity Scale of the Elderly(PASE)[11]，Rapid Assessment of Physical Activity(RAPA)[12]は評価の妥当性が検証されている．単に暦年齢で高齢者であると分類するのではなく，個人のライフスタイルや，活動性を評価に入れた生理的年齢で新たに分類することが今後必要である．日中ほとんど座って生活をする65歳と，スポーツや山登りを趣味とするような72歳はまったく異なる活動性を有しており，65歳以上の高齢者として一括りとして扱うのは正しくない[13]．橈骨遠位端骨折の年齢と機能的予後の関連性については，日常生活の活動性を評価したうえで検討する新たなエビデンスが待たれる．

2 骨折の重症度

受傷時の橈骨短縮量が，その後の機能的予後に影響するというエビデンスが存在する[3]．この報告では，評価が術後6ヵ月と短期成績であるうえに，相関係数にすると$r = 0.21$と低い相関関係であったことから，橈骨短縮量以外の要因もやはり考慮せざるを得ない．重症度の高い外傷に合併する，三角線維軟骨複合体(triangular fibrocartilage complex：TFCC)損傷や，手根靱帯損傷などの症状が残存し，機能的予後と関係している可能性もあり，今後更なる検証が必要である．

現在のところ，橈骨遠位端骨折に合併したTFCC損傷と機能的予後との関連性を示した論文は少ない[14, 15]．橈骨遠位端骨折に合併するTFCC損傷は，青壮年(16～65歳)において，術後1年までの短期経過では，機能的予後に影響するという報告が存在する一方で[14]，長期経過(13～15年)では，機能的予後の間に明確な関連性が示されていない[15]．橈骨遠位端骨折の受傷時のTFCC損傷の診断は，いずれも関節鏡を用いているが，橈骨遠位端骨折の治療では保存療法も重要な治療法のひとつであることを考えると，すべての症例に関節鏡を適応するのは現実的ではない．関節鏡以外の，徒手検査やMRIなどを含めた診断も必要となるが，TFCC単独損傷と異なり，橈骨遠位端骨折の受傷時に検査の信頼性や再現性を保ったまま診断可能であるかについては不明である．

3 変形治癒

治療因子である変形治癒は，前述の因子のなかで，医師が最も介入できる因子である．近年の橈骨遠位端骨折に対するアナトミカルロッキングプレートの普及は，医師側が変形治癒を予防し，機能的予後を改善させる目的を有していることが背景にある．しかし，アナトミカルロッキングプレートが開発される以前は，ギプスによる保存療法や，経皮的鋼線固定などによる治療が主流でありX線像上変形治癒が残存した症例でも，日常生活上あまり支障がない患者を目にすることもしばしば経験してきた．荷重関節ではない上肢では，変形治癒が機能的予後の悪化と直結しないことを多くの臨床医が実感している．

橈骨遠位端骨折の変形治癒は，関節を支える部分が変形する関節外変形治癒と，関節そのものが変形する関節内変形治癒のふたつが存在するが(Ⅳ章-A参照)，どちらも関節症変化を引き起こす可能性がある．関節そのものが破壊される関節内骨折では，関節面離開(gap)や関節面段差(step-off)が1 mm以上残存する場合に機能的予後に影響する可能性があるとされる[5, 8, 9]．一方，直接関節面が損傷されない関節外骨折においても，橈骨の背屈変形は，回内外運動における遠位橈尺関節の関節不適合性を，橈骨の短縮変形は，尺骨突き上げ症候群が原因となって，二次的に関節軟骨が損傷され関節症変化が発症するとされる．関節外骨折の変形治癒として，1～3 mm以上の橈骨短縮(RS)，10°以上の橈骨遠位端背側傾斜(DT)，15°以下の橈骨遠位端尺側傾斜(RI)を認める場合，機能的予後に影響するとされる[2, 4, 5, 8]．

変形治癒に関しては，健側と同様の解剖学的整復位を獲得することが，良好な機能的予後を獲得する必要条件ではないが，変形治癒が機能的予後に影響があるとされる指標は存在する．関節外骨折では，1～3 mm以内のRS，10°以下のDT，15°以上のRI，関節内骨折ではgapやstep-offが1 mm以下の残存を一定の許容範囲(十分条件)として，これをクリアできるような治療法を選択するのが望ましい．

良好な機能的予後を獲得するためには，変形治癒を防ぐことを念頭に置いて治療方針を立てる必要があるが，そもそも，どのような骨折型が変形治癒を起こしやすいのであろうか．骨折部の不安定性(再転位)の予測因子として，エビデンスが示されているものは，年齢(高齢者)，骨折の重症度(高度な粉砕骨折，骨折部の著しい軸転位など)，尺骨骨折の合併，関節内骨折である[13～18]．受傷時のX線像で，RSが3～5 mm，DTが10～20°，または，RIが10～15°以下となるような場合は，いったん整復位が得られても，保存療法の経過中に再転位を起こす可能性が高い．尺骨骨折の合併も同様である．また，関節内骨折は，関節面の粉砕の程度と転位量が重要であるが，関節内骨折の位置も考慮に入れる必要がある．すなわち，関節面の中央が陥没するようなscaphoid facetの骨折，lunate facetを含む橈骨掌側縁の骨折では，ligamentotaxisを利用した徒手整復では整復自体が不可能であり，骨片への整復介入が必要である．したがって，これらを合併する骨折に関しては，特に解剖学的整復を行い，変形治癒を予防する必要がある．

◉文献

1) Chung KC et al：Predictors of functional outcomes after surgical treatment of distal radius fractures. J Hand Surg Am **32**：76-83, 2007
2) Grewal R, MacDermid JC：The risk of adverse outcomes in extra-articular distal radius fractures is increased with malalignment in patients of all ages but mitigated in older patients. J Hand Surg Am **32**：962-970, 2007
3) MacDermid JC et al：Patient versus injury factors as predictors of pain and disability six months after a distal radius fracture. J Clin Epidemiol **55**：849-854, 2002
4) Gliatis JD et al：Outcome of distal radial fractures in young adults. J Hand Surg Br **25**：535-543, 2000
5) Karnezis IA et al：Correlation between radiological parameters and patient-rated wrist dysfunction following fractures of the distal radius. Injury **36**：1435-1439, 2005
6) Stewart HD et al：Factors affecting the outcome of Colles' fracture：an anatomical and functional study. Injury **16**：289-295, 1985
7) Lutz M et al：Arthritis predicting factors in distal intraarticular radius fractures. Arch Orthop Trauma Surg **131**：1121-1126, 2011
8) Brogren E et al：Distal radius malunion increases risk of persistent disability 2 years after fracture：a prospective cohort study. Clin Orthop Relat Res **471**：1691-1697, 2013
9) Fernandez JJ et al：Outcome of distal radius fractures using the short form 36 health survey. Clin Orthop Relat Res **341**：36-41, 1997
10) Forward DP et al：Do young patients with malunited fractures of the distal radius inevitably develop symptomatic post-traumatic osteoarthritis? J Bone Joint Surg Br **90**：629-637, 2008
11) Washburn RA et al：The Physical Activity Scale for the Elderly(PASE)：development and evaluation. J Clin Epidemiol **46**：153-162, 1993
12) Topolski TD et al：The Rapid Assessment of Physical Activity(RAPA) among older adults. Prev Chronic Dis **3**：A118, 2006
13) Omokawa S：Commentary on Martinez-Mendez D. et al. Intra-articular distal radius fractures in elderly patients：a randomized prospective study of casting versus volar plating. J Hand Surg Eur Vol **43**：148-149, 2018
14) Kasapinova K et al：Outcomes of surgically treated distal radial fractures with associated triangular fibrocartilage complex injury. J Hand Ther：pii：S0894-1130(17)30074-1, 2017
15) Mrkonjic A et al：The natural course of traumatic triangular fibrocartilage complex tears in distal radial fractures：a 13-15 year follow-up of arthroscopically diagnosed but untreated injuries. J Hand Surg Am **37**：1555-1560, 2012
16) Abbaszadegan H et al：Prediction of instability of Colles' fractures. Acta Orthop Scand **60**：646-650, 1989
17) Lafontaine M et al：Stability assessment of distal radius fractures. Injury **20**：208-210, 1989
18) Mackenney PJ et al：Prediction of instability in distal radial fractures. J Bone Joint Surg Am **88**：1944-1951, 2006
19) Jeong GK et al：An evaluation of two scoring systems to predict instability in fractures of the distal radius. J Trauma **57**：1043-1047, 2004
20) Nesbitt KS et al：Assessment of instability factors in adult distal radius fractures. J Hand Surg Am **29**：1128-1138, 2004
21) Leone J et al：Predictors of early and late instability following conservative treatment of extra-articular distal radius fractures. Arch Orthop Trauma Surg **124**：38-41, 2004

IX

術後合併症とその対策

術後合併症とその対策

1 合併症と術後合併症

ガイドライン2017で用いられた橈骨遠位端骨折に関する文献(2009年から2014年までの医学中央雑誌，MEDLINE，Cochrane reviewから1,389文献)から抽出した合併症の報告を検討した．合併損傷を除く比較的早期から遅発性合併症の発生頻度は以下の如くである．手根管症候群，正中神経障害：0～22％，変形性手関節症，遠位橈尺関節症：7～6.5％，長母指伸筋(EPL)腱断裂：0.8～4.9％，屈筋腱断裂：0.4～12％，複合性局所疼痛症候群(complex regional pain syndrome：CRPS)，許容できない変形治癒：5.3％，遷延治癒，偽関節：0.7～4％，コンパートメント(区画)症候群：0.4～0.7％，その他，橈骨神経障害，尺骨神経障害(Guyon管症候群)，手根不安定症などの報告がある．

加えて，橈骨遠位端骨折における術後合併症に関する論文を，掌側ロッキングプレート固定の場合を中心に横断的に検討し，合併症の原因を述べる．

前述同様の1,389文献から報告を抽出した．掌側ロッキングプレート固定の術後合併症について記載した論文は171編であり，介入研究は11編，観察研究は160編であった．

ケースシリーズにおける掌側ロッキングプレートの術後合併症の発生頻度は伸筋腱障害：0～30％(平均1.0％)，神経障害：0～9.9％(平均2.5％)．屈筋腱断裂：0～9.3％(平均1.5％)，複合性局所疼痛症候群：0～8.7％(平均0.9％)，感染：1～5.6％(平均0.5％)であった．経過観察期間の明記された114編のケースシリーズの総症例数9,063症例と合併症発症例から掌側部と背側部に分けて合併症の発生率を算出した．屈筋腱損傷，正中神経障害，橈骨動脈損傷を含む掌側組織損傷に起因する合併症と伸筋腱損傷，橈骨神経浅枝障害を含む背側組織損傷に起因する合併症の単年あたりの発生率は掌側組織合併症2.9％/年，背側組織合併症1.5％/年であった．掌側組織合併症に対する背側組織合併症の罹患率比は0.52であった．

伸筋腱損傷は長母指伸筋(EPL)腱損傷が多く，総指伸筋腱，固有示指伸筋腱損傷の報告も認める．前田ら[1]は3例のEPL腱完全断裂の報告をし，2例はスクリューの背側突出，1例は不明としている．また，木佐貫ら[2]は術後EPL腱完全断裂例を2例報告し，原因は術中に背側皮質骨をドリルおよびスクリューで貫いていないことから非機械的要因による断裂を推定している．

Sügünら[3]は46例の症例に刺入したロッキングスクリュー230本のスクリュー先端の背側突出を超音波で調査したところ，21本のスクリュー先端が皮質骨から突出を認め，

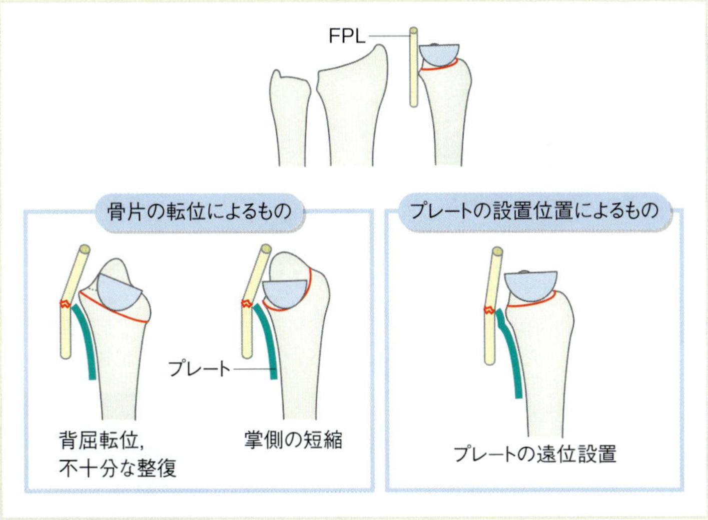

図1 プレート遠位縁とFPLの主な接触原因

14例で伸筋腱損傷を認めたと報告している．

Valbuenaら[4]は長母指屈筋(FPL)腱断裂の原因を，プレート遠位設置と橈骨遠位掌側面とプレート形状の不一致によると結論している．更に，遠位骨片の背屈転位の遺残とプレート遠位の軟部組織による被覆不足を原因としている報告もある．

神経障害は正中神経障害が多く，橈骨神経浅枝障害，一過性の前骨間神経麻痺の報告も散見される．屈筋腱周囲滑膜炎や神経周囲の瘢痕形成などのプレート以外を原因とする報告もある．

Kitayら[5]がX線側面像で橈骨遠位掌側縁からプレート遠位縁までの距離が3 mm以上空いていた症例は有意に屈筋腱損傷が少なかったことを報告している．

掌側における軟部組織損傷の合併は背側より発生頻度が高く，原因はプレートデザインによるものが多いと示唆されており，掌側ロッキングプレートに求められることはプレート遠位掌側部への反り返りが穏やかだと遠位骨片をプレートが押してしまい，背屈転位遺残の可能性が高くなり，急峻であれば遠位部でプレートが掌側皮質骨より浮いてしまう可能性が高くなる(**図1**)．

掌側骨片の短縮や背屈転位による整復不良，プレートの遠位設置など，プレート遠位縁が掌側骨皮質より掌側に位置すると屈筋腱損傷を含む合併症発生の可能性が高くなる．

2 合併症を回避するための手術手技

FPL腱滑走部は橈骨遠位で最も弧は穏やかでありプレートが浮きやすいことに注意を要する．皮質骨の凹凸の程度を数値化することを目的に著者らは8人のボランティアの橈骨遠位部の形状を近似式として表した．FPL腱の走行する橈骨遠位部中央の最掌側部は尺側最掌側部より約3.5 mm中枢側に存在していた.Kitayらの報告からもプレート遠位縁と橈骨掌側遠位縁の距離は3～4 mm程度近位に設置することが望ましい(**図**

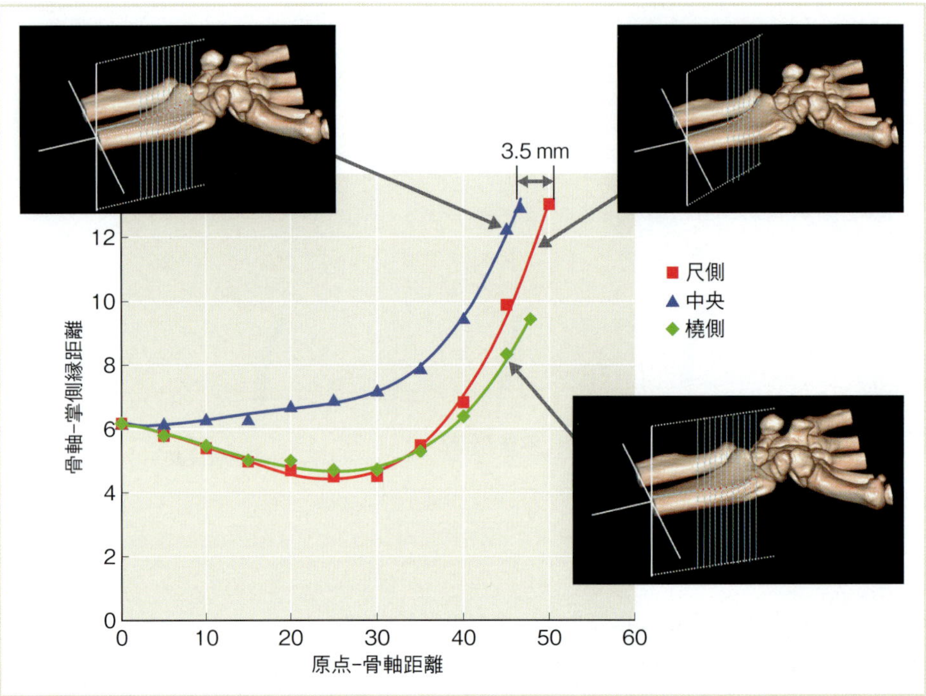

図2 橈骨遠位端掌側形状

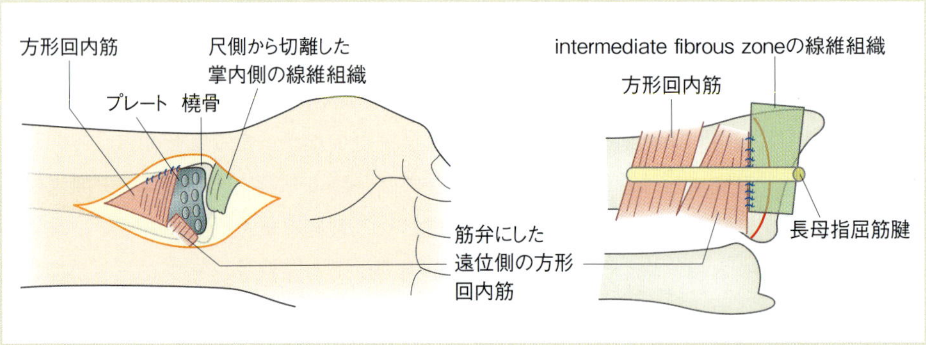

図3 掌側プレート遠位縁を被覆する工夫

2). 骨折位置から遠位設置せざるを得ない場合は早期プレート抜去を考慮する. 加えて方形回内筋の遠位部を弁状にし, FPLの走行するプレート遠位辺縁部を被覆し, 筋弁が安定するように掌尺側の線維組織いわゆるintermediate fibrous zoneの線維組織と縫合する. 縫合後にFPL腱の滑走とプレート被覆部が一致していることを確認する(図3).

一方, 背側組織損傷に伴う合併症はスクリューの背側突出に伴う合併症が多いことからスクリュー先端の位置確認が重要である.

正面・側面のX線透視のみでは背側結節の陰に突出したスクリュー先端が隠れてしま

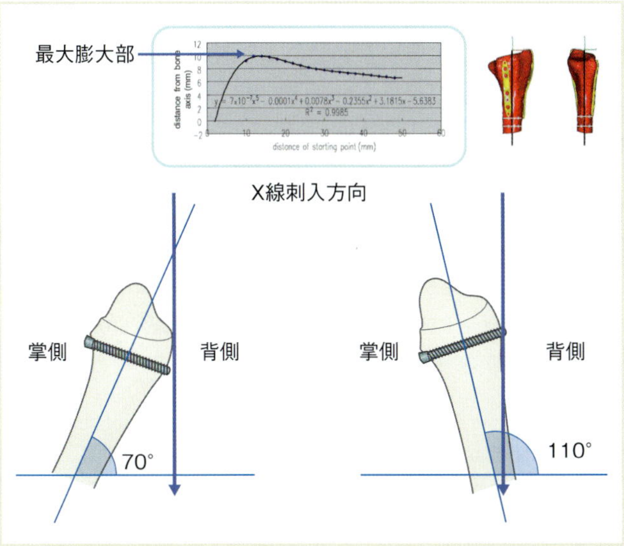

図4　スクリュー先端の背側突出を確認するためのX線刺入角度と肘屈曲角度

う可能性があるため，術中透視は上腕背側を手術台につけた状態で肘屈曲70°のスカイラインビュー透視するとスクリュー先端の背側遠位縁の突出の有無が確認しやすい．

著者らは橈骨遠位橈背側部の形状を数式として表現し，過去に報告した．橈骨遠位部は円柱状の骨幹部から背側へ約20°の傾きで膨大している．突出を見落とさないために肘屈曲70°～110°の接線透視を加えて行い，スクリュー突出の有無を確認している（図4）．

骨折位置，選択する固定材料，骨質，外固定の有無などから起こりうる転位の予測を行い，今回提示したような転位を生じた場合は合併症発生に特に注意する．腱とプレートやスクリューの接触を疑った場合は躊躇なく超音波検査を行うことを推奨する．

3 合併症への対応

a. 変形に伴う合併症

橈骨遠位部の短縮に伴う尺骨突き上げ症候群，可動域障害の原因と考えられる許容できない変形治癒は骨切り術を行い健側に近いアライメントに矯正することが望ましい．

b. EPL腱断裂，FPL腱断裂

EPL腱断裂においては骨折に伴う場合，スクリューなどの物理的摩耗による断裂の場合，いずれもほとんどの症例において変性を認め，端々縫合が困難である．そのため腱移植術あるいは腱移行術を選択することが多い．著者は固有示指伸筋腱を用いた腱移行術を選択している．縫合時の腱の緊張の程度は手関節掌屈位で内在筋の緊張がある状態で母指が過伸展する程度としている．一方，FPL断裂においては長掌筋腱移植を用いて再建している．母指IP関節の屈曲力の低下をきたすことから，助手に母指対立位を保持させ移植腱を縫合する．

c. 神経障害

神経障害を認めた症例において原因が癒着によるものでは剝離術を行い，プレートなどの固定材料によるものでは固定材料の抜去を行う．著者は正中神経の滑走障害を認めるときは，手根管開放術を合わせて行っている．

文献

1) 前田利雄ほか：橈骨遠位端骨折に対する掌側ロッキングプレート固定術後に生じた腱断裂の検討．骨折 **33**：280-284, 2011
2) 木佐貫　修ほか：橈骨遠位端掌側プレート後に生じた長母指伸筋腱断裂の検討．骨折 **33**：548-551, 2011
3) Sügün TS et al：Screw prominence of locking plating in distal radius fractures. J Hand Surg Am **37**：2646-2647, 2012
4) Valbuena SE et al：Rapture of flexor tendon following volar locking plate of distal radius fracture. Report of five cases. Chir Main **29**：109-113, 2010
5) Kitay A et al：Volar plate position and flexor tendon rupture following distal radius fracture fixation. J Hand Surg Am **38**：1091-1096, 2013

X

実践編：各プレートの特徴と具体的手術法

A プレート固定における共通項

本章では現状において日本で使用できる各種掌側ロッキングプレートの特徴や使用方法について記載した．ただ，各項目に共通する展開方法や骨折の整復法などがあるため，本項ではこれらの共通項について各項目を参考にまとめた．したがって，各項目のプレート設置における展開や整復法については，他と違う点を中心に簡単に記載した．

1 展開

a. 橈骨動脈と橈側手根屈筋（FCR）の間から進入するアプローチ（Henry approach）

通常最もよく用いられる展開法である．橈骨動脈とFCR間に皮切を加える．切開部の有痛性瘢痕形成を予防するため，遠位手首皮線を越えて末梢へ延長する場合は橈側あるいは尺側にジグザグ切開とする．皮下を剥離しFCRを展開する．FCRを尺側によけ前腕筋膜を縦切する．この際，正中神経手掌枝が筋膜上を走行しており注意を要する．深層に長母指屈筋腱（FPL）を同定し，これを尺側へよけると横走する方形回内筋（PQ）が展開できる．PQはその遠位端でT字切開して骨膜を剥離し骨折部へいたる（図1）．

b. FCR尺側の展開

このアプローチ（図2a）はkey stoneと呼ばれる掌尺側の骨片の展開に有用である．FCR表層で前腕屈側の浅筋膜を切開し，続いてFCRを橈側へよけ深筋膜を切離すると，その直下に正中神経手掌枝が現れる（図2b）．これを遠位方向に剥離して，手掌部橈側の皮膚に含むようにする．この正中神経手掌枝を損傷しないよう注意しながら，前腕深筋膜肥厚部および屈筋支帯を切離して手根管を開放する（図2c）．PQを近位骨片の橈側で切離・剥離したあと，FPLと正中神経は橈側へ，その他の手指屈筋腱は尺側へよけて橈骨遠位部掌側を露出する（図2d）．

c. 遠位深層の展開（図3）

橈側で切離したPQを骨膜下に尺側に剥離する．遠位のintermediate fibrous zone（IMFZ）と呼ばれる軟部組織は中央で縦切開して橈尺側に骨膜下に開くように剥離し十分に遠位骨片を露出する．これによりプレート設置後，IMFZとPQによりプレートを被覆して縫合することが可能となり，プレートと屈筋腱の直接の接触を防ぐ．

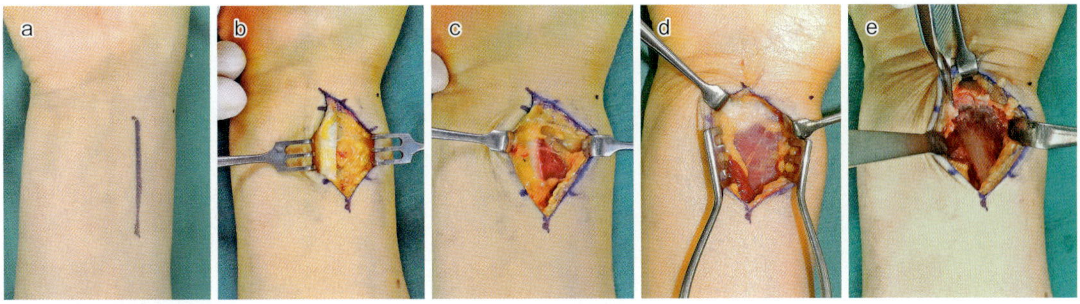

図1　FCR橈側からのアプローチ（Henry approach）

a：皮切はFCR橈側
b：FCRを露出
c：FCRを尺側によけるとFPLが露出する
d：更に深層でPQを展開する．PQの遠位端がはっきりと認識できる
e：骨折部の展開．鑷子はIMFの尺側フラップをつまんでいる．

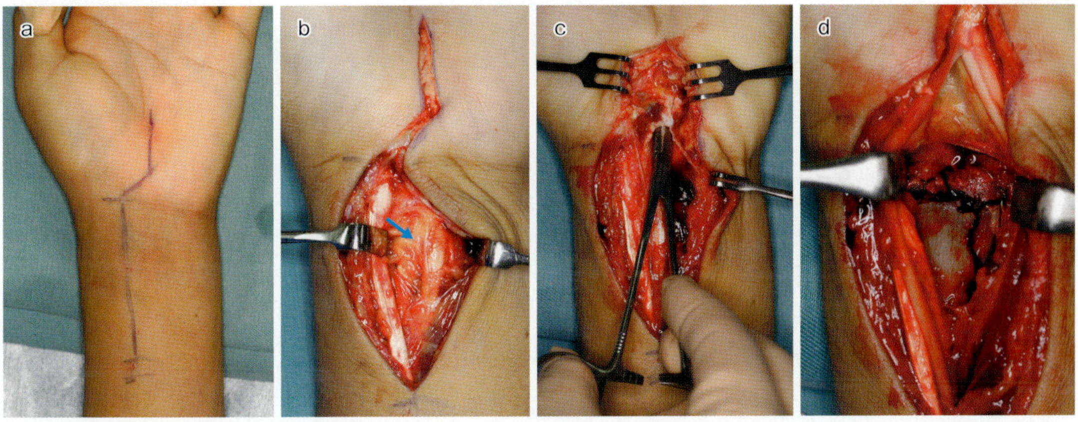

図2　FCR尺側からのアプローチ

a：皮切
b：矢印は正中神経手掌枝
c：手根管の開放
d：骨折部の展開
（森谷浩治先生の症例写真より）

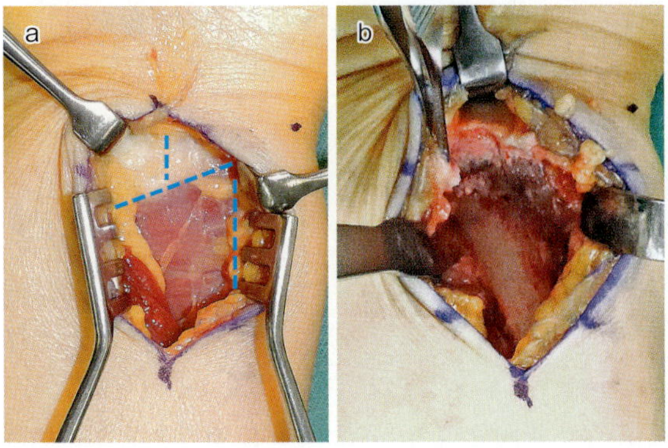

図3　遠位深層の展開

a：IMZとPQの切離は点線のごとくに行う．
b：遠位骨片の展開

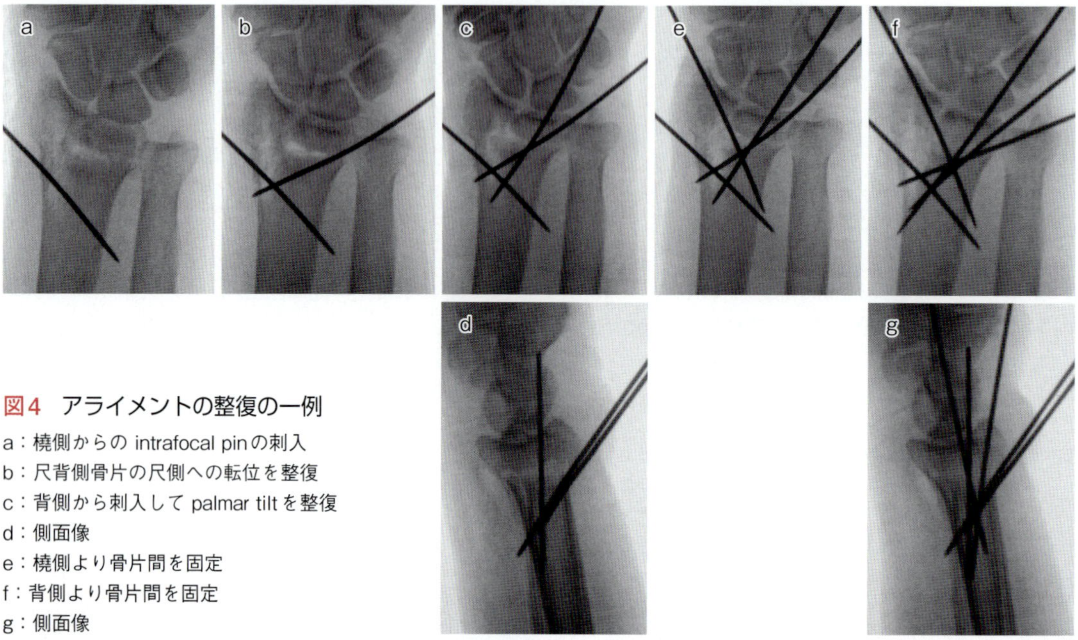

図4　アライメントの整復の一例
a：橈側からの intrafocal pinの刺入
b：尺背側骨片の尺側への転位を整復
c：背側から刺入して palmar tilt を整復
d：側面像
e：橈側より骨片間を固定
f：背側より骨片間を固定
g：側面像

d. 最終展開

骨折部を遠位はwatershed lineまで，尺側はDRUJまで，骨折部を全般にみえるように展開する.

2 整復法（condylar stabilizing法など）

a. 透視下におけるアライメントの整復（図4）

背屈転位型骨折の場合，通常，遠位骨片は背側かつ橈側に転位している．骨折部の陥入を外し徒手的に整復を試みる．困難な場合はまず橈側からintrafocal pinを用いた整復を行う．同様に背側からもintrafocal pinによる矯正を行うが，背側の骨折部に粉砕がある場合，この方法ではpalmar tiltの矯正が不十分となることがある．その場合は背側からのjoy stickによる整復を行う（図5）．これらの整復でもなおpalmar tiltの矯正が不十分な場合は，condylar stabilizing法で整復する.

掌側転位型の場合は，エレバトリウムやKirschner鋼線などで骨折部の嵌合を外し，皮質を合わせるようにして整復する.

b. condylar stabilizing法（図6）

この方法を提唱した清重によると，同法の原則は，① プレートとロッキングピンをcondylar plateとして使用する，② 遠位骨片を軟骨下骨支持する，③ 遠位骨片を先にとめ，その後condylar plateとして動かして整復する（いわゆるdistal first technique），④ ulnar varianceを健側より1 mmマイナスとしてTFCCにtensionを与える，⑤ 術直後から可動域訓練を開始し，intactな背側骨膜の仮骨形成を促す，とある[1].

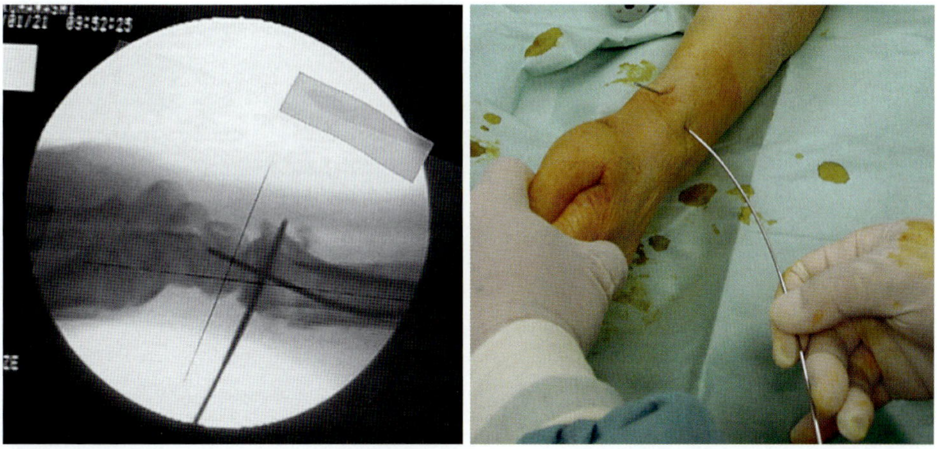

図5 joy-stick法によるpalmar tiltの整復
(山中一良先生の症例写真より)

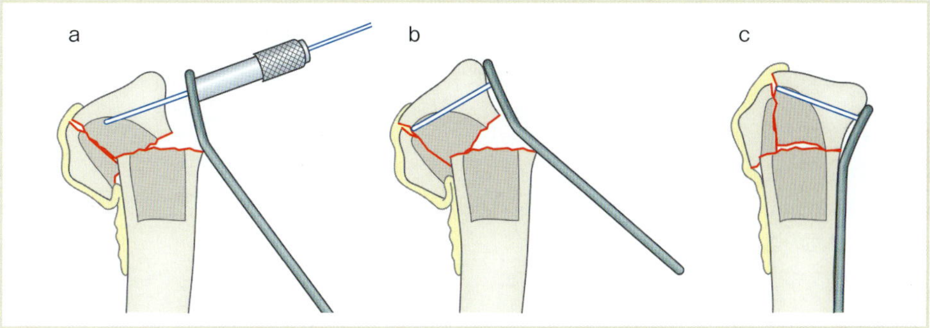

図6 condylar stabilizing法
(清重佳郎：MB Orthop **18**(9)：28-35, 2005を参考に作成)

c. 関節面の透視下整復

通常の側面像で月状骨窩を，22°遠位を挙上したfacet viewで舟状骨窩を観察する．0～22°を順次観察し関節面の転位や整復を把握する．また，正面像は関節面のgapやstep-offの同定に有用である．関節内骨折の基本的骨折型は矢状面，冠状面，中央陥没骨折の3パターンとその複合である．したがって，この各転位の整復をマスターすればすべての関節内骨折の整復ができることになる．矢状面骨折(図7a)は，gapを有する転位が多く，徒手的または骨整復鉗子で橈骨茎状突起と尺骨遠位部を圧迫することで整復できる．step-offは月状骨窩が陥没している場合はエラバトリウムまたはKirschner鋼線で髄内より挙上して整復する．舟状骨窩は，多くの場合に橈骨茎状突起の骨折に伴う転位であるので橈骨茎状突起に刺入した鋼線によるjoy-stick法で整復する．冠状面骨折(図7b)は，矢状面での関節面曲率半径の変化である．step-offを伴うこともあるのですべてジョイスティック法で整復固定を行う．掌側骨片の転位があれば掌側から鋼

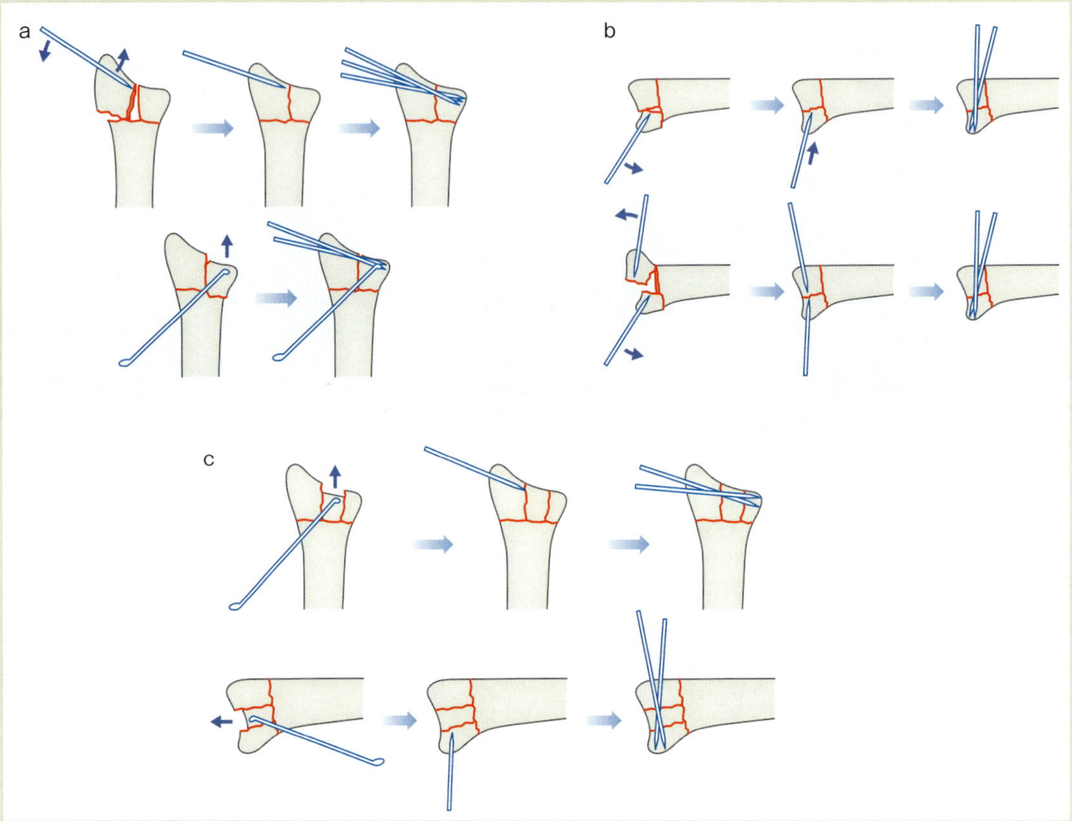

図7　関節面の透視下整復

（坂野裕昭：J MIOS **52**：35-43, 2009を参考に作成）

線を刺入して整復を行う．掌側背側骨片が転位している場合は各骨片に鋼線を刺入し，joy-stick法で整復する．中央陥没骨折（**図7c**）は，骨折部より挿入したエレバトリウムやKirschner鋼線を用いて中央陥没部位を挙上し整復する．

d. 鏡視下整復（PART）

Ⅳ章-E-ⓔ参照

3 固定法

a. DSS法（double-tiered subchondral support method）

プレート遠位の1列目と2列目のスクリューホールからロッキングスクリューを多方向に挿入して遠位骨片の関節面中央と背側の軟骨下骨を2箇所で支える方法．

b. プレート設置時の橈骨遠位掌側骨皮質への圧着

プレートを遠位骨片に密着させることは屈筋腱損傷の防止に必須である．多くの場合，各プレートシステムに圧着用鉗子が付属されており，これを使用するのも一法である．付属のターゲッティングガイドを使用しないことによりプレートの密着度を目視するとする意見もある．

c. スクリュー長の評価：前後，側面(15°，22°)，斜位，skyline view

掌側から挿入したスクリュー先端を背側骨皮質から不要に突出させないことは伸筋腱損傷の防止に重要である．

文献

1) 清重佳郎：掌側ロッキングプレート―condylar stabilizing法．MB Orthop **27**(1)：47-52, 2014

B 各プレートの特徴と具体的手術法

a Acu-Loc plate(日本メディカルネクスト)

1 概要

2004年に米国において開発され，2006年3月に日本に導入されたロッキングプレートであり，2013年4月には新しいデザインへ改良され，これをAcu-Loc 2，以前のプレートをAcu-Loc 1と呼称している．海外で使用されているものではhybrid typeや背側プレートなど様々なバリエーションがあるが，日本ではmonoaxialの掌側ロッキングプレートのみである．

2 特徴

- double-tiered，monoaxial locking typeである．
- 近位型と遠位型を有する(図1)．
- 近位型では橈側，尺側のスクリューがpolyaxialであり，hybrid typeとしての使用も可能である．
- 尺側遠位のbuttress効果を増強するため，遠位尺側が張り出している．
- サイズバリエーションはnarrow，standard，wideがあり，更に骨幹部の骨折を固定すべくドッキングして近位へプレートを延長するシステムがある(図2)．

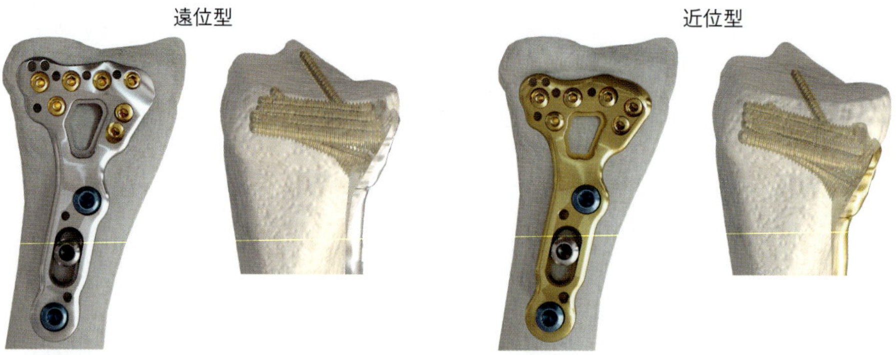

図1　遠位型と近位型

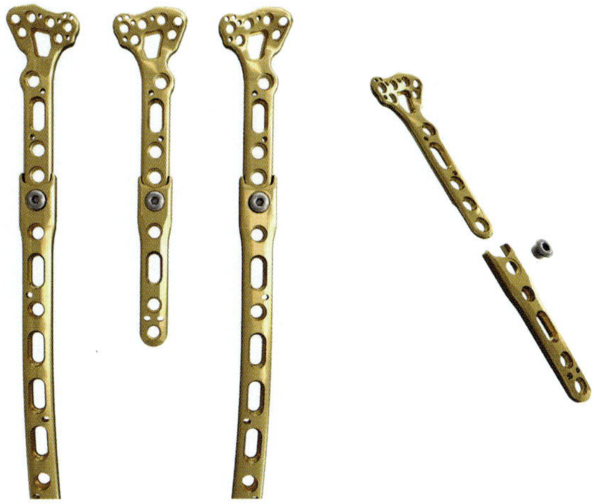

図2　プレートの延長システム

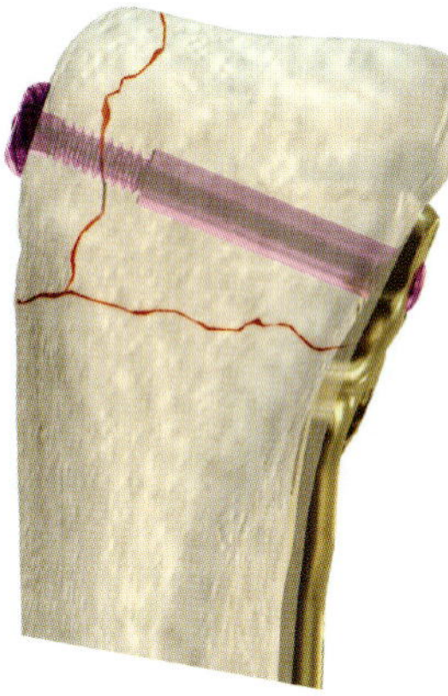

図3　Flag loc

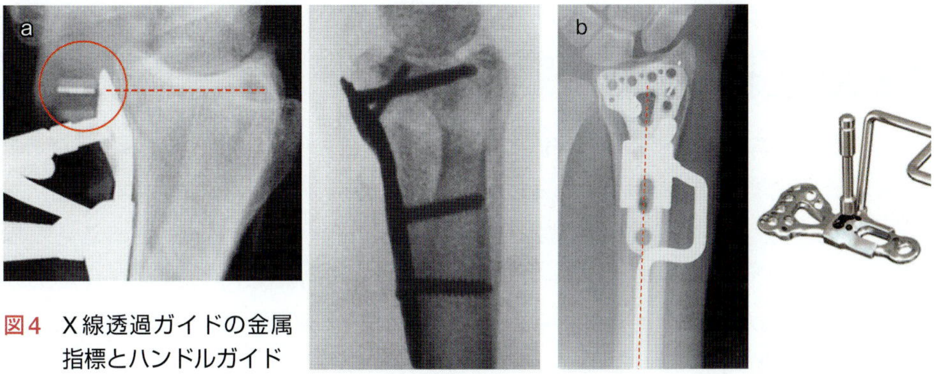

図4　X線透過ガイドの金属指標とハンドルガイド

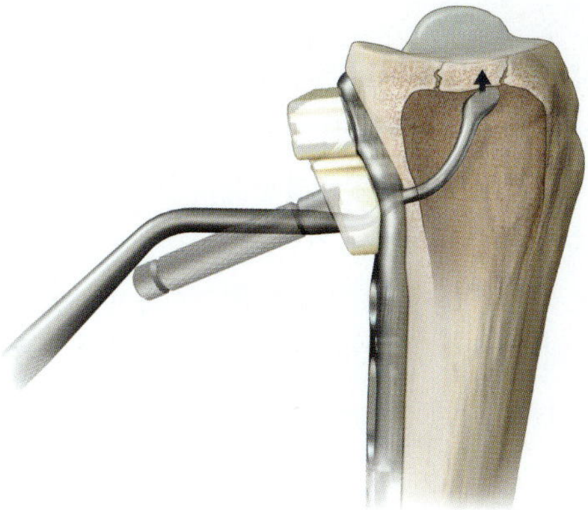

図5　ウィンドウからの関節面の整復

- 尺背側の骨片を固定するため，flag locと呼ばれる背側から挿入するcannulated screwがある(図3).
- プレートを適切な位置に設置すべく，X線透過ガイドに金属の目印がある．橈骨の骨軸に平行とするようにハンドルガイドをつけることができる(図4).

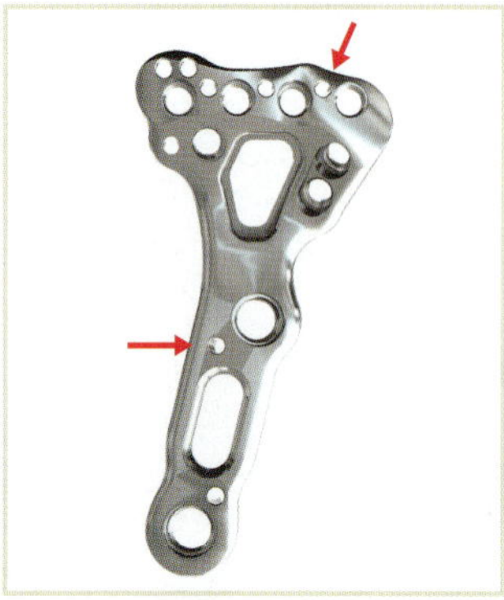

図6　仮止めホール

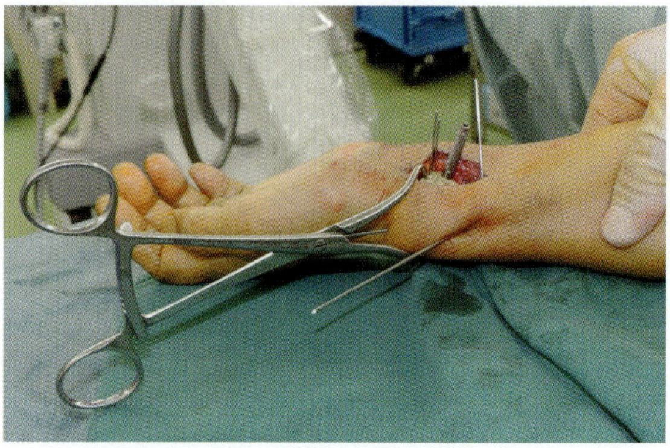

図7　圧着鉗子により橈骨遠位骨側面とプレートを密着させる

- プレート設置の際，橈骨遠位掌側に密着させる圧着鉗子を有する．
- プレート掌側にウィンドウが設けてあり，ここから関節面を整復する器具もある(図5)．同部より骨移植も可能である．

3 適応における特徴

掌側部の骨折線の部位により，近位型と遠位型を使い分けることができる．遠位型は骨折線が掌側遠位にある場合に使用の適応となる．どの程度の骨折型に適応となるかは様々な意見があり，掌側骨片の大きさが7〜10 mm程度とする意見もある．ただし遠位型はwatershed lineに近接するため，屈筋腱皮下断裂の合併症を生じる危険性があり，プレートの掌側への張り出しに注意する必要がある．術直前・術中に近位型との選択が可能である．

4 使用法

どのプレートでも共通することはkey stoneと呼ばれる尺掌側骨片をしっかりと支えることである．Acu-Loc plateを設置する際には尺側の張り出し部分でこの骨片を固定できる位置に設置する．したがって尺側の設置位置を決定し，更に橈側の骨片を固定できるサイズのプレートを選択する．

近位，遠位のプレート仮止めのホール(図6)から付属のワイヤーあるいはKirschner鋼線1.2 mmにてプレートを仮固定する．この際プレートの遠位スクリュー用のホールの遠位の仮止め用のホールから付属の径1.4 mmのガイドワイヤーを挿入し，このワイヤーが軟骨下骨に挿入されるごとく(図4a)，プレートの設置位置を遠位，近位に調節する．ワイヤーが軟骨下骨に挿入されていることを透視下側面像(15°，22°傾斜像を含めて)にてしっかりと確認する．本プレートはmonoaxial locking plateであるためプレート位置により遠位スクリューの挿入位置が決定される．したがって，この操作が強固な固定を得るとともに，スクリューの関節内突出を防ぐために最も重要となる．

プレートの設置位置が決定しワイヤーにて仮固定したら，付属の圧着鉗子で遠位骨片とプレートを密着させる(図7)．これによりプレートは近位骨片より若干浮いた状態と

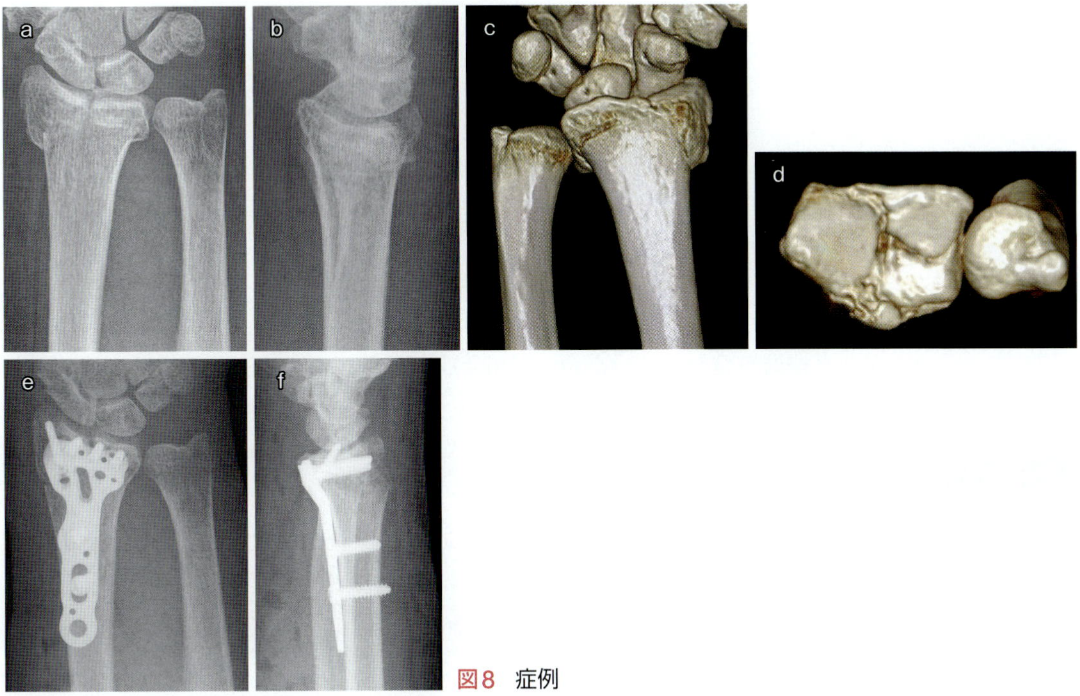

図8 症例

なり，いわゆるcondylar stabilizing手技と同様となる．この操作によりプレートの掌側への張り出しを防ぎ，屈筋腱損傷の予防となる．

以後はスクリューを漸次挿入していく．

5 症例：79歳，女性．遠位型 C3（図8）

遠位骨片の高さが5 mm程度のいわゆる遠位型，背屈転位型のAO分類C3の骨折である（図8a～d）．掌側アプローチにて掌尺側の骨片を十分に展開しAcu-Loc遠位型narrow plateにて固定した．尺側遠位のスクリューは遠位骨片を捉え，なおかつ軟骨下骨支持ができている（図8e，f）．プレートの尺側部分はIMFおよびPQにて被覆することができた．術翌日より外固定を除去した．術後の再転位はみられていない．

b DVR

1 概要(図1)

2011年に日本に導入されたmonoaxial plateである．導入時はプレート遠位のみにロッキング機構が備わっていたが，2016年より近位にもロッキング機構が備わったDVR Crosslockが導入され，同時にタブ付きプレートも導入された．

2 特徴

プレート遠位に2列のスクリューを有するdouble-tiered plateで，ロッキング機構はmonoaxial typeである．1列目は遠位方向への傾斜が小さく関節面中央付近を支持し，2列目は傾斜が大きく関節面背側寄りを支持するdouble-tiered subchondral support (DSS)法に適した配列になっている．

プレートの形状は遠位尺側が長く，watershed line (WL)に沿った形状になっている．掌側プレートは近位設置型，遠位設置型に分類されることが多いが，DVRはその中間(中間型プレート)に位置し，関節内粉砕骨折のkey stoneとなる月状骨窩掌側(VLF)骨片をしっかりと固定できる．また，WLを越えないこと，プレート遠位が橈骨の形状に適合するよう傾斜していることから，長母指屈筋腱(FPL)損傷のリスクを低減できる(図1)．

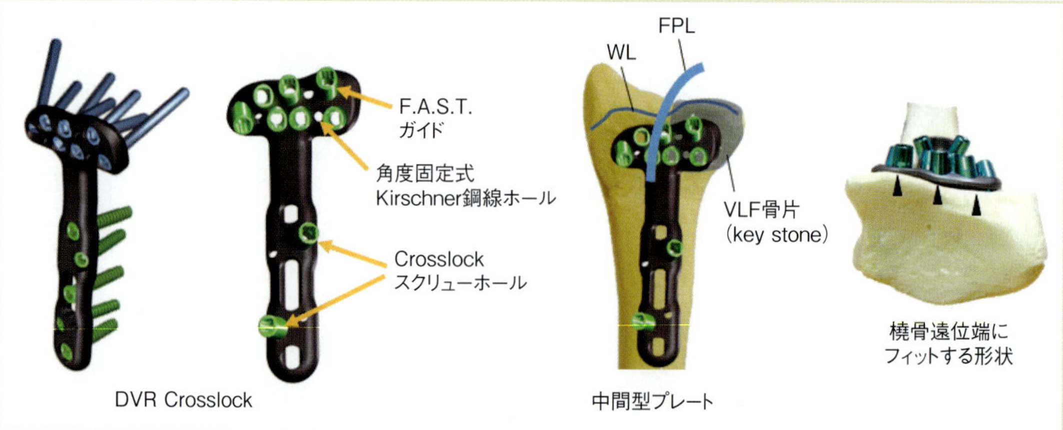

図1 DVR Crosslockプレートの特徴(1)

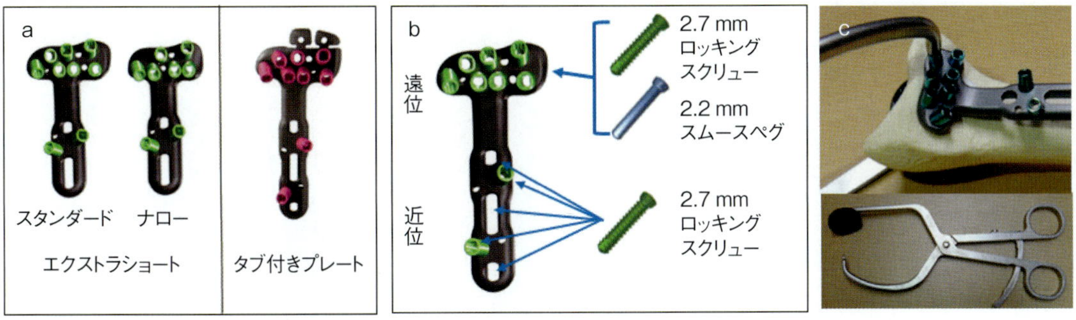

図2　DVR Crosslockプレートの特徴(2)
a：エクストラショートおよびタブ付きプレート
b：適合スクリュー
c：プレート圧着鉗子

a. プレートバリエーション

プレート近位に橈尺側から交差してロッキングスクリューを挿入できるDVR Crosslockが主に使用される．サイズはワイド，スタンダード，ナロー，エクストラナローの4サイズがある．また，スタンダードとナローにはプレート長の短い（それぞれ43 mm，41 mm）エクストラショートとタブ付きプレートが用意される（図2a）．エクストラショートは引き抜き強度の高いCrosslock機構の利点を生かし，従来よりも短いプレートで十分な固定力を発揮できる．これにより術野を小さくできるため，高度の骨粗鬆がなく，骨折線が骨幹部に及ばない症例では第一選択としている．タブ付きプレートは，プレート遠位尺側に*in-situ* bendingができる2つのタブが備わっており，volar marginal fractureなど骨片幅の狭い骨折型に対応できる．発売当初から存在するプレート近位にロッキング機構を備えないタイプも使用できるが，適応は限られている．

b. その他の特徴

F.A.S.T.ガイドと呼ばれるドリルガイドが装着されており，ドリリング時にガイドを装着する煩雑さがなく，手術時間も短縮される．また，ガイディングブロックを用いないためプレート遠位端の浮き上がりの有無を確認しやすい．スクリューは径2.7 mmのロッキングスクリューのみであり，すべてのロッキングおよびノンロッキングホールにこのスクリューを使用する（図2b）．ドリルやドライバーも共通である．これにより手術時間は短縮され，器械出しスタッフのストレスも低減される．プレート遠位にはスムースペグを挿入することも可能であるが，スクリューのほうが引き抜き強度が高く再転位予防に有効と考えている．

また，プレート圧着鉗子が装備されており，これを用いることでプレート遠位端の浮き上がりを防止できる．屈筋腱損傷を予防するためにも必ず使用することを推奨する．（図2c）

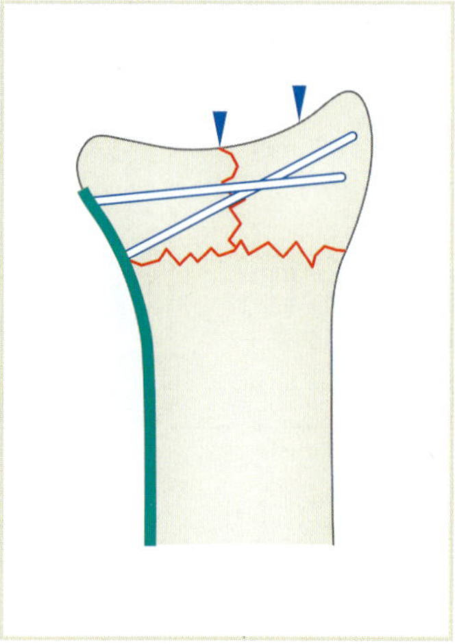

図3　遠位スクリューの関節面支持点

遠位1列目スクリューは関節面中央を2列目は後方を支持する．

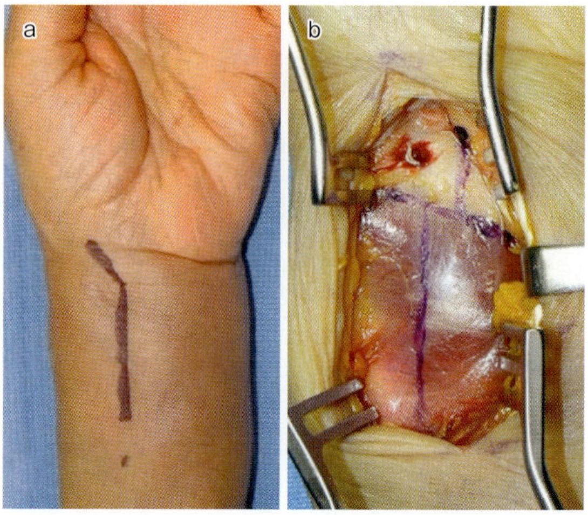

図4　骨折部へのアプローチと骨折部の展開

a：皮切
b：IFZ，PQの切開

3 適応における特徴

プレート遠位尺側が長いため関節内粉砕骨折のkey stoneとなるVLF骨片の固定に有利である．DSS法も行えるが，遠位1列目スクリューの傾斜が小さく，関節面中央付近を支持しやすい理想的なスクリュー配置となっている[1]．これらの特徴により，関節内骨折のなかでも特に関節面の中央付近で掌背側に分断される骨折型の治療において有用である（図3）．また，condylar stabilizing法（CS法）が必要な症例では遠位スクリューに大きな負荷がかかるが，ロッキング機構が強固なmonoaxial plateであるため，より安心である．更にmonoaxialであるため，DSS法を行う際もスクリューの方向が術者間でばらつかず，安定したDSS法を行える．

4 使用法

a. 骨折部へのアプローチと骨折部の展開

橈側手根屈筋腱（FCR）上に皮切を加えるが，遠位では① 皮線を直交しないこと，② 正中神経掌側枝を避けることを目的として橈側にカーブさせている（図4a）．アプローチはtrans FCR approachを用いる．

方形回内筋（PQ），intermediate fibrous zone（IFZ）を切開する際は，PQは橈側寄りで，IFZはプレート遠位の橈・尺側に十分な視野が得られるよう中央部で切開している（図4b）．

b. プレートの仮設置

骨折部を整復後，鋼線で仮固定し，プレートのサイズを決定する（図5a, b）．女性や

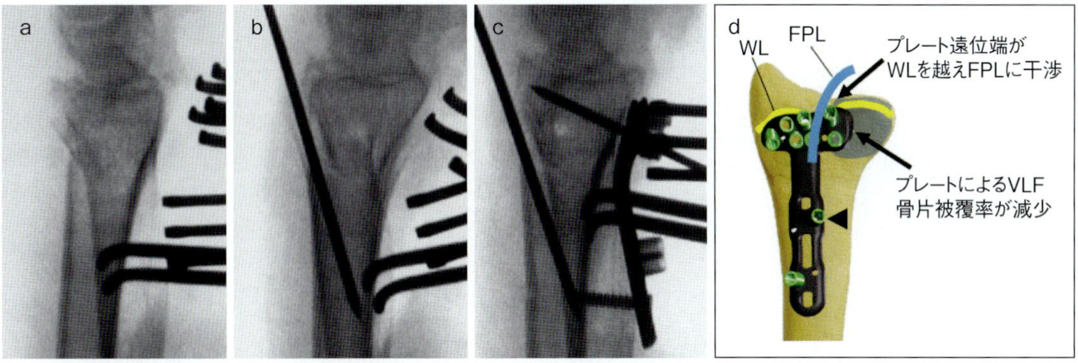

図5　骨片の整復とプレートの仮設置

a：整復前
b：骨片整復と仮固定（PTの矯正不足が残存）
c：プレートの仮設置
d：プレートが橈側寄りに設置された際の問題点

小柄な男性ではCrosslockのナロー・エクストラショート，大柄な男性ではスタンダード・エクストラショートを用いることが多い．プレートを適切な位置に調整した後，径1.6 mm鋼線をプレート遠位（2列目尺側）および近位の鋼線ホールに挿入し仮固定する．この際，プレートが橈側寄りに設置されるとVLF骨片の被覆率が減少し，また，プレート先端がWLを越えるため，腱損傷のリスクが高まるので注意する（**図5d**）．

その後，楕円ホールにスクリューを挿入するが，プレート設置位置を微調整できるよう中央付近に挿入し，スクリューは締め込まないでおく（CS法を用いる場合にはスクリューの先端のみ挿入しておく）．次にイメージ側面像で関節面から鋼線までの距離が適切であることを確認する（**図5c**）．鋼線ホールは角度固定式になっており，スクリュー挿入方向に一致する．適切であればプレート圧着用鉗子でプレートを圧着させ，遠位骨片にスクリューを挿入する．その後，前腕を約15°程度挙上し，関節面を抜いたイメージ側面像を確認することでスクリューが関節面に穿破していないかを確認する．

骨折型によっては徒手整復で十分なpalmar tilt（PT）の矯正ができないことがあり，その場合にはCS法を用いる．プレートを仮固定していた鋼線をいったん抜去し（楕円ホールのスクリューは残しておく），PTの矯正不足に応じてプレートの近位を挙上したあと，再度鋼線を刺入し，（**図5c**）その後，遠位骨片にスクリューを挿入していく（**図6a, b**）．

遠位スクリューの挿入が完了すれば，近位楕円ホールのスクリューを最後まで締め込み，プレート近位を橈骨に圧着する．これにより，不足していたPTが矯正される．更にCrosslockスクリューを2本挿入し，プレート設置を終了する．（**図6c, d**）

c．閉創

切開したPQ，IFZを3-0吸収糸を用いて修復する．IFZを愛護的かつ十分に剝離しておけば，多くの場合十分にプレートを被覆できる．

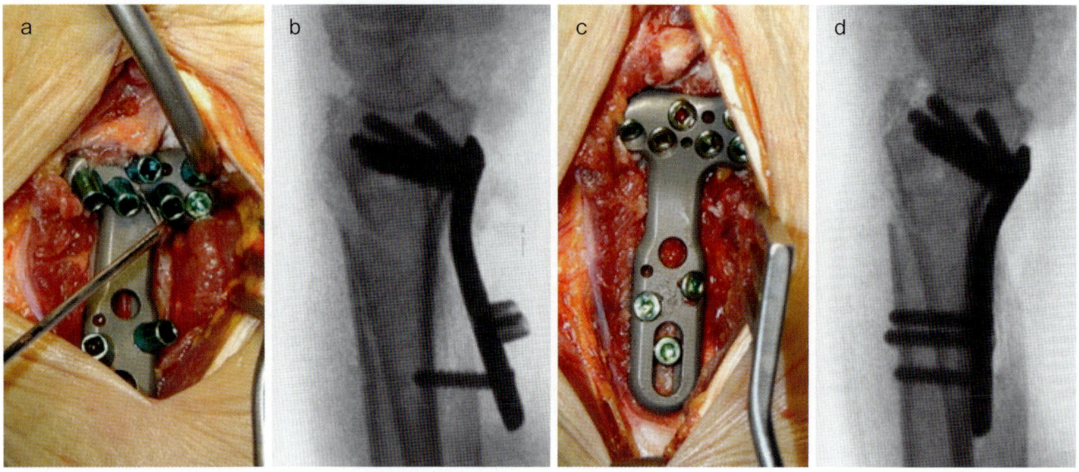

図6　CS法によるPTの矯正とCrosslockスクリューの挿入

a：プレート圧着鉗子で圧迫した状態で遠位スクリューを挿入
b：遠位スクリュー挿入後
c, d：楕円ホールスクリューの締め込みによるPTの矯正とCrosslockスクリューの挿入

文献

1) 加地良雄ほか：CT画像を用いたDVRアナトミックプレートの関節面支持点の検討. 日手会誌 **34**：987-990, 2017

c Variable Angle LCP

1 概要

DePuy Synthes社のVariable Angle LCP Two-Column Volar Distal Radius Plate 2.4(VA TCP)は2010年に国内で発売された掌側ロッキングプレートである．

2 特徴

- 遠位の形態がwatershed lineやvolar radius ridgeに干渉せず，骨への適合も良好な[1]解剖学的形状に加え，円状のプレート端，滑らかな表面，スクリューの突出を防ぐlow profile構造で軟部組織への干渉リスクが軽減されている．
- 遠位のプレート厚は2.8 mmと他社のpolyaxial locking plateと比較し厚いが[2]，その分スクリューヘッドは突出することなく，ロッキング機構は強固であり，トルクドライバーを採用しているため確実性が高い．
- 窓を有しプレート設置後の整復操作や骨移植が可能である．
- プレートの遠位幅はstandard(25.5 mm)，small(22.0 mm)，extra small(19.5 mm)の3種類がある．最遠位列はstandardでは5穴，smallとextra smallでは4穴であり，シャフト部分は2穴から5穴のものがそれぞれある．プレートのシャフト部と遠位部のなす角度はstandardとsmallは25°，extra smallは20°である．
- スクリュー挿入については，monoaxialとpolyaxialの2とおりが選択可能である．monoaxialを選択した場合の各スクリュー角度を図1に示す．polyaxialでは漏斗型のドリルスリーブを用い，monoaxialでのスクリュー挿入方向を中心軸として，15°の

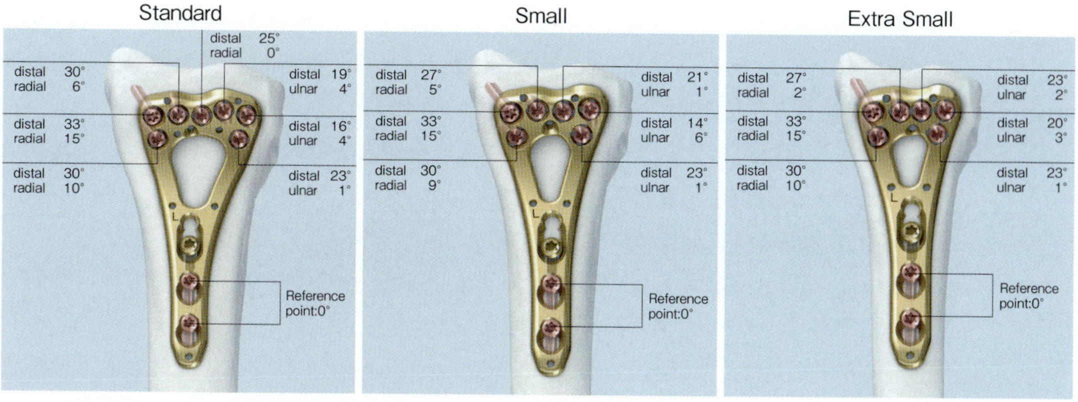

図1　固定角度techniqueを選択した場合の各スクリュー角度
(DePuy Synthes Variable Angle LCP® Two-Column Distal Radius Plate 2.4 Technique Guideより引用)

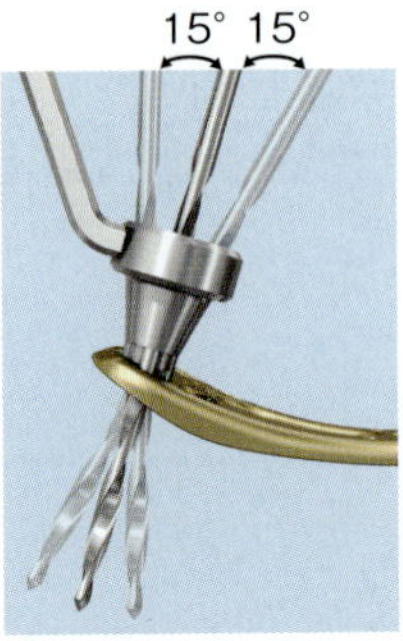

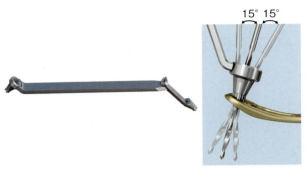

図2 VA drill sleeve 2.4
漏斗型のドリルスリーブを使用した場合，monoaxial techniqueでのスクリュー挿入方向を中心軸として，15°の範囲内であれば任意の方向へのスクリュー挿入が可能である
(DePuy Synthes Variable Angle LCP® Two-Column Distal Radius Plate 2.4 Technique Guideより引用)

範囲内であれば任意の方向への挿入が可能である(**図2**).

3 適応における特徴

本来はwatershed lineより近位の骨折が適応となるが，watershed line以遠の骨折に対してもプレートを可及的遠位に設置し，polyaxial techniqueで遠位列のスクリューを通常より打ち下げて挿入することや，buttress plateとして使用することも可能である．また，過去に橈骨遠位端骨折の既往があるなどで，通常の解剖学的プレートベンディングを逸脱した形態の骨についても，polyaxial techniqueでのスクリュー挿入およびプレートベンディングで対応できることが多い．

通常，男性であればstandard，女性であればsmallを選択することがほとんどだが，時に身体の小さな女性にはextra smallを選択することもある．

4 使用法

以下に実際の症例を呈示する．

69歳，女性．骨折型はAO分類でC3.2であり粗鬆骨であった(**図3**).

皮切は橈側手根屈筋腱に沿って置き，trans FCR approach[3]を用いた．方形回内筋(PQ)とintermediate fibrous zone[4](IFZ)の橈側縁で切開し，次いで骨幹端部掌側の小骨片がPQを突き破っていたためそこを含めてPQを横切し骨折部を展開した．

前述の小骨片はいったん除去し，径1.5 mm Kirschner鋼線3本を用いて可及的整復と仮固定を行ったが，大きなfracture voidがみられた．尺側は人工骨補塡材を詰めることができたが，橈側はワイヤーが干渉した(**図4a**).

プレートを設置しシャフト部のスクリューを挿入したのち，落ち込んだscaphoid facetを含む骨片(**図4a**矢印)を窓部分からエレバトリウムで持ち上げ，subchondral supportとなるように橈側のロッキングスクリューを挿入した(**図4b**).

続いて，Synthes社のBone reduction forceps(**図5**)で尺側の掌背側の骨片に圧迫をかけ，尺側のロッキングスクリューを挿入した．

ワイヤーを全抜去したあと，窓部分からfracture voidの橈側に小骨片と人工骨補塡材を詰めた．その後，PQとIFZでプレート遠位を被覆し，長母指屈筋腱と干渉しないよう修復縫合を行い閉創した．術後単純X線を**図6**に示す．

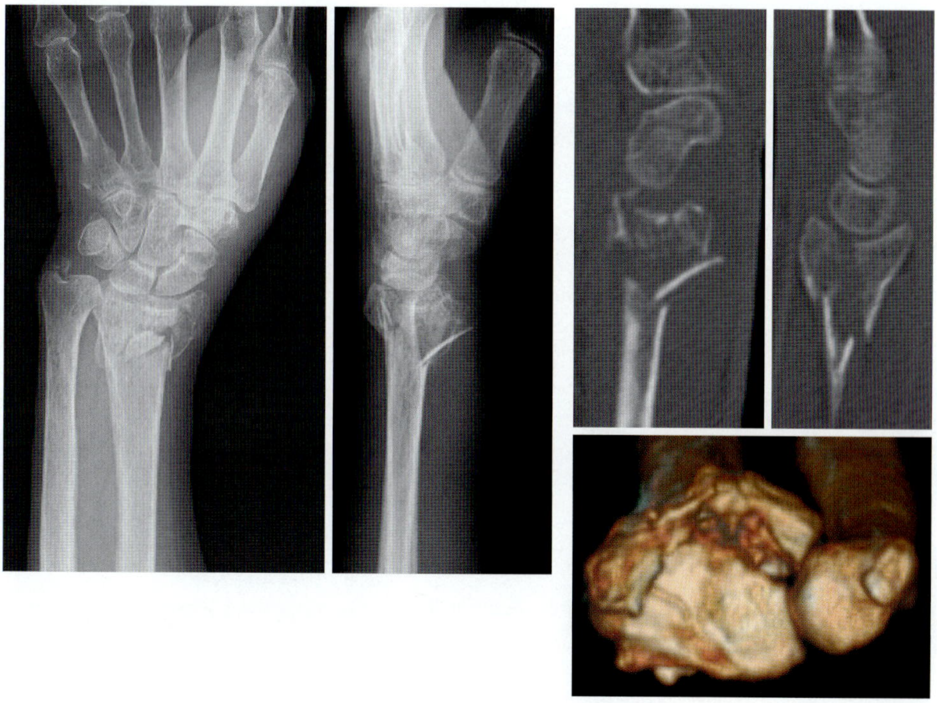

図3　術前単純X線およびCT

関節内および骨幹端ともに多骨片を有する骨折．背内側関節内骨折のgapは最大3.0 mmで，scaphoid facetおよびlunate facet下にはfracture voidを認めた．
尺骨茎状突起骨折および舟状骨骨折も合併．

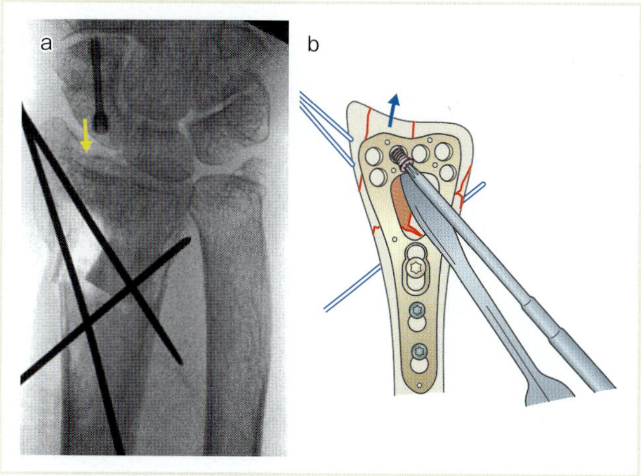

図4　術中X線透視画像

a：術中X線透視画像．この時点ではKirschner鋼線が干渉しfracture voidの橈側には人工骨補填材を詰められなかった．Scaphoid facetを含む骨片の落ち込みが残存している（黄矢印）．

b：プレートを設置し，シャフト部にスクリューを挿入したあと，窓部分からエレバトリウムで骨片を青矢印方向に持ち上げつつ，subchondral supportとなるスクリューを挿入した．

- 本プレートのKirschner鋼線固定用の穴はシャフト部分でも正円形であるため，骨質のよい患者でcondylar stabilizing法を行う際にプレート仮固定を1.0 mm（通常は1.2 mm）Kirschner鋼線で行い，多少のあそびを持たせることで，Kirschner鋼線がプレートの圧着の妨げにならないようにしている．
- シャフト部分のスクリュー挿入について：著明な粗鬆骨の場合，手技書どおりに径

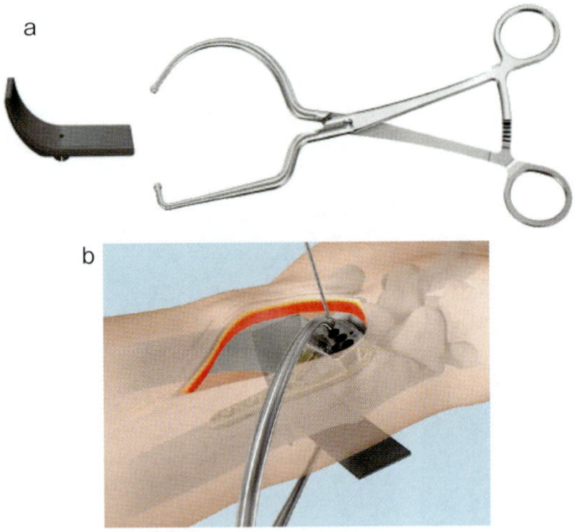

図5 bone reduction forceps

a：ball tip付きの鉗子とJ型のアタッチメントで構成されている.

b：guiding blockのholeにball tipが挿入でき，圧迫をかけることができる.

(DePuy Synthes Variable Angle LCP® Two-Column Distal Radius Plate 2.4 Technique Guideより引用)

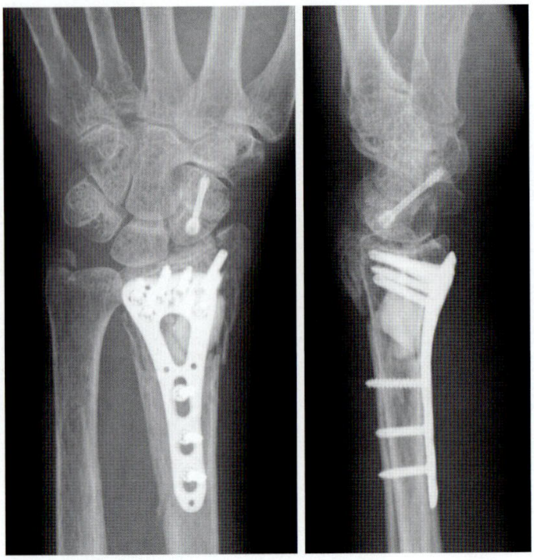

図6 術後単純X線

図4aでの落ち込んだ関節面が整復されており，fracture voidにはいったん取り出した掌側小骨片と人工骨補填材が詰められている.

1.8 mmドリル先でドリリングし皮質骨スクリュー2.4 mmを挿入してもスクリューが効かない場合がある．その際，あるいはそれが予想される際は径2.7 mmの皮質骨スクリュー(本来2.0 mmドリル先が対応)を挿入している.

● 文献

1) Oppermann J et al：Anatomical fit of seven different palmar distal radius plate. Arch Orthop Trauma Surg **134**：1483-1489, 2014
2) 川崎恵吉ほか：VA-TCPを用いたDSS法の実際とコツ，合併症回避の工夫．J MIOS **75**：44-51, 2015
3) Ilyas AM：Surgical approaches to the distal radius. Hand(N Y) **6**(1)：8-17, 2010
4) Orbay J：Volar plate fixation of distal radius fractures. Hand Clin **21**：347-354, 2005

d Stellar 2

1 概要

筆者は2005年に遠位のロッキングスクリュー配列が1列であるStellarプレートを開発した．その後，関節内骨折に対し強固な固定が得られるように2列プレートであるStellar 2プレートを発表した．Stellar 2プレートはStellarプレートシリーズ(Stellarプレート，non-locking typeのStellarプレート，Stellar 2プレート，遠位設置型のStellar Dプレート，尺骨遠位端や橈骨背側に使用するL型とI型の2種類よりなるStellar optionプレートで構成される)の中核を担うものである．

2 特徴

Stellar 2プレートは近位設置型であり，遠位ロッキングスクリューは2列となる．操作の簡便性と固定強度を重視しmonoaxial locking typeである．遠位尺側のスクリューは15°のtiltがついており，condylar stabilizing法を行う際に角度設定の指標になる．

プレートサイズは遠位幅で20 mmのsmall，22 mmのmedium，24 mmのlargeの3種類があり，各々にプレートの長さにより3穴のshort，4穴のlong，5穴のextra-long，6穴のultra-longの4種類がある．

プレートの形状は橈側に張り出した形状で，watershed lineに沿う形状ではない．ただし，屈筋腱の障害を防止するためにプレート中央から尺側はwatershed lineより近位に設置される．

遠位の関節面を支持するロッキングスクリューはすべてのスクリューが交差するcross locking mechanismを採用し遠位骨片の捕捉性を高めている．遠位のロッキングスクリューの方向性を確認できるようにロッキングホールにはドリルスリーブとKirschner鋼線スリーブが装着でき直径1.2 mmのKirschner鋼線が挿入可能である．プレート遠位には4～6箇所のKirschner鋼線用のホールが設定されている．このホールはロッキングスクリューの方向性を確認できるとともに，関節内骨折の整復後にロッキングスクリューを刺入する際に整復位を保持し，かつスクリューと干渉しないように設計されており，関節内骨折の固定に効果的である．プレート近位の骨幹部では楕円Kirschner鋼線ホールがあり，プレート設置において長軸方向の微調整が容易にできる．

プレート遠位にはロッキングスクリュー用のガイドブロックが装着できドリリングやスクリュー刺入の方向性の補助とともにブラックスリーブと呼ぶドリリングでデプスも兼ねる器具が使用できる．また，condylar stabilizing法が容易に行えるようにプレート近位部を任意の高さに保持できる〈くるくる君〉というジグがプレート近位部に装着できる(図1)．更にプレート遠位部と橈骨遠位部の間隙を圧着させる圧着鉗子も付属する．

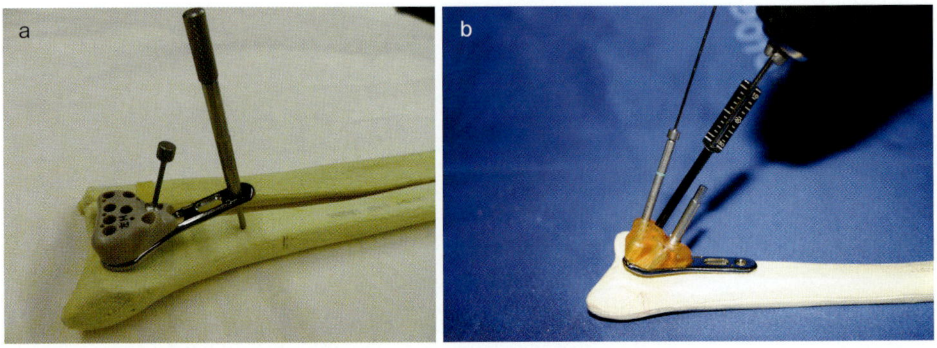

図1　Stellar 2プレートと手術支援器具，cross locking mechanism

表1　プレート選択基準

		骨折型	
		関節外骨折	関節内骨折
月状骨窩のrim：長軸方向の長さ（r mm）	$10 \leqq r$	近位設置型	近位設置型
	$7 \leqq r < 10$	近位設置型 遠位設置型	近位設置型 遠位設置型
	$r < 7$	近位設置型 遠位設置型 ※rim plate	遠位設置型 rim plate

※rimの粉砕例はrim plate選択

3 適応における特徴

プレートサイズは　橈骨遠位部の約80％がプレートで被覆できるサイズを選択する．平均的な日本人高齢女性ではmedium shortである．原則として合併症を生じにくい近位設置型を選択するが[4]が，骨折形態によっては遠位設置型を選択する．また，遠位縁部骨折では骨折型が関節内骨折か関節外骨折か，そして月状骨窩での長軸方向の掌側骨皮質の長さが7 mm以上か未満かで判断している（**表1**）．一般的な関節内骨折では月状骨窩の掌側骨皮質の長さが短く，舟状骨窩の掌側骨皮質がある程度保たれていることが多い．関節面が整復されていれば月状骨窩の掌側にプレートが当たらなくても舟状骨窩掌側で支持できれば固定性は得られる．

関節内骨折では2列plateとして使用するが，関節外骨折では1列plateで十分であるとの考えもあるが，設計上は2 rowsで使用することを前提としているため強度不足でスクリューの折損を生じる可能性があるので避けるべきである[2]．また，プレート形状は重要で橈骨茎状突起側への張り出しが必要である．特にwatershed lineでの関節内骨折で近位設置型を選択する場合は必須と考えている．

4 使用法

a. 術中牽引

患肢を外転90°で示指と中指にフィンガートラップを装着して約2～4 kgで水平牽引を行う．著者は常に牽引を行っている．関節外骨折では非牽引下での手術もよいが関節内骨折では必須と考えている．

b. 展開

橈骨遠位掌側面をしっかり展開するには皮切を延長するのではなくFCR腱の可動性を獲得するためにFCR靱帯管は掌側背側とも十分に切開することが重要である．

関節内骨折はまず関節面を整復しKirschner鋼線で仮固定を行うことで関節外骨折として扱うことができる．次に骨幹端部の整復である．背側転位型であればcondylar stabilizing法で，掌側転位型であればbuttress固定で整復固定する[3]．

c. 整復固定の実際

①整復固定

関節外骨折におけるcondylar stabilizing(CS)法の際にStellar 2® プレートでは遠位のロッキングスクリューは15°の掌側へ傾斜しているので至適palmar tiltを10°程度とするとロッキングスクリューが橈骨関節面のやや背側で関節に最も接する角度に設定することになる．この位置を決めるのにチルトアップのジグの使用が便利である．

関節内骨折：著者は主に透視下整復を行っている．詳細はプレート固定の共通項を参照のこと．

遠位縁部骨折：月状骨窩で掌側の骨皮質を直接支持できない場合でも関節面が整復されていれば月状骨窩と舟状骨窩の骨片をロッキングスクリューで固定し舟状骨窩の骨片を掌側でプレート支持できれば2列のロッキングスクリューによる強固な関節面固定効果で関節面の転位は防止できる．舟状骨窩である橈側骨片は掌側からプレートでbuttress支持され，背側は4本のロッキングスクリューで固定されている．月状骨窩である尺側骨片も4本のロッキングスクリューで固定されており，この8本のロッキングスクリューでのcross lockingで強固に関節面が固定される．

②遠位骨片のスクリュー固定

関節内に穿破しないように透視下で側面像を0～25°挙上位の範囲で確認しながらロッキングスクリューを挿入する．透視は至適刺入部位の同定には側面像が最も重要であるが，背側のスクリュー突出を防止するには，側面から回外方向への斜位像が遠位橈側のスクリュー刺入に，側面像での近位骨幹部背側ラインの延長線を越えないように刺入することが尺側スクリュー刺入に重要である．

スクリュー固定の際に屈筋腱断裂防止の観点からpalmar tiltの整復不良とプレート遠位部の浮き上がりをチェックしなければならない．プレート遠位端に介在物がなく浮き上がる場合は圧迫鉗子でプレートを骨に圧着してスクリューを刺入する．

③ 骨幹部の固定

骨折部から近位部は3本のスクリュー固定で十分である．骨幹部の骨質はドリリングの抵抗で判断し，骨質が良好な場合は皮質骨スクリューで固定するが，不安な場合はロッキングスクリュー固定を行う．

④ 屈筋腱とプレートとの接触の確認

内固定作業が終了したら手関節中間位および背屈位で母指示指中指の他動伸展・屈曲を行い長母指屈筋腱，示指および中指深指屈筋腱がプレートと接触しないか確認する．背屈位で接触する場合は骨内異物除去術の適応と判断する．中間位でも接触する場合は術後早期での骨内異物除去術の適応と判断する．

d. 術後療法

術直後より積極的に可動域訓練を奨励する施設もあるが，TFCC損傷の合併率が高いので，術後3週間は手関節を軟性サポーターで固定している．ただし，手関節の可動域訓練は関節外骨折では翌日から関節内骨折および遠位縁部骨折では術後1週から行っている．

手技のポイント

- 橈骨遠位掌側面をしっかり展開するには皮切を延長するのではなくFCR腱の可動性を獲得するためにFCR靱帯管を掌側背側とも十分に切開することが重要である．
- CS法は遠位2列をスクリュー固定するが，もしも骨折線の位置が遠位にあり近位列のスクリューが遠位骨片に入らない場合は掌側皮質の破損を防止するため遠位列のみ固定して行う．
- 遠位縁部骨折ではrimの粉砕の有無，関節内骨折であれば整復の可否，そして月状骨窩掌側皮質骨長で方針を決める．
- 重大な合併症を回避するために，① プレート固定後にプレート遠位の浮き上がりが確認された場合はいったん抜去して圧着固定後再度スクリュー固定を行う．② 遠位スクリューの刺入では関節内に穿破しないように側面透視像を慎重に観察する．スクリュー長は選択に迷う場合は短いほうを選択する．③ プレートと腱の接触の有無は固定完了後に必ず確認し骨内異物除去術の必要性を判断する．

文献

1) 坂野裕昭：関節内骨折に対する掌側ロッキングプレートの応用．J MIOS **52**：35-43，2009
2) 坂野裕昭ほか：不安定型橈骨遠位端骨折に対するStellarプレートによる掌側ロッキングプレート固定術．骨折 **29**：661-665，2007
3) 坂野裕昭：橈骨遠位端骨折に対する掌側ロッキングプレートを用いた整復固定術．整形外科Knack & Pitfalls骨折治療の要点と盲点，松下　隆(編)，文光堂，東京，p.92-94，2009
4) 坂野裕昭：マルチセンタースタディによる橈骨遠位端骨折に対する掌側ロッキングプレート固定術の術後成績と合併症．日整会誌 **26**：S236，2009
5) 坂野裕昭：Stellar2 plateによる橈骨遠位端骨折の治療．J MIOS **75**：63-72，2015

e　Dual Loc Radiiシステム

1　概要

筆者らは2009年にwatershed lineを考慮した掌側ロッキングプレート(palmar locking plate：PLP)としてメイラ橈骨遠位端プレートシステム(メイラ社，名古屋)を開発した[1)]．本システムは掌側骨皮質の整復を前提とするwatershed lineを越えない設置のP-Plateと軟骨下骨支持を獲得するためにwatershed line上に設置するD-Plateが備わっていた[1, 2)]．2013年にはP-Plateを改良した(improved)I-Plateが本システムに加わった．このI-Plateでは最遠位のロッキングホールが軟骨下骨を幅広く，かつ解剖学的に支える配列に変更され，橈骨茎状突起にもロッキングスクリューまたはピンを挿入できるようになった．また，プレート・シャフト部もロッキングホールとなった．2017年にはPLP固定後に得られる掌側傾斜(palmar tilt：PT)の差異に着目した新たなPLPとしてDual Loc® Radiiシステムを開発した．

2　特徴(図1)

Dual Loc® Radiiシステムはdouble-tiered monoaxial locking PLPであり，そのプレート遠位端は方形回内筋窩におさまりやすくするため円形かつwatershed lineに沿った形状になっている．尺側が橈側よりも遠位に張り出しているため月状骨窩掌側部の支え効果を発揮しつつ，橈側縁はsafety line橈側から突出しない．また，プレート厚を薄くすることで長母指屈筋(flexor pollicis longus：FPL)との干渉軽減も図られている．本システムには上記の特徴を有し，かつプレート形状がまったく同じでありながら，プレート・アーム部最遠位のスクリュー挿入角度が7°(V7)と17°(V17)の異なる2とおり(dual)のプレートが備わっている．なお，挿入角度の大きいV17は方形回内筋窩に設置して使用する近位設置型，挿入角度の小さいV7はwatershed line近傍に設置すべき遠位設置型になる．

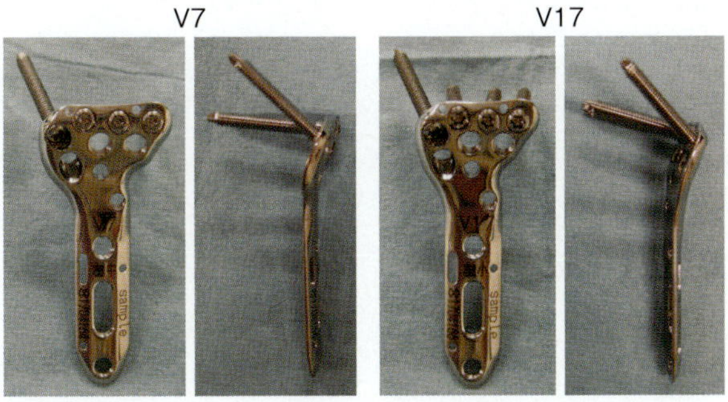

図1　Dual Loc® Radiiシステム

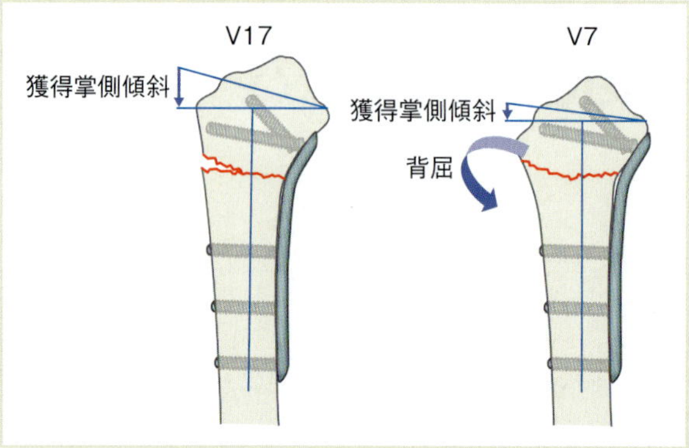

図2　V17とV7における獲得掌側傾斜

V7では遠位骨片が背屈するためV17よりも獲得掌側傾斜は少なくなる.

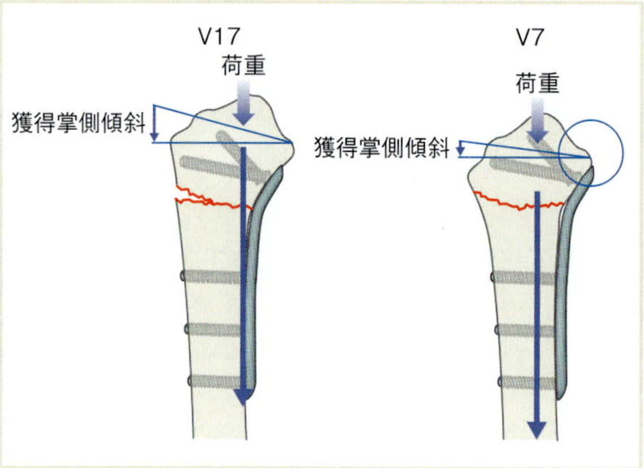

図3　獲得掌側傾斜に伴う荷重軸の移動

V7では獲得掌側傾斜が少ないため手部からの荷重軸(矢印)はV17よりも背側へ移動する. そのため月状骨窩掌側縁(丸印)は荷重から免荷されることになる.

この両プレートは形状が変わらないため, 方形回内筋窩にV17を設置した場合よりも, V7を掌側骨皮質に沿って遠位方向へ滑らせてwatershed line近傍に設置するほうが, 遠位骨片が背屈するため獲得されるPTは減少する(**図2**). そのため手部から橈骨遠位関節面を介して近位骨幹部へ伝播される荷重の通過軸は掌側から背側へと移動する. したがって, V7を使用した場合, 月状骨窩掌側縁は手部からの軸圧, つまり転位を引き起こすdeforming forceから常に免荷された状態になる(**図3**). また, 本システムに附属するプレート圧着鉗子を用いてプレート・アーム部の浮き上がりを抑えると, 遠位骨片に対してもプレートによる支え効果が発揮される. 以上の2つの効果からV7はwatershed lineに沿った関節縁骨折に対しても十分対応できる.

Dual Loc® Radiiシステムには V7, V17のいずれにもプレート・アーム部の遠位幅が20.5 mmの小, 22.5 mmの中, 24.5 mmの大, プレート長が49 mmの3穴, 64 mmの5穴, 94 mmの9穴が備わっている. このサイズバリエーションによって, 一般的な高齢者の橈骨遠位端骨折から骨折線が遠位骨幹部に及ぶ骨折, 多骨片を有する関節内骨折, 関節縁骨折まで幅広く対応可能である. なお, プレート・シャフト部に対するアーム部のおおよその反り角は最橈側23°から最尺側29°に設定されている.

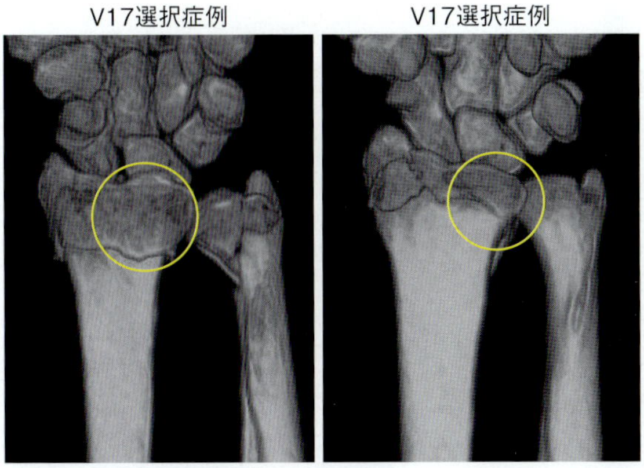

図4　プレート選択基準
月状骨窩を含む遠位骨片の掌側骨皮質長(丸印)に基づいている．

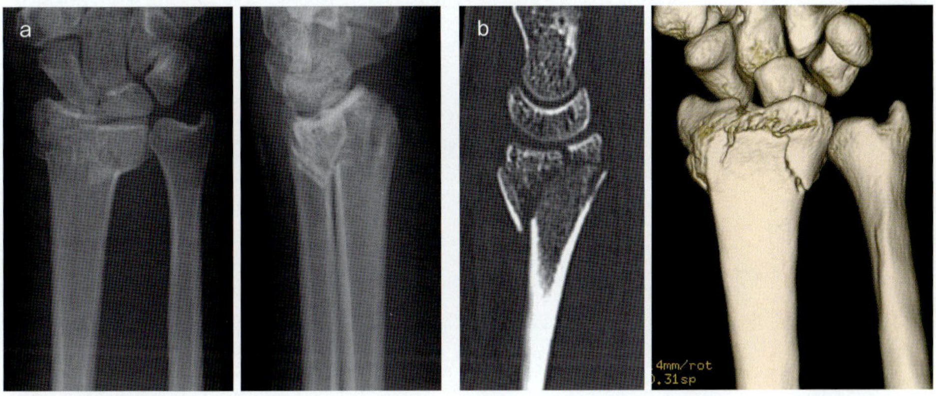

図5　術前画像所見
a：手関節X線写真
b：再構成および3D-CT画像
月状骨窩掌側を含む骨片の掌側骨皮質長は少ない．

3 適応における特徴[2)]

月状骨窩を含む遠位骨片の掌側骨皮質長が関節面から10 mm以上あれば近位設置型のV17を，それ未満であれば遠位設置型のV7を用いる(図4)．これは関節内骨折においても変わらず，関節面の骨折形態はプレート選択にとって二義的な要素になっている．ただし，高齢者のSmith骨折に対して近位設置型PLPを使用すると，術後に経時的なPTの増加が生じかねないため[3)]，現在では掌側骨皮質長に関係なくSmith骨折では遠位設置型のV7を使用している．

4 使用法[4, 5)]

a. 症例

18歳男性，関節内Colles骨折(AO分類23-C 3.2)(図5)．

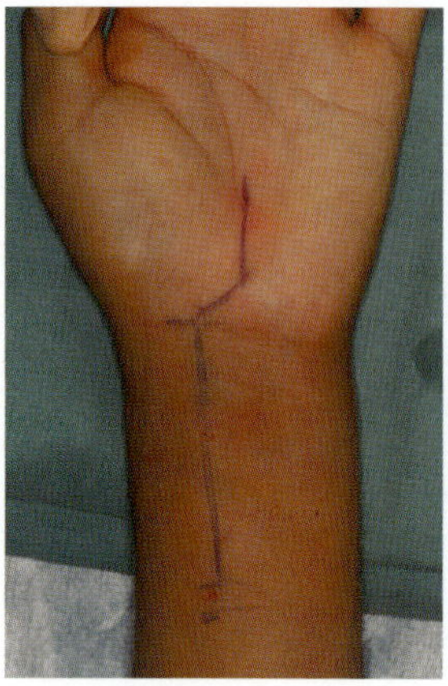

図6　皮切

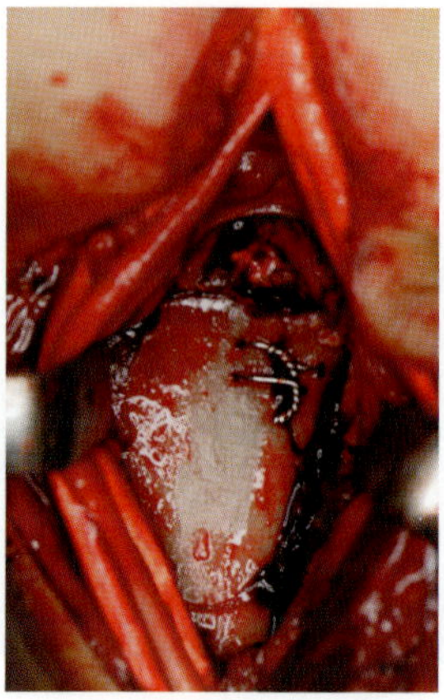

図7　掌側骨皮質の整復
骨片同士を骨内鋼線締結法で固定する．

b. PLP選択

月状骨窩掌側を含む骨片の掌側骨皮質長が6 mmであるためV7を使用する．

c. 皮切（図6）

橈側手根屈筋（flexor carpi radialis：FCR）上から手首皮線を越えて，手掌部へいたる皮切を用いる．これは月状骨窩の掌側縁を十分露出するためだけでなく，V7の関節近傍設置によって起こりうる手根管症候群の発症を予防する目的も有している．ただし，掌側骨皮質長が10 mm未満であってもwatershed lineにかからない骨折やV17使用症例ではFCR上だけの皮切でよい．

d. 展開

FCRの尺側から展開した．詳細はプレート固定における共通項を参照．

e. 掌側骨皮質の整復

先に粉砕している近位骨片の掌尺側骨皮質の連続性を再建する．粉砕骨片に径1.2 mm Kirschner鋼線で骨孔をあけ，そこに25もしくは27ゲージの軟鋼線を通して骨片同士を骨内鋼線締結法で固定する（図7）．その後，手関節を掌屈させて遠位・近位両骨片間の掌側骨皮質の連続性を獲得し，その整復位を維持するために畳んだ滅菌敷布を手部背側に置く．

なお，筆者はcondylar stabilizing（CS）法は行っていないが，Dual Loc® Radiiシステムでも他のmonoaxial PLPと同程度のCS法は実施可能である．

f. PLPと近位骨片の固定

透視下にプレート・アーム部が遠位骨片を支え，かつプレート・シャフトが近位骨片と正面に対峙している位置を決定したあと，最初に皮質骨スクリューをプレート・シャ

コラム❶

通常，転位した掌側骨皮質の連続性は骨折部から挿入したエレバトリウムを梃子にし（図8a），近位および遠位骨片間の嵌合を外しながら，近位骨片を背側へ押し込むことで獲得する（図8b）．この際梃子の支点は骨質がよく，粉砕を免れていることが多い近位骨片の掌尺側縁とする．

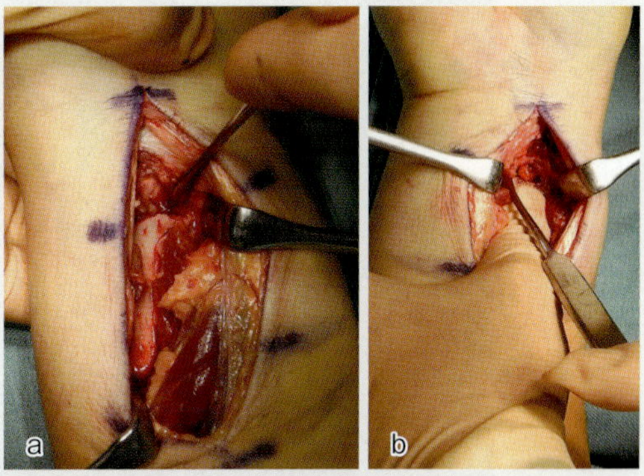

図8　掌側骨皮質の整復方法

a：骨折部にエレバトリウムを挿入する．
b：近位骨片を背側へ押し込む．

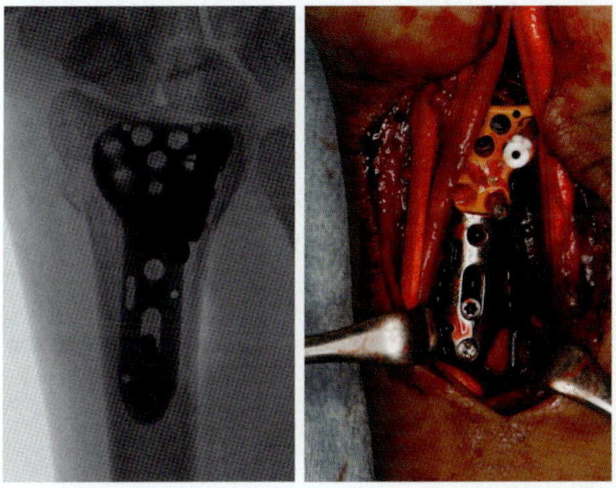

図9　PLPと近位骨片の固定

プレートの設置高位が適切であればプレート・シャフト部正円孔に皮質骨スクリューを挿入する．

コラム❷

側転位が残ったままプレート・シャフト部と近位骨片を固定すると，プレート・アーム部と遠位骨片のアライメントは一致しない．この遺残している側転位は近位骨片にランゲンベック扁平鉤（1A）を引っかけ助手の片手で橈側へ牽引し，もう一方の手で手関節を尺屈させて整復する．

フト部楕円孔に挿入する．透視でプレートの設置高位が適切であることを確認したあと，プレート・シャフト部正円孔に皮質骨スクリューを挿入する（図9）．

g. PLPと遠位骨片の圧着・固定

プレート圧着鉗子を用いて遠位骨片からのプレートの浮き上がりを抑える（図10a）．

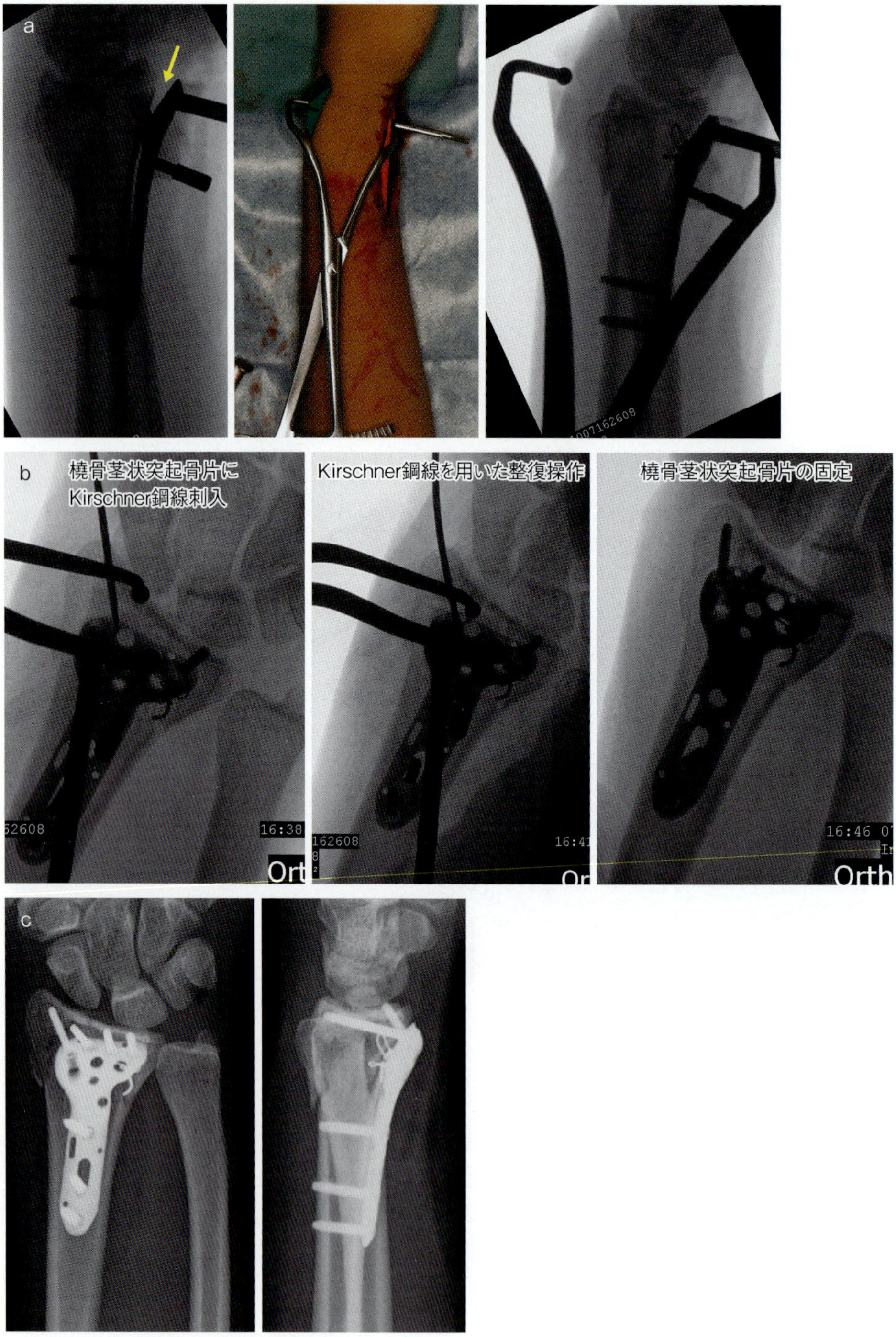

図10　PLPと遠位骨片の圧着・固定

a：遠位骨片に対するプレートの浮き上がり（矢印）をプレート圧着鉗子で抑える．

b：転位している橈骨茎状突起骨片は径1.5 mmのKirschner鋼線を骨片に挿入し，それを整復道具として用いながら固定する．

c：残りの最遠位ロッキングホールにも，順次ロッキングピンないしスクリューを挿入する．

コラム❸

筆者は関節面骨片をすべて捉えるようにプレート・アーム部にロッキングピンまたはスクリューを挿入しているわけでない．しかし，背尺側関節面を含む骨片（die-punch骨片）が転位している症例では背側から展開し，その骨片を整復せざるを得ないこともある．この場合，die-punch骨片の固定には1/4円プレートを使用している（図11）．

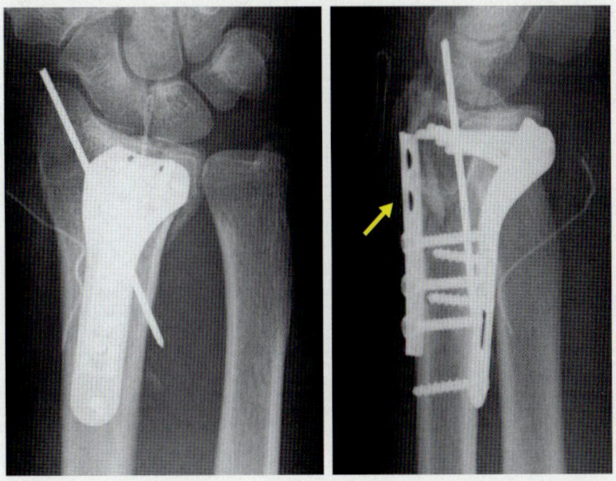

図11 背尺側関節面骨片に対する追加固定
1/4円プレート（矢印）を使用している．

透視下に掌側および尺側骨皮質の連続性が獲得され，プレート・アーム部と遠位骨片が接していることを確認する．この際，骨皮質の連続性（特に掌側）が得られていなければ獲得できるまで整復操作を繰り返す．アライメントに注意しながら，最初にプレート・アーム部最尺側のロッキングホールにロッキングピンないしスクリューを挿入する．転位している橈骨茎状突起骨片は径1.5 mmのKirschner鋼線を骨片に挿入し，これを整復道具として用いながら橈骨茎状突起骨片に向けて最橈側のロッキングホールからロッキングピンまたはスクリューを挿入する（図10b）．最後に残りの最遠位ロッキングホールを順次固定していく（図10c）．

◉ 文献

1) 森谷浩治：新規開発したwatershed lineを越えない掌側ロッキングプレートで内固定した橈骨遠位端骨折の治療成績．骨折 **33**：779-782，2011
2) 森谷浩治ほか：掌側ロッキングプレートによる橈骨遠位端関節内骨折の治療成績．整・災外 **56**：173-178，2013
3) 森谷浩治ほか：高齢者Smith骨折に対する掌側ロッキングプレート固定の治療成績．日手会誌 **35**：86-90，2018
4) 森谷浩治：掌側アプローチによるプレート固定．橈骨遠位端骨折—進歩と治療法の選択，斎藤英彦ほか（編），金原出版，東京，p.182-188，2010
5) 森谷浩治ほか：Colles骨折に対する掌側ロッキングプレート設置における掌側皮質骨整復．東北整災誌 **55**：10-12，2011

f VariAX

1 概要

VariAX Distal Radius Locking Plate System（以下，VariAX）は，2010年1月から国内で使用が可能になった掌側ロッキングプレートである（図1）．プレート遠位の厚みが2 mmとlow profileで，その形状は，2004年にOrbayらが報告したwatershed line[1)]を考慮してデザインされている．長母指屈筋腱断裂などの術後の屈筋腱トラブルを回避する狙いがあるとともに，いわゆるkey stoneである月状骨窩掌側骨片（以下VLF骨片）の固定にも優れている．

また，ロッキング機構は，スクリューホールから円錐状の範囲内（各方向15°）でプレートと固定する，polyaxial locking plate systemを採用している．ドリルスリーブを，そのスクリューホールの基本方向へ向けてはめ込み，そこからスリーブが可動する範囲内ならロッキングが可能である．2012年に追加発売されたAiming Block（エイミングブロック）（図2）を用いると，よりスムーズなスクリュー挿入が可能になるが，polyaxial lockingを行うことはできなくなる．

すべてのプレートホールに，2.7 mmロッキングスクリュー，2.7 mmノンロッキングスクリュー，2.0 mmロッキングピンを選択できる．また，スクリュー先端は，伸筋腱損傷のリスクを軽減することを目的に，カッティングフルートのない鈍なデザインとなっている．

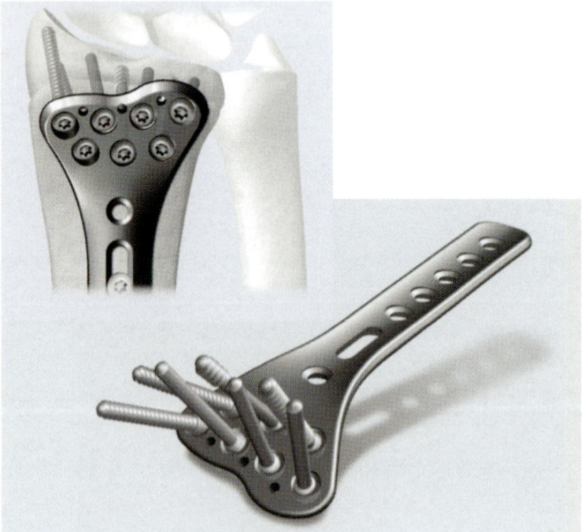

図1　VariAX Distal Radius System
（日本ストライカー　製品カタログより）

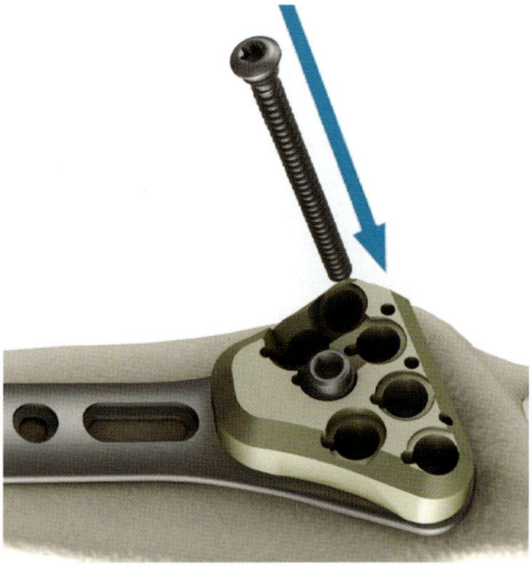

図2　Aiming Block
（日本ストライカー　製品カタログより）

遠位幅に応じてスモール(22 mm)とミディアム(27.5 mm)を，骨折長に応じてショート(55.6 mm)とロング(75.9 mm)のバリエーションを選択できる．加えて2012年3月，骨幹部にまで縦割れが及ぶような骨折に備えて，ロッキングプレートXXL(ダブルエクストラロング)(最長189 mmまで)が各種のバリエーションに加えられた．

発売当初，プレート遠位の横幅の問題として，日本人，こと女性においては，ミディアムは大き過ぎ，自然とスモールを使用する機会が多かった．スモールでは最遠位のロッキングスクリューが3本と，固定性に不安があった．この問題点を受け，2014年，日本人の骨形状へのよりよい適合性を目指し，遠位幅にミディアムナロー(25 mm)が追加発売された．このミディアムナローは，日本人女性でも適合性がよく，最遠位に4本のロッキングスクリューが挿入可能で，著者としては，サイズバリエーションの問題が解決されたと感じている．更に2017年5月には，ミディアムナローのみ，長さのバリエーションとしてエクストラショートが追加発売された．長さはこれで十分な症例がほとんどであり，著者らは，ミディアムナローのエクストラショートを選択するケースが多い．

2 適応における特徴

VariAXは，プレート遠位をwatershed lineに合わせるように尺側遠位へ迫り出した形状をしている．その他の，プレート遠位をradial inclinationに合わせた機種と異なり，VLF骨片をより遠位まで支持したい症例に適している．

掌側皮質の骨折線がwatershed lineよりも遠位にある，いわゆるrim骨折でも，本プレートのsubchondral supportにより治療が可能である．ただし，VLF骨片を有し，かつそれが小さくて本プレートではバットレス効果が得られそうにない骨折に対しての使用は避けるべきある．

subchondral supportをより強固にする方法に，DSS法がある．本法は，本プレートの開発者であるOrbayがmonoaxial locking plateの開発時に考案し，報告した考え方である[2]．Mehlingは，この方法をpolyaxial locking plateで再現するよう応用し，報告した[3]．VariAXの大きな特徴のひとつが，polyaxial locking plate systemを採用していることであるが，これを利用してDSS法を行うと，monoaxial locking plateと異なり，volar tiltの個体差に対応することが可能になる．

3 使用法

骨折部の展開に先立ち，intra-focal pinning法に準じ，大まかな整復を行う(図3)．その際，鋼線の先は掌側骨皮質を貫かず，骨髄内に入れておけば，のちに微調整するのに便利である．その後，trans-FCR approachで骨折部を展開する．掌側の骨折部は，先の操作により大まかには整復されているが，不十分であれば微調整を行う．橈骨の尺側縁を基準にプレートを設置し，仮固定したあと，近位の楕円ホールにコーティカルスクリューを挿入して比較的ゆるめにとめておく．透視も利用しながらwatershed lineを越えてないことを確認し，必要なら微調整して先のスクリューを締める．術前のCT

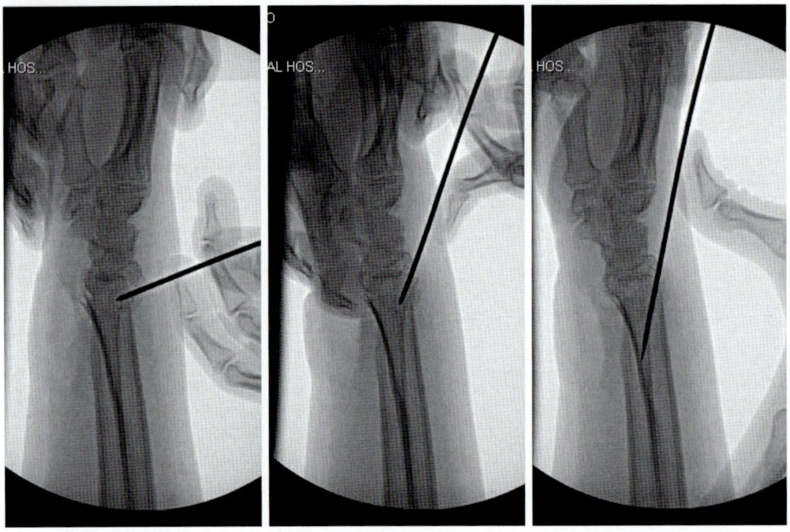

図3 intra-focal pinning法による仮整復

で，関節内骨折の転位が大きいことが予想される場合には，ここで手関節鏡を併用し，関節面を整復して仮固定した後，透視下に遠位のロッキングスクリューを挿入していく．その際，DSS法に準じて，軟骨下骨を支えるようにドリルスリーブを“振って”ドリリングし，遠位スクリューを挿入する．著者らはこのドリリング時，ドリルスリーブは矢状方向にのみ振るように心がけている．そのあとに近位のロッキングスクリューを挿入固定し，方形回内筋を縫合して閉創する．

VariAXはプレート遠位の厚みが2 mmとlow profileであるものの，遠位掌側皮質から浮き上がるようでは，屈筋腱障害の原因になる．すなわち，関節面の背屈転位を残さないように整復しなければならない．intra-focal pinningによる整復後も，なおプレートの浮き上がりが残存した場合，遠位スクリューの挿入前に，intra-focal pinを近位に進めたり，プレートと手関節背側とを骨把持鉗子で圧したりなどして，プレート遠位を橈骨皮質に圧着させる(図4)．

骨粗鬆の強くない単純関節外骨折例ではDSS法を用いる必要はなく，遠位1列だけの固定でも問題はない．

・症例

90歳，女性．右橈骨遠位端骨折(AO：C 1)に対し(図5)．受傷後3日目に手術を施行した(図6)．使用プレートサイズは，ミディアムナローのショートである．

4 問題点

VariAXの特徴であるpolyaxial lockingが，また欠点にもなりうるという報告が散見される[4〜6]．monoaxial lockingに比べてangular stabilityが弱い可能性があるとするものである．確かに，VariAXのロッキング機構は，最後に締めきる際の術者の手ごたえに依存するところが大きい．VariAXでpolyaxial lockingを行うには，ドリルスリーブをホールの基本方向へ向けてはめ込み，それを中心に各方向15°，円錐状の可動範囲

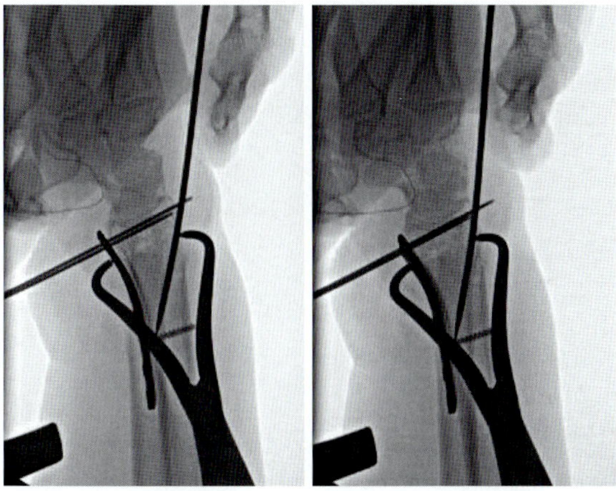

図4 遠位骨片の整復
(プレートの浮き上がりの解消)

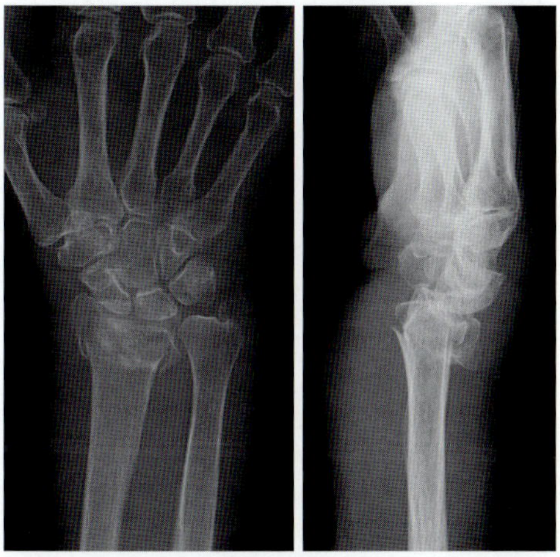

図5 受傷時の単純X線像

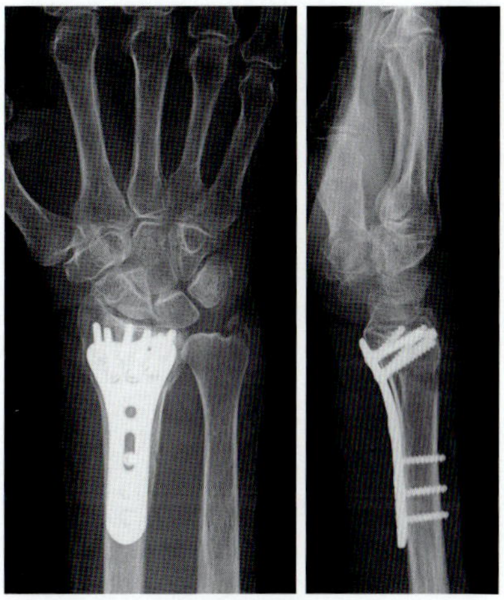

図6 術後の単純X線像

内でドリリングする必要がある. monoaxial locking plateの, ねじ式スリーブを用いる場合と違って, 慣れを要する.

また, DSS法を実践するには, 自然と透視時間が長くなり, 被曝量が大きくなる. 著者らは, 整復位の確認に手関節鏡視を用いているものの, 軟骨下骨へスクリューを挿入する手助けになるのはやはり透視画像であり, 鏡視がその代役を担うものではない.

● 文献
1) Orbay JL, Fernandes DL : Volar fixed angle plate fixation for unstable distal radius fractures in the elderly patients. JHS **29** : 96-102, 2004
2) Orbay J : Current concepts in volar fixed-angle fixation of unstable distal radius fractures. Clin Orthop **445** : 58-67, 2006
3) Mehling I et al : Multidirectional Palmar Fixed-Angle Plate Fixation for Unstable Distal Radius Fracture. Handchir Mikrochir Plast Chir **39** : 29-33, 2007

コラム❶ ロッキング機構

VariAXのロッキング機構には，トルクレンチなどを用いない．スクリューを締めこんだ際，「ぐにゅっ」という最後の手ごたえを以てロッキングが完成する．スクリューヘッドをなめないようにしっかりと軸圧をかけながら締め，確実にangular stabilityを得ることが肝要である．

コラム❷ 遠位ドリルガイドの使用法

VariAXのロッキングホールは，各ホールにつき基本方向が決められており，それを中心に各15°の円錐状方向へ振ってロッキングすることができる．Aiming Blockが用意されているので，事前にこれをみて，各スクリューホールの基本挿入方向をイメージしておくとよい．

4) 蓮尾隆明：橈骨遠位端骨折に対するMatrix Smart Lock plateの治療成績．骨折 **31**：225-228, 2009
5) 川崎恵吉，稲垣克記：Polyaxial locking plate：APTUS2.5によるAO分類C型橈骨遠位端骨折の治療成績．骨折 **32**：240-243, 2010
6) 山口和男，山崎　久：スクリュー挿入角度が調節可能な掌側ロッキングプレートを用いた橈骨遠位端骨折の治療．骨折 **32**：693-696，2010

g MODE

1 概要

MODE Distal Radius Plate（以下MODEプレート）は，日本人中高年女性のCTデータの解析により解剖学的形状の再現をコンセプトに開発されたロッキングプレートシステムである[1]．プレートは方形回内筋窩に設置され，遠位2列のfixed angle screwが関節面を3次元的に支持する構造となっている．

2 特徴

橈骨遠位部掌側に合わせてwatershed lineを超えずに設置するようにデザインされている．プレート遠位部は橈骨の形状に合わせて回外方向へ4°のひねりが加えられ，尺側は橈側より若干長く，厚さは薄い（図1a）．遠位側のfixed angle screw 2列の組み合わせにより橈骨関節面を支持するDSS構造となっている（図1b）．横断面で見ると，遠位スクリューは尺側へ9°から橈側へ20°の傾斜を持って広がるように刺入され（図1c），また最近位のスクリューは尺側へ8°傾けて刺入されることによりプレートの引き抜き強度を高めている．遠位部の幅によりナロウ，スタンダード，ワイドの3種類があり，長さはそれぞれのプレートについて近位3，4，5穴がある．

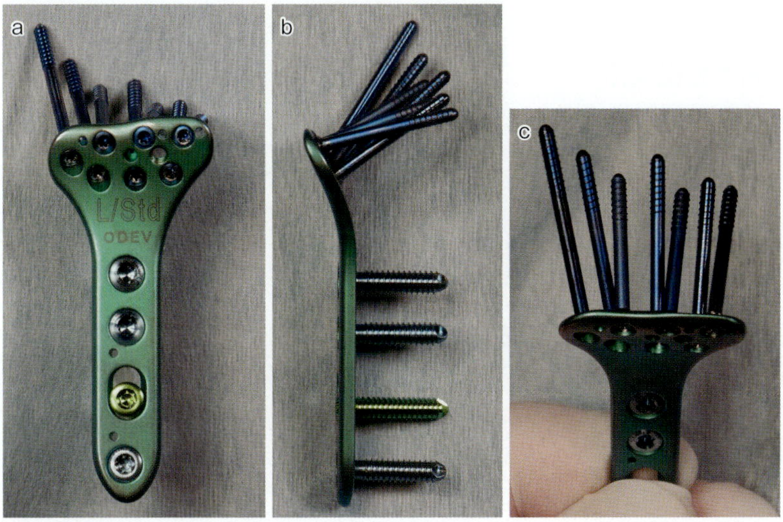

図1　MODEプレートの外観

a：正面
b：側面
c：遠位側ロッキングスクリュー

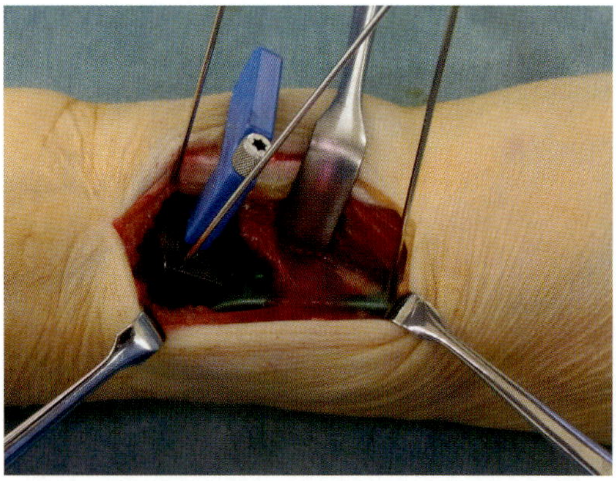

図2 プレートの仮固定
通常，遠位側2箇所，近位側1箇所にガイドピンを刺入して仮固定する．

3 適応における特徴

日本人のデータからデザインされているため橈骨遠位端によく適合し，fixed angle screwによりスクリューの関節内穿破のリスクを抑えつつ良好なsubchondral supportが得られることから，多くの関節内，外骨折が適応となる．

近位設置型プレートであるため，骨折が関節面に近すぎる場合は適応とならない．また，骨折が骨幹部まで及ぶ場合にはプレートの長さが足りないことがある．関節内骨折でgapが大きいものに関しては，補助的な内固定の追加や他のプレートの選択も考慮に入れる必要がある．

4 使用法

著者が行っている実際の使用法を，主に関節外骨折について述べる．

a. 進入路と整復操作

手術進入路はtrans-FCR approachで行う．

整復操作は，共通項の透視下整復を参照のこと．

整復位が得られたら，1.6～1.8 mmのKirschner鋼線を橈骨茎状突起から近位骨幹部に向けて刺入し，骨折を仮固定する．

b. プレートの選択と位置決め，仮固定

トライアル用プレートを骨折部にあて透視にてプレートサイズを選択する．プレートにドリルガイドジグを取り付け，プレートの位置を調整しKirschner鋼線ホールに1.2 mmガイドピンを刺入して仮固定する(図2)．遠位側のワイヤーホールは隣接するスクリューと同じ方向を向いているので，これを指標に関節面までの距離やスクリューの方向を予測し，プレートの位置決めをする．術後の指屈筋腱断裂のリスクを避けるため，プレートをwatershed lineを越えない位置で骨表面に密着させることが重要である．MODEのシステムのなかにはプレート圧着用の鉗子がないので，筆者は大きめの

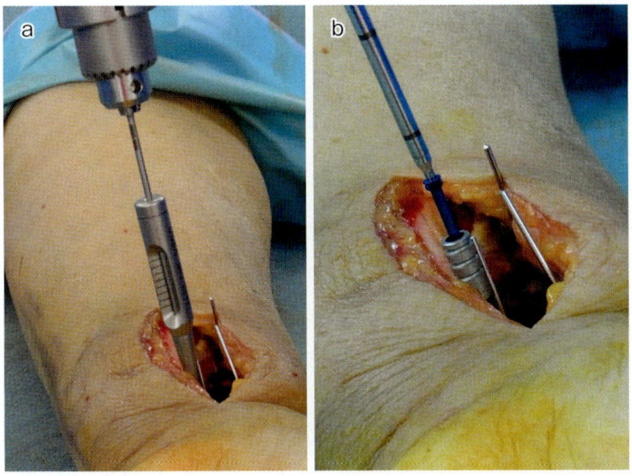

図3　プレートの固定
a：ドリルスリーブを用いてのドリリング
b：インサーションスリーブを通してスクリューを挿入．

骨把持鉗子を代用している．関節内骨折では，プレートの遠位尺側がkey stoneとなる掌尺側骨片を確実に捉えている必要がある．

c. プレートの固定

遠位部のドリリングはドリルガイドジグにドリルスリーブを取り付けて行う（図3a）．ドリリングは透視で確認しながら背側の皮質を貫かないように注意する．伸筋腱は透視でみえる橈骨背側の輪郭よりも掌側を走行していることに注意すべきである．茎状突起へのドリリングも透視の方向を適宜変更して，皮質を貫かないように気をつける．スクリュー長の計測にはデプスロッドを使用する．デプスロッドの先が皮質を貫いていないことを確認しながら計測する．ドリリング時に背側皮質を貫いたり，背側に骨折線がある場合は計測より短めのスクリューを選択する．

遠位側のスクリューには1/3マイクロスレッドスクリューと2.5 mmスクリューがあるが，通常は前者を使用し，関節内骨折の離開が危惧される場合は2.5 mmスクリューを使用する．スクリュー挿入にはインサーションスリーブを使用する（図3b）．トルクドライバーは，最後にカチッと音がした時点で回転をとめる．関節内にスクリューが刺入されていないことを透視で確認する．

近位側のスクリューは，はじめにオーバルホールのコーティカルスクリュー，その後ロッキングスクリューの順で刺入する．Bicorticalで固定する場合は計測値より1～2 mm長いスクリューを選択する．

背側転位型骨折で整復時に十分なPTが得られない場合は，condylar stabilizingによる整復操作を行う．

掌側転位型骨折の場合はプレートのバットレス効果を利用するため，プレートをKirschner鋼線で仮固定した後，最初にオーバルホールのコーティカルスクリューでプレートを圧着固定し，必要に応じてプレートの位置を調整し，その後，遠位ロッキングスクリュー，近位ロッキングスクリューの順で固定する．

コラム❶ 術中整復位の確認は健側X線像を指標に

PTは個人差が大きい[3]．もともとPTが大きな患者の場合，一般的なPTを指標にして整復を行うと固定時にプレート遠位部が橈骨から浮いてしまい（図4），術後屈筋腱断裂のリスクが高まる（X章-Aの図5参照）．よって，整復の際は必ず健側のPTを指標にしなければならない．X線透視中に健側のPTと比較するのは困難だが，健側の橈骨長軸と関節面の傾きを図式化して透明なシートに描き，術中の透視モニターの側面に直接貼って，これを基準にすると整復の確認が容易である[4]．Joy stick操作により健側に合わせてPTを矯正する（X章-Aの図5参照）．

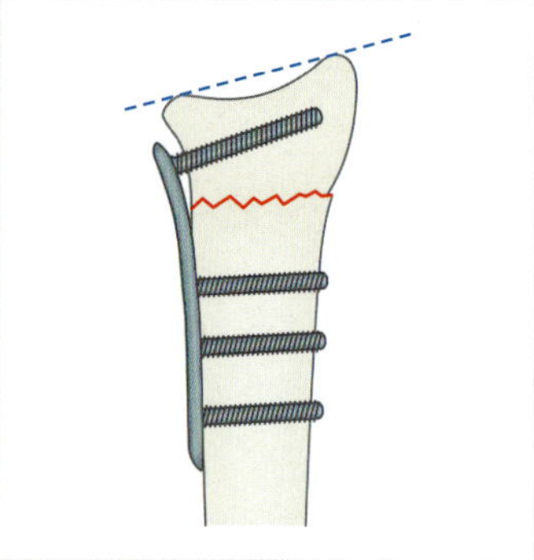

図4　コラム1
PTが大きな患者の場合，一般的なPTを指標にして整復を行うとプレート固定時に遠位部が橈骨から浮いてしまう．

コラム❷ 掌側転位型で整復が安定しないとき

掌側転位型で整復が安定しない場合は1.6 mmほどのKirschner鋼線を骨折部から背側に抜き，Kirschner鋼線の端を骨折部にわずかに引っかけるようにしておくとプレート固定の操作が容易である（図5）．

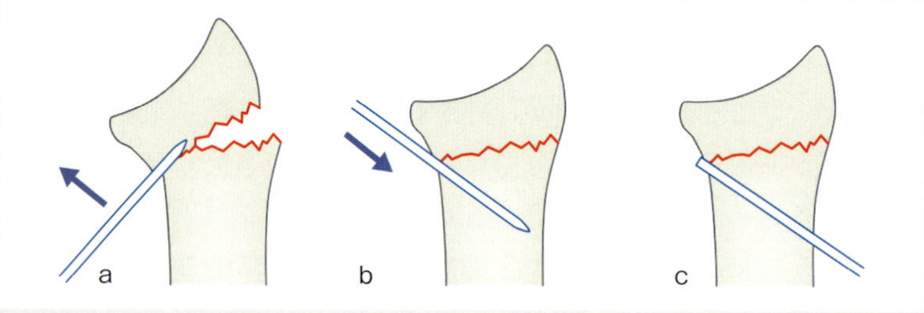

図5　コラム2
a：1.6 mmほどのKirschner鋼線の尖端を用いて骨折部の陥入を外す．
b：Kirschner鋼線を背側に抜く．
c：Kirschner鋼線の端をわずかに骨折部に引っかけて整復を安定させる．

● 文献
1) 佐々木　孝：MODE Distal Radius Plateを用いた橈骨遠位端骨折に対する掌側ロッキングプレート固定—合併症を回避するために．J MIOS **75**：73-83, 2015
2) Ozer K et al：Dorsal tangential view of the wrist to detect screw penetration to the dorsal cortex of the distal radius after volar fixed-angle plating. HAND **6**：190-193, 2011
3) Gartland JJ et al：Evaluation of healed Colles' fractures. J Bone Joint Surg **33A**：895-907, 1951
4) 山中一良ほか：橈骨遠位端骨折に対する術中テンプレート法の有用性．骨折 **32**：265-267, 2010

h APTUS

1 概要

2008年に日本に導入され，スイスにあるMEDARTIS社が作製し，日本ではMES社が販売している．多種類のプレートを有し，日本では橈側のsmall fragment plate，背側のH字型，掌側には最初に発売されたCorrection plateや，baby foot，ADAPTIVE2，更に関節辺縁骨折用のrim plate，VLF plateが使用可能である．近位に及ぶ骨折には2種類の長さのCorrection long plateがある（図1）．

2 総論

APTUSプレートはすべてpolyaxial locking type（PLP）で，TriLock locking technologyというロッキング機構を有しており，各方向に15°，合計30°の角度でロッキングが可能である．スクリューはロッキングスクリューと皮質骨スクリューの2種類があり，径はすべて2.5 mmである．プレートの遠位は2列で，DSS法が可能である．器械のセットは一体化され梱包されており，このまま滅菌できる．日本でのみトルクレンチドライバー，プレートと掌側骨皮質を圧着させる鉗子がある．

3 各論

a. APTUS Correction plate

遠位の厚さは1.6 mmで，bending角度は19°である．プレート遠位は水平で高低差はなく，橈側が長めで，三角形の形状である．サイズバリエーションは 遠位列が4穴のstandard,と，5穴のwideがあり，4穴には2種類の長さの異なるものがある．更に骨幹部の骨折を固定すべく2種類の長さを持つエクストラロングプレートがあり，これにはTriLock plusという，骨折部の引き寄せとロッキングが同時に可能なコンプレッションホールを有している．

b. baby foot

遠位の厚さは1.6 mm，bending角度は19°である．プレート遠位は幼児の足の形状となっている．プレート掌側にウィンドウが設けてあり，ここからの関節面の整復や骨移植が可能である．遠位列が4穴である．プレート遠位のホールはベンディングが容易でmarginal fractureに対して使用できる（図2，図3）．

c. ADAPTIVE2（AD2）

遠位の厚さは2.0 mmで，bending角度は22°．プレート遠位は橈骨遠位尺側部の形状

a

		発売年度		サイズバリエーション						
		海外	日本	規格	左右	最遠位ホール	横幅(mm)	縦長(mm)	厚み(mm)	bending角度
1	掌側用コレクションプレート	2005年	2008年		有	4穴	22.3	51.1	1.6	19°
2	掌側用コレクションプレート	2005年	2009年	ロング	有	4穴	22.3	62.0	1.6	19°
3	掌側用コレクションプレート	2005年	2010年	ワイドロング	有	5穴	27.6	62.6	1.6	19°
4	掌側用アダプティブⅡプレート	2015年	2015年	Xナロー	有	3穴	19.0	50.0	2.0	22°
5	掌側用アダプティブⅡプレート	2015年	2015年		有	4穴	23.0	50.0	2.0	22°
6	掌側用アダプティブⅡプレート	2015年	2015年	ロング	有	4穴	23.0	62.0	2.0	22°
7	掌側用アダプティブⅡプレート	2015年	2015年	ワイド	有	5穴	26.0	50.0	2.0	22°
8	掌側用RIMプレート	2018年	2018年		有	4穴	22.5	51.1	1.8	22°
9	掌側用ベビーフットプレート	2005年	2010年		有	4穴	22.5	44.0	1.6	19°
10	掌側用XLプレート	2011年	2015年		有	4穴	22.0	104.0	1.8-3.2	19°
11	掌側用XLプレート	2011年	2015年	ミディアム	有	4穴	22.0	143.0	1.8-3.2	19°
12	背側用Hプレート	2005年	2008年		有	—	29.5	49.0	1.8-3.2	—
13	ストレートプレート	2005年	2008年	ストレート	無	—	6.5	33.5	1.3	0
14	ストレートプレート	2005年	2008年	Lプレート　L	有	—	12.5	33.5	1.3	—
15	スモールフラグメントプレート　VLF	2018年	2018年		有	2穴	19.0	41.5	1.6	30°

b

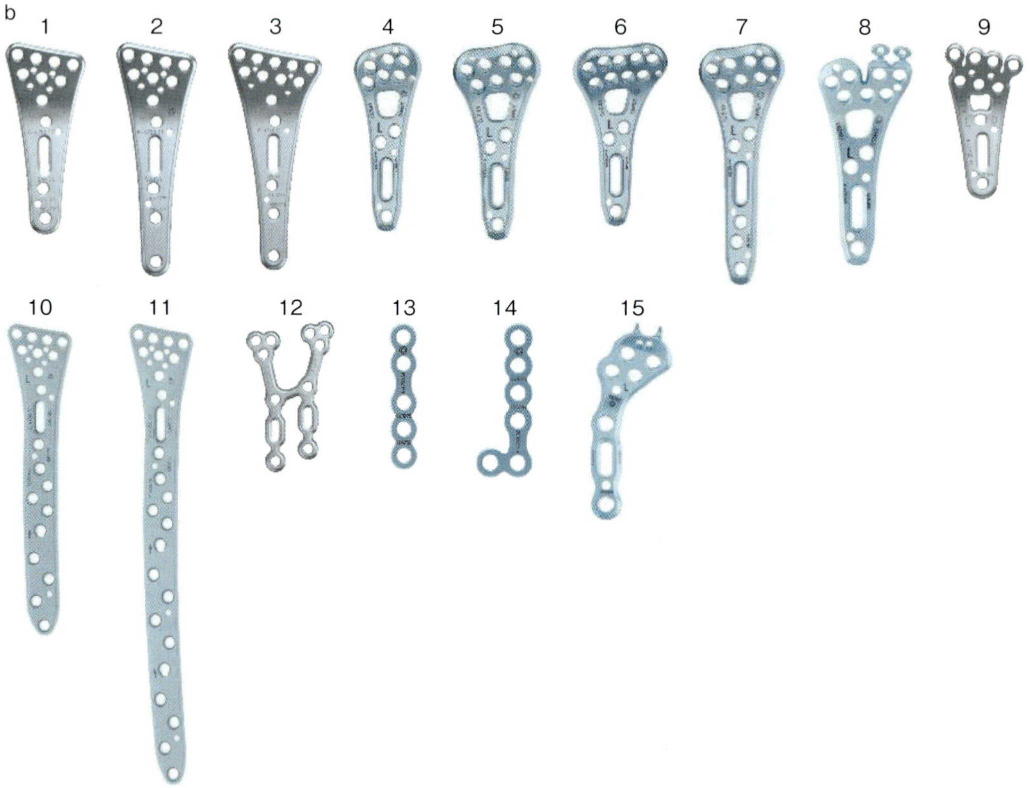

図1　APTUS plate set

a：プレート全種類の特徴

b：プレート写真

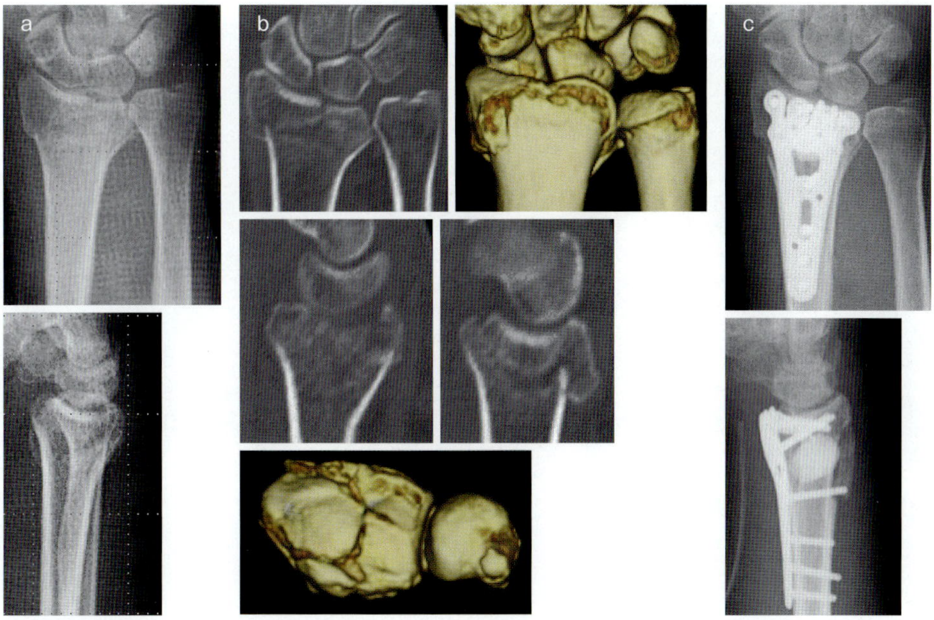

図2　症例1．73歳女性，AO-C3型，baby foot bending＋SWF法＋人工骨移植
a：受傷時単純X線像
b：受傷時CT画像
c：術直後単純X線像

に合うように作製され，watershed lineを越えないよう尺側が長めとなっている．プレート掌側にウィンドウがある．サイズバリエーションは4種類で，遠位列が3，4，5穴で，4穴には2種類の長さが存在する．3穴は日本人女性用に作製され，幅が19 mmと小さい．

d. 背側H字型プレート

遠位の厚さは1.8 mmで，bending角度は0°とストレートで，プレート遠位はH字型をなしている．症例に合わせてベンディングし形状を合わせる必要がある．Lister結節の尺側と橈側を支えるが橈骨茎状突起は抑えきれない．背側Barton骨折および背側Barton-chauffeur骨折に有用である[4]．

e. APTUS rim plate，VLF plate

2018年にmarginal fracture用に作製された．前者は双頭型で，尺側の遠位端にはflapが2個付き，mini screwを挿入可能である．遠位部は尺側が長い形状となっている．後者は掌側の尺側のみの形状で，先端にはフックがついている．サイズバリエーションはそれぞれ1種類のみ．

4 適応における特徴

背側Barton骨折＋chauffeur骨折や単独chauffeur骨折には，背側H字型プレートや

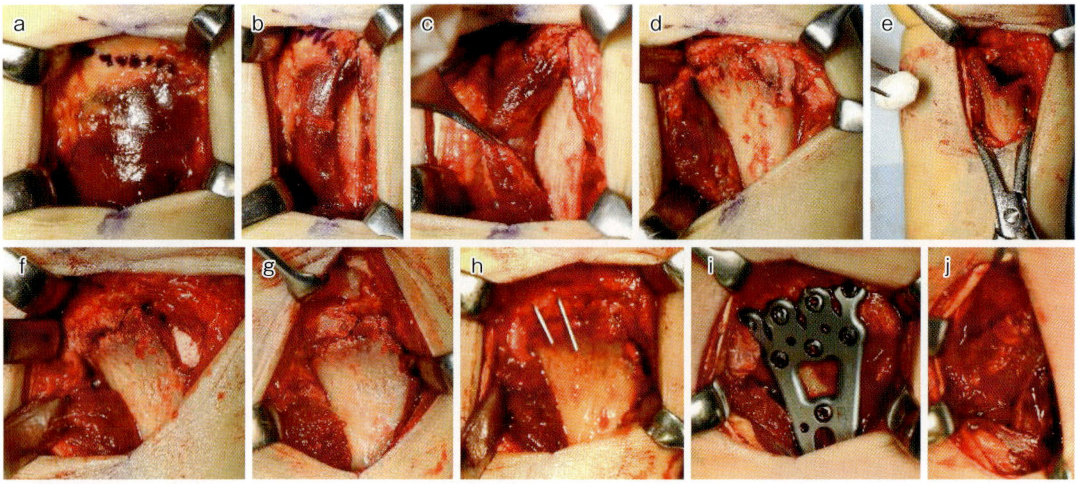

図3　症例1．術中写真

a：PQ切離部マーク
b, c：PQを骨から剥離
d：PQをL字に切離
e：extended FCR approach
f：橈側より人工骨移植
g, h：整復後SWF法
i：プレートをbendingして固定
j：PQ再縫合

small fragment plateのなかのストレートプレートを使用する．marginal fractureはVLF骨片の縦径が7～10 mmまでは，AD2かbaby footをより遠位に設置すれば固定は可能である．VLF骨片が7 mm未満の場合には，APTUS rim plateやVLF plateを選択する．更に掌側関節包に糸をかけてプレートに締結したり，spring wire fixation(SWF)法[5]などの追加手技を併用することもある．

5 使用法（通常のColles骨折の場合）

① trans FCR approachで展開する．尺側のみでなく，橈側の腕橈骨筋の付着部も剥離し，時に1st compartmentも開放するextended FCR aaproachを用いることもある（図3a～d）．

② 掌側の骨皮質を整復したのち，関節面を整復する．この際，経骨髄的あるいはjoy stick法で整復したり，人工骨を橈側より挿入したりする[6, 7]（図3e, f）．

③ 掌背側と橈尺側の転位を整復後に，橈骨茎状突起から1.8～2.0 mmのKirschner鋼線を近位骨片に挿入して仮固定する．

④ プレートのサイズを選択する．AD2には3種類の幅のサイズバリエーションがあり，遠位尺側に設置すれば，女性は4穴，男性は5穴のプレートでも骨幅におさまり，逆に橈側までしっかりと支えることができる．

⑤ 背側転位型では，distal firstで先に遠位を仮固定したのち，近位骨片内にもKirschner鋼線を挿入して，プレート設置位置を決定する．

⑥ volarlunate facet(VLF)骨片が小さい場合やwatershed line付近に横骨折線を認める場合には，プレートの設置位置が重要となる．ガイドブロックを使わずにプレートのみで最遠位に設置し仮固定したのちガイドブロックを設置する．また，VLF骨片が小さ過ぎて，スクリューでの固定が困難な場合には，0.8 mmのKirschner鋼線を挿入し曲げて1 cmで切除し，その上にプレートを設置する(SWF法)[5)](**図3h, i**)．

⑦ 鉗子を使用して掌側骨皮質とプレートを圧着する．遠位1列目から測定値の1 mm短いスクリューを挿入し最終締めは残す．2本以上スクリューが入ってから，トルクレンチでロッキングをかける．圧着鉗子を外して，遠位列中央にもスクリューを挿入して固定する．

⑧ 側面像でVT値が5〜10°あれば，近位を固定する．VT値が0°以下の場合は，condylar stabilizing法を行う．粗鬆骨では骨皮質とプレート間が開く，スクリューが海綿骨内を動く，PLPのロッキング機構の強度からスクリューとプレート部でゆるむ，などに注意する．

⑨ DSS法となるように，遠位2列目に背側の軟骨下骨に向けてドリルを挿入するが，ガイドブロックの2列目の方向では角度が足りずに，1列目と2列目が重なる程度にしかならない．そこで，ガイドブロックを外して，透視下の正面像で1列目のスクリューの合間をぬって，かつ側面像で関節面の穿破に注意しながら，関節面直下にドリルを挿入する．スクリューがすべて入ったところで，skyline viewを用いてスクリューが背側を貫通していないかチェックする．

⑩ 方形回内筋は，展開法がT字切開でもL字切開でも，近位PQの橈側縁を，遠位部のもとの位置ではなく，少し尺側の部位で再縫合する．FPLが滑走する遠位中央付近を覆えていればよい(**図3j**)．

手技のポイント

- 背尺側のdie-punch fragmentに対して橈骨遠位尺側の矢状径の1/4以下の薄い骨片であれば固定する必要はなく，1/4以上であれば掌側から2方向からのスクリューで固定する，関節内骨片選択的DSS法で固定することが可能である[8)]．ただし，背側骨皮質を貫通させると伸筋腱損傷をきたす危険性があり，skyline viewや斜位像で確認する．
- プレートの設置位置を決める際に，透視の正面像でしっかりと遠位橈尺関節が抜けるまで回外位にして，プレートを仮固定することが重要である．
- APTUSのロッキング機構では1回目のグニャとしたあとにもう1回締め込んで，2回目のグニャがくる手前まで締め込むと，最大強度となる．現在はトルクレンチが日本でのみ作製され，ゆるみの症例はなくなった．トルクレンチがない場合には，この締め込みに慣れる必要がある．
- PLPでcondylar stabilizing(CS)法を行う際には，強度不足になりがちであるので，CS法を行う前に2列目を入れる，もしくはCS法を行ったあとに2列目を入れて，必ずDSS法とする[10)]．

◉文献

1) 川崎恵吉ほか：橈骨遠位端骨折に対するpolyaxial locking plateの使用経験．整・災外 **52**：409-415, 2009
2) 岡松伸明ほか：橈骨遠位端骨折に対するpolyaxial locking plate:baby footの治療経験．骨折 **35**：538-541, 2013
3) 筒井完明ほか：橈骨遠位端骨折用掌側ロッキングプレートADAPTIVEにおけるプレート遠位橈尺側高低差有無による比較．日手会誌 **34**：752-755, 2018
4) 久保田　豊ほか：手根骨の脱臼を伴った背側Barton・chauffeur合併骨折の5例．日手会誌 **33**：319-322, 2016
5) Moore AM et al：Distal radius fractures and the volar lunate facet fragment: Kirschner wire fixation in addition to volar-locked plating. Hand **9**：230-236, 2014
6) 新妻　学ほか：橈骨遠位端骨折の関節外掌側皮質骨粉砕骨片と術後矯正損失の関連．日手会誌 **34**：720-723, 2018
7) 蜂須賀裕己ほか：粉砕を伴う橈骨遠位端骨折に対する人工骨ブロックを用いた整復法REGO（Radius En-Grafting Osteoplasty）の有用性．日手会誌 **30**：341-345, 2013
8) 石井英樹ほか：Skyline viewとPolyaxial Locking Plateを併用した関節内骨片選択的DSS固定法によるAO分類C3-2, 3型橈骨遠位端骨折の治療成績．日手会誌 **31**：778-781, 2015

i HYBRIX

1 概要

monoaxial掌側ロッキングプレート(VLP)とpolyaxial VLPの欠点を補い，それぞれの利点を生かして骨折部固定性をより向上させることを目的に，日本初のhybrid plateとして2015年に発売された．最遠位列ホールはmonoaxialロッキング機構，遠位2列目と橈骨茎状突起用ホールはpolyaxialロッキング機構となっており，double-tiered subchondral support(DSS)法が可能である．

2 特徴

HYBRIX(MIZUHO)はチタン合金製でプレート厚は2.0 mmである．日本におけるpolyaxial VLPはすべて純チタン製であるが，これはプレートとチタン合金のロッキングピン/スクリューをかみ合わせる必要性からプレート側は柔らかい純チタンとせざるを得なかったからである．しかし，HYBRIXは技術的困難さを克服してプレートもチタン合金として，従来のチタン合金製monoaxial VLPと同等のmonoaxial lockingの強度を実現し，かつlow-profileも同時に実現している(**図1a～c**)．プレート形状は日本人橈骨のCT画像をもとに橈骨遠位部と骨幹部のねじれを考慮した3次元形状で，橈骨との適合に優れる(**図1d**)．特に，プレート遠位部は橈骨の形状に沿って弯曲してbending角度も橈側から尺側に連続して変化しており，一定の角度ではない．

プレート設置位置は従来の近位設置型と遠位設置型の中間であり，中間位設置型プレートと呼称できる[1)]．プレート遠位部はwatershed lineにはかからずかつwatershed lineよりも掌側に突出しないので，屈筋腱との干渉は回避される(**図1e**)．

本プレート最大の特徴は最遠位列ロッキングホールをmonoaxial locking，遠位2列目と橈骨茎状突起用ホールをpolyaxial lockingとするhybrid構造である．更に，遠位2列目のpolyaxial lockingではブロックガイド装着時は0°から遠位方向に15°振ることが可能で，ブロックガイド非装着時は遠位－近位方向にそれぞれ15°振ることは可能であるが，橈尺側方向には振れない(**図2a, b**)．この構造により遠位2列目からの刺入では，X線透視側面像のみを確認することで最遠位列ピン/スクリューの隙間に自動的にドリルが刺入されるので，従来のpolyaxial VLPのようなX線透視正面像と側面像を繰り返し確認しながら最遠位列スクリューの隙間へドリルを刺入する煩雑な操作[2)]は不要である．一方，橈骨茎状突起用ホールではブロックガイド装着時は橈尺側方向にのみ3°ずつ，ブロックガイド非装着時は橈尺方向にそれぞれ15°振ることが可能である(**図2c**)．骨幹部ホールはmonoaxial lockingである．

ロッキングホールには2.0 mmロッキングピン，2.7 mmロッキングスクリュー，

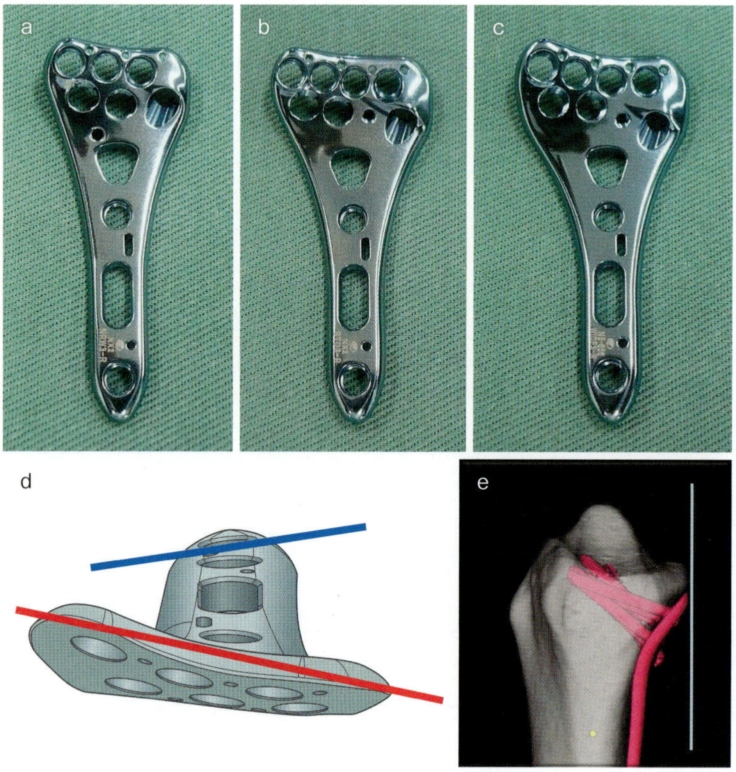

図1 HYBRIX plate system

a：narrow type．最遠位列ロッキングホールは3穴．

b：standard type．最遠位列ロッキングホールは4穴．

c：wide type．最遠位列ロッキングホールは4穴．

d：プレート遠位部と骨幹部のねじれ（シェーマ）

e：プレート遠位部はwatershed lineにはかからず，かつwatershed lineよりも掌側に突出しない．縦線はwatershed lineの掌側辺縁線（シェーマ）．

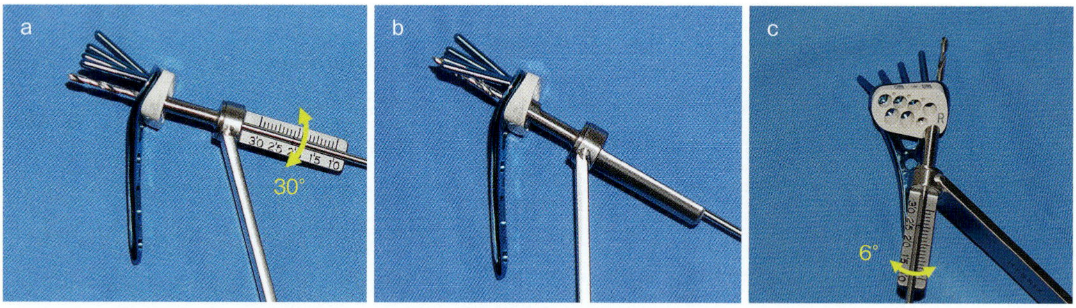

図2 ブロックガイド装着時の遠位2列目および橈骨茎状突起ホールのドリル刺入方法

a：遠位2列目刺入ポリアクシャルドリルガイドを用いると，近位－遠位方向に30°振ることが可能である．

b：遠位2列目刺入角度固定ドリルガイドを用いると，15°打ち上げられてDSS法となる．

c：橈骨茎状突起用ホールは橈尺側方向にのみ6°振ることが可能である．

2.7 mmロッキングハーフスクリュー，2.7 mmノンロッキングスクリューがそれぞれ使用可能であり，ピン/スクリューの長さは1 mm刻みで用意されている．プレートのサイズバリエーションは遠位幅20.5 mmのnarrow，23.0 mmのstandard，24.5 mmのwideの3種類に，骨幹部スクリューホールが3穴から7穴の5種類の組み合わせで計15種類となり，左右別仕様である（**図1a～c**）．

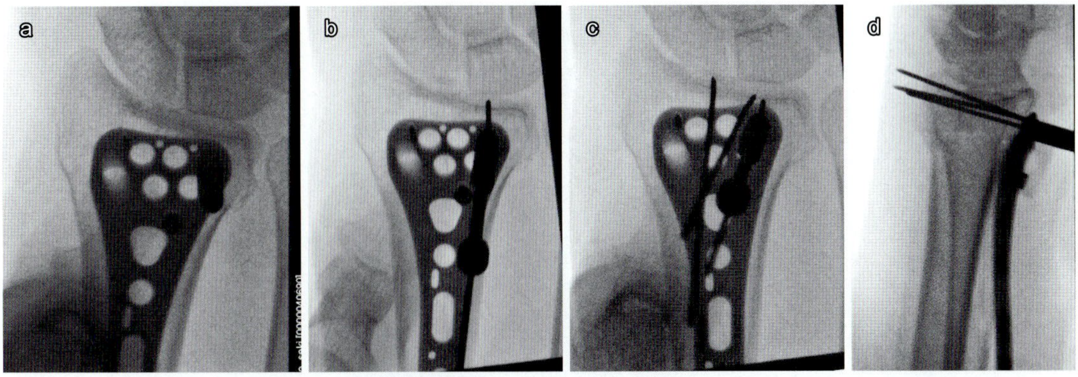

図3　プレート至適位置設置Kirschner鋼線仮固定

a：HYBRIXの最遠位列ロッキングホールの最尺側部に2.0 mmドリル用タワーガイドを固定して至適位置に設置.

b：タワーガイドに1.0 mm Kirschner鋼線用ガイドを挿入してKirschner鋼線を刺入固定．このKirschner鋼線の刺入位置はロッキングピン/スクリューの刺入位置と同一である.

c：仮固定用Kirschner鋼線ホールに 1.0 mm Kirschner鋼線を２本刺入固定.

d：側面像の３本のKirschner鋼線のうち，最近位部のKirschner鋼線が最尺側部ロッキングホールからKirschner鋼線用ガイドを通して挿入されているKirschner鋼線．このKirschner鋼線の刺入位置はロッキングピン/スクリューの刺入位置と同一である.

3　適応における特徴

関節外骨折や粉砕の軽度な関節内骨折では遠位骨片の固定はmonoaxial lockingの最遠位列および橈骨茎状突起の固定で十分な固定性が獲得できると考える[1,4,5]．一方，関節内粉砕骨折でlunate facet関節面の固定性をより高める必要のある場合は，最遠位列および橈骨茎状突起の固定に追加して遠位2列目のpolyaxialロッキングホールからfree handのドリルガイド(図2a)を用いて任意の角度に，あるいはDSS法用ドリルガイド(図2b)を用いてDSS法としてロッキングピン/スクリュー/ハーフスクリューを追加固定する[1].

4　使用法

a. 関節外骨折および粉砕の軽度な関節内骨折

HYBRIXの遠位部にブロックガイドを装着し，橈骨遠位骨片にプレートを設置する．プレートの至適位置をX線透視下に確認し，最遠位列ロッキングホールの最尺側部に2.0 mmドリル用タワーガイドを固定後(図3a)，タワーガイドに1.0 mm Kirschner鋼線用ガイドを挿入してKirschner鋼線を刺入固定する(図3b，図4f)．このKirschner鋼線の刺入位置はロッキングピン/スクリューの刺入位置と同一である(コラム1参照)．X線透視下に刺入位置を確認後に仮固定用Kirschner鋼線ホールに1.0 mm Kirschner鋼線を2～3本刺入固定する(図3c, d)．この時点でプレートと遠位骨片が密着していないときには付属の骨鉗子でプレートと遠位骨片を密着させる．この操作によりプレートは遠位骨片掌側骨皮質に密着した状態となるので，Colles型骨折ではプレート近位部は橈骨から離れた状態である．なお，condylar stabilizing(CS)用のデバイス

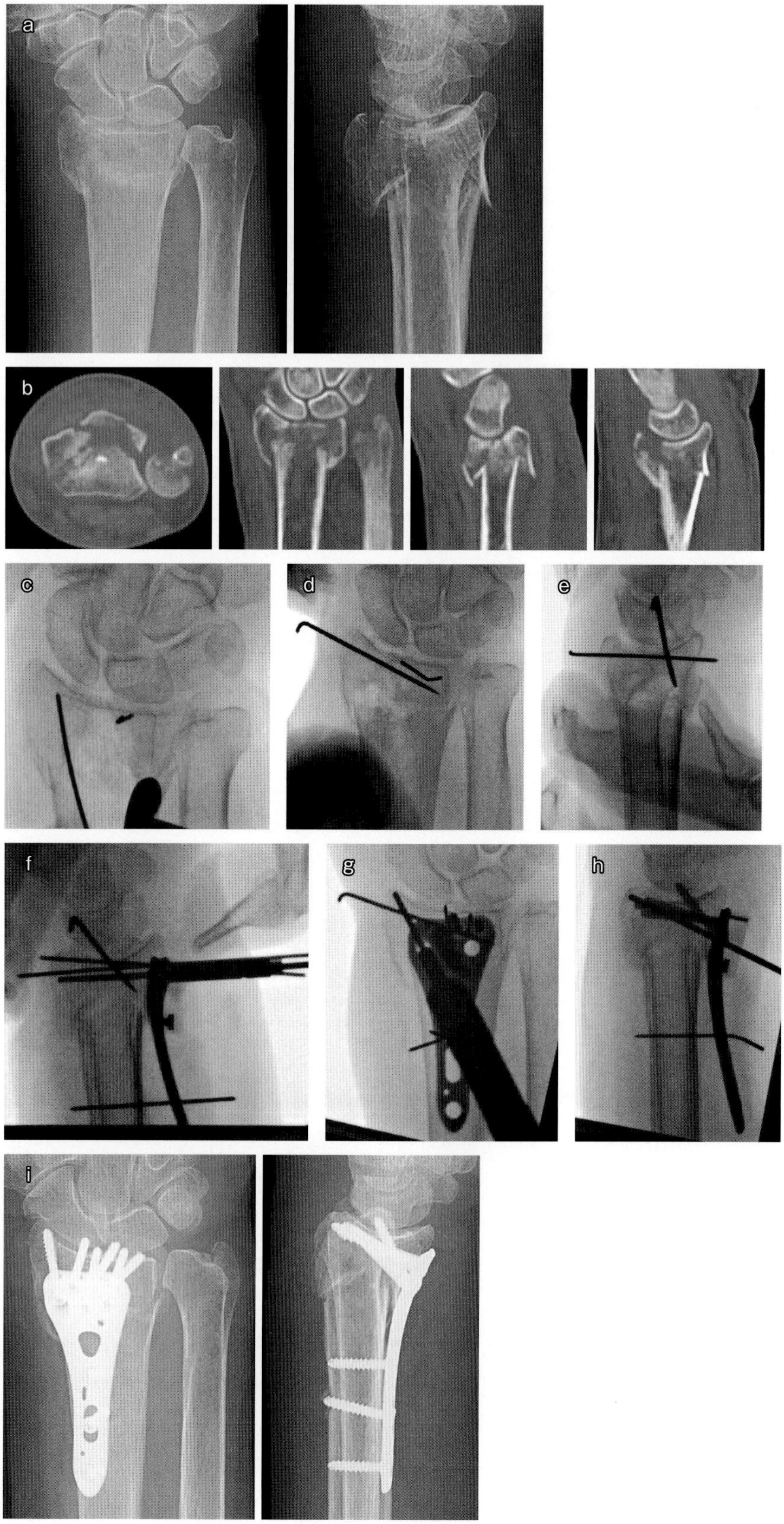
a
b
c
d
e
f
g
h
i

図4　85歳，女性，AO-C3.1型骨折

a：術前X線像.
b：CT，関節内骨片の転位は高度.
c：lunate facet骨折面を整復後に背側からKirschner鋼線で固定し，scaphoid facetの関節面を1.2 mm Kirschner鋼線にて経骨髄的に整復.
d, e：scaphoid facetの関節面を整復位に保ったままscaphoid facetとlunate facetを橈骨茎状突起側より1.5 mm Kirschner鋼線で固定.
f：最遠位列，最尺側部ロッキングホールのドリル用タワーガイドに1.0 mm Kirschner鋼線用ガイドを挿入してKirschner鋼線を刺入固定後にドリリングし，デプスゲージによるサイジング施行.
g：橈骨茎状突起用ホールよりpolyaxialドリルガイドを用いてX線透視下に橈骨茎状突起の至適位置にドリリングし，デプスゲージによるサイジング施行.
h：遠位2列目尺側ロッキングホールより刺入角度固定ドリルガイドを用いてドリリングし，デプスゲージによるサイジング施行.
i：術直後X線像．遠位2列目よりDSS法が施行されている．20°up側面像では橈骨の軟骨下骨部が広い範囲でロッキングピン/ハーフスクリューにより支持されている.

も用意されているので，本法を行うときにはプレート骨鉗子を使用せずにCS用デバイスをプレート近位部に取り付ける.

最遠位列ロッキングホールにタワーガイドを装着して2 mmドリルでドリリング後にロッキングピン/スクリュー/ハーフスクリューで固定する．関節外骨折例では最遠位列にはすべてロッキングピンを用いても固定性には問題はない[1, 4, 5]．橈骨茎状突起はfree handのドリルガイドを用いてX線透視下に至適位置にドリル後にロッキングハーフスクリューなどで固定する（図4g）.

骨幹部固定はColles型骨折ではプレート骨鉗子およびcondylar stabilizing法用デバイスどちらを用いた場合でもプレートと橈骨は離れた状態にあるので，徒手的にプレートと橈骨を密着させた状態で骨幹部用Kirschner鋼線仮固定ホールより2箇所Kirschner鋼線を仮固定したあとにプレート骨鉗子で固定するとプレートの位置が左右にずれずに仮固定できる．プレート楕円ホールにノンロッキングスクリューを刺入固定後にロッキングスクリューを固定する（コラム2参照）.

b. 関節内粉砕骨折

関節内粉砕骨折では最初に転位している関節面骨片を徒手整復する．徒手整復されない骨片は種々の整復手技を用いて整復する（図4a, b）[4, 5]．関節面前額断骨折では掌背側から遠位骨片に刺入した1.2 mm程度のKirschner鋼線によるjoy-stick操作で整復する（図4c）．Die-punch骨片や関節面陥凹骨片は経骨髄的に1.2 mmのKirschner鋼線で整復する（図4c）．いずれの整復操作でも整復位を保持するために1.0 mmや1.2 mmのKirschner鋼線で仮固定を行う（図4d, e）．このあとにプレートを設置して，最遠位列ロッキングホール（図4f）および橈骨茎状突起用ホールから前述のごとく遠位骨片を固定する（図4g）.

key stoneであるlunate facetの関節面はしっかりと固定する必要があるので，遠位2列目からpolyaxialドリルガイドを用いて任意の角度に，あるいは刺入角度固定ドリル

コラム❶ Kirschner鋼線の刺入位置

プレートを橈骨遠位部に最初に仮固定するときには，最遠位列ロッキングホールの最尺側部ホールに2.0 mmドリル用タワーガイドを固定し1.0 mm Kirschner鋼線用ガイドを挿入した状態でKirschner鋼線を刺入固定するが，このときに軟骨下骨より1～3 mm近位に刺入することがコツである．このKirschner鋼線の刺入位置はロッキングピン/スクリューの刺入位置と同一であるので，このあとに2 mmロッキングスクリュー/ピンを刺入すると結果的に軟骨下骨に接する良好な位置に挿入される．

コラム❷ スクリューサイズ

骨幹部のスクリュー固定では背側皮質を確実に貫いてかつ背側へのスクリュー突出を最小限にする考慮が必要である．以前著者達が使用していたDRV locking plate (MIZUHO)[3]や海外製VLPは骨幹部用スクリューのサイズが2 mm刻みのため，背側骨幹部へのスクリュー突出が2～3 mmとなっていることが多く，時に伸筋刺激症状を訴える症例があった．HYBRIXプレートシステムではスクリューサイズは1 mm刻みであるので，デプスゲージ測定値に1 mmを加えて背側に1 mm突出させる要領でスクリュー固定しており，伸筋刺激症状を訴える症例は皆無である．

ガイドを用いてDSS法としてロッキングピン/スクリュー/ハーフスクリューを刺入する(図4h)．このときは，X線透視側面像を確認しながらドリリングすることで最遠位列ロッキングピン/スクリューの隙間に自動的にドリルが刺入される(図4i)．X線透視正面像を確認する必要はない．

◉ 文献

1) 山本紘嗣ほか：ハイブリッド型掌側ロッキングプレートによる橈骨遠位端骨折の手術治療：Preliminary report．臨床整外 **52**：639-645, 2017
2) 川崎恵吉ほか：橈骨遠位端骨折に対する新戦略Polyaxial Locking Plateがもたらすメリット・デメリット．日手会誌 **29**：708-711, 2013
3) Osada D et al：Prospective Study of Distal Radius Fractures Treated with a Volar Locking Plate System. J Hand Surg **33-A**：691-700, 2008
4) 長田伝重ほか：橈骨遠位端骨折に対する掌側ロッキングプレート固定(特集；骨脆弱性骨折に対する手術療法の適応と実際)．関節外科 **32**：774-784, 2013
5) 長田伝重：橈骨遠位端骨折に対する掌側ロッキングプレートの合併症を回避するために－Hearty plateによる橈骨遠位端骨折の治療．整形外科最小侵襲手術ジャーナル **75**：53-61, 2015

j 尺骨遠位端骨折用プレート

橈骨遠位端骨折の約6％に尺骨遠位端骨折を伴うと報告されているが[1)]，その手術適応についての明確な基準はいまだない．

1 術前評価

手関節4方向のX線およびCTで橈骨・尺骨とも骨折型，骨折の転位・粉砕の程度を評価する．特に3D-CT画像は有用である．骨折型の分類にはBiyani分類[1)]などがある．

2 手術適応

橈骨遠位端骨折の内固定後に尺骨遠位端骨折部のアライメント不良あるいは不安定性の著明な症例が手術適応となる．Dennison[2)]は骨幹端部あるいは関節面の1/3以上の側方転位，10°以上の角状変形を適応としている．

3 手術手技

a. セッティング

トラクションタワーで牽引し，前腕の肢位を中間位とすることでプレートの尺側設置を容易とする(図1)．背側設置では尺側手根伸筋腱とのirritationが懸念され，掌側設置では手関節回内時に橈骨尺骨切痕と衝突し回内制限が生じる危険性がある．透視装置は上肢用のミニCアーム(GADELIUS ORTHOSCAN FD)を使用している．アームを水平位とし，中間位のまま前後像(図1a)と側面像(図1b)の透視が可能である．

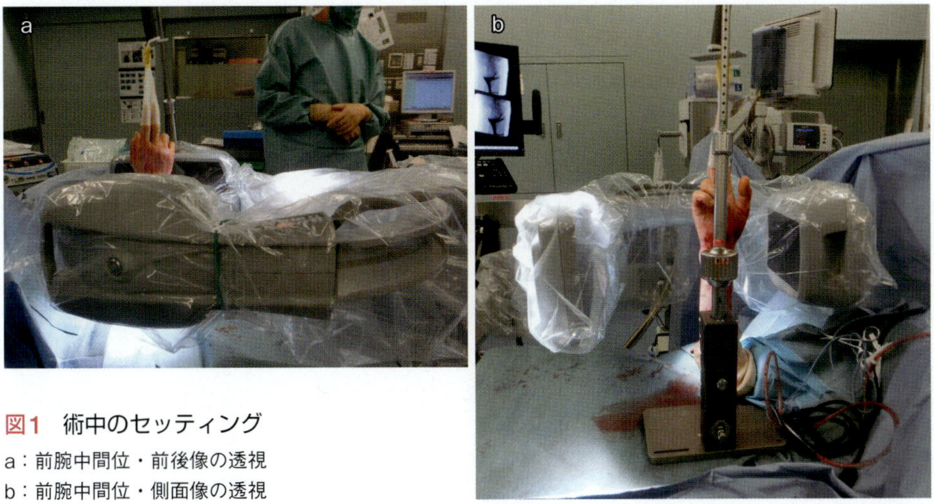

図1 術中のセッティング
a：前腕中間位・前後像の透視
b：前腕中間位・側面像の透視

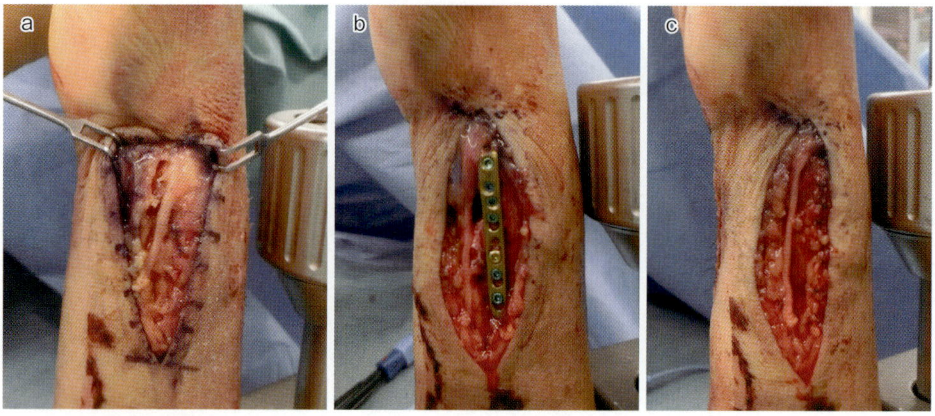

図2　尺骨神経背側枝

a：皮膚切開時，尺骨を露出する前．皮切遠位部に尺骨神経背側枝を認める．
b：プレート設置後．プレート遠位部付近を尺骨神経背側枝が走行する．
c：プレートを軟部組織で被覆すると，プレートと神経との接触はない．

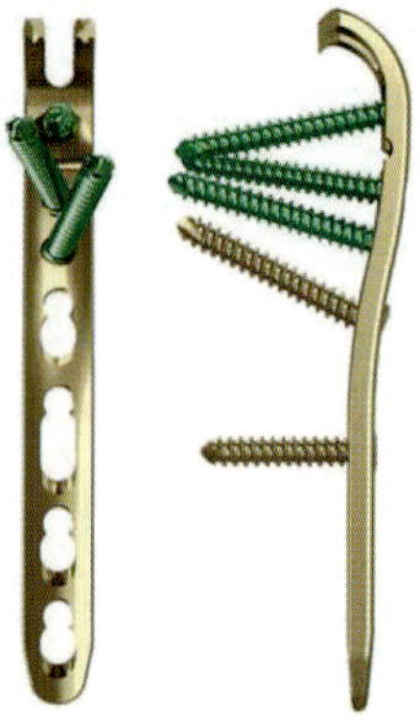

図3　DePuySynthes DISTAL ULNA PLATE

b. アプローチ

尺側に長軸切開を加え，尺側手根屈筋腱と尺側手根伸筋腱との間から展開していく．尺骨遠位端を露出する際，尺骨神経背側枝を（図2a），損傷しないよう注意深く展開する．プレートを設置するとプレート遠位部周辺を尺骨神経背側枝が走行することになるが（図2b），軟部組織でプレートを被覆することで神経と接触を避けられる（図2c）．抜去時の損傷には注意を要する．

c. 内固定

高齢者の場合，骨はかなり脆弱で，整復は容易ではない．徒手整復，intrafocal pinning，joy-stick手技などを駆使して整復する．骨折部が粉砕・圧潰し短縮している場合は人工骨を充填し，短縮を矯正する．プレートはDePuySynthes LCP DISTAL ULNA PLATE（図3）を使用している．このプレートは先端がフック状で，全体が尺骨遠位端に沿うアナトミカル形状であるので，ある程度整復できた状態であれば，フック

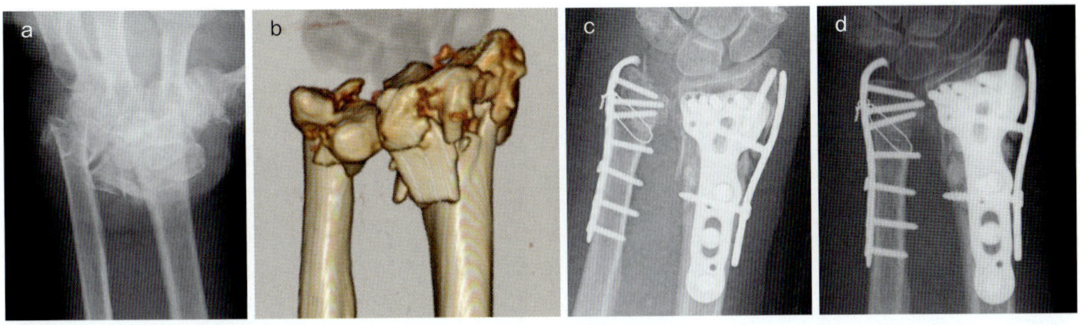

図4　術後に圧潰が生じた症例

74歳，女性，Biyani分類type2

a：受傷時X線正面像

b：整復後3D-CT．橈骨・尺骨とも関節面から骨幹端部にかけて粉砕を認めた．

c：術直後X線．プレート固定のみでは固定性が不十分なため，スーチャーワイヤーを使用したワイヤリング固定を追加した．

d：術後2ヵ月時X線．尺骨頭の圧潰を認めた．プレート先端の手根骨へのインピンジメントを認めた．

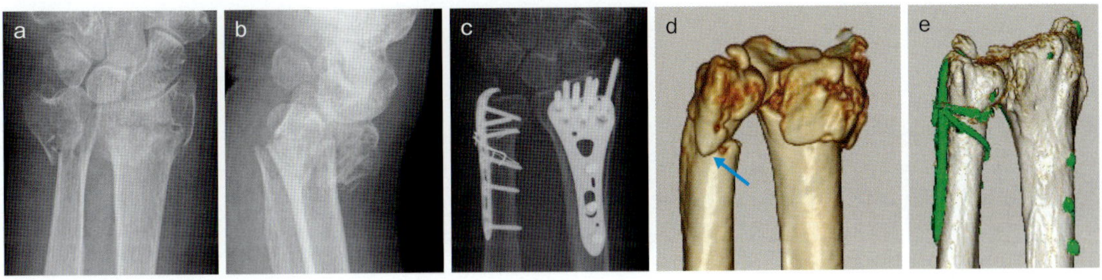

図5　追加固定を行った症例

77歳，女性，Biyani分類type3

a：受傷時X線・正面像

b：受傷時X線・側面像

c：術後X線・正面像

d, e：プレート固定のみでは矢印部の固定性が不十分であったため指骨ピンとスーチャーワイヤーを使用して追加固定を行った．

部を茎状突起にひっかけて骨幹部にプレートを圧着することで最終的な整復位が得られる．スクリュー径は2.0 mmであり，小柄な女性でも適合性がよい．最遠位のロッキングスクリューは尺骨頭の軟骨下骨に挿入し，subchondral supportを得るようにしているが，それでも骨脆弱性のため1例で術後の圧潰が生じた（図4）．この症例はのちに抜釘術を施行した．

プレート固定のみで固定性が不十分な場合はスーチャーワイヤーや細い指骨ピンなどを使用して追加固定を行う（図5）．

遠位端骨折を固定後，遠位橈尺関節（以下DRUJ）の不安定性を認めれば引き寄せ鋼線締結法による茎状突起骨折の固定を考慮する．

固定後に前腕回内外運動を行い，プレート・スクリューによる干渉がないことを確認する．

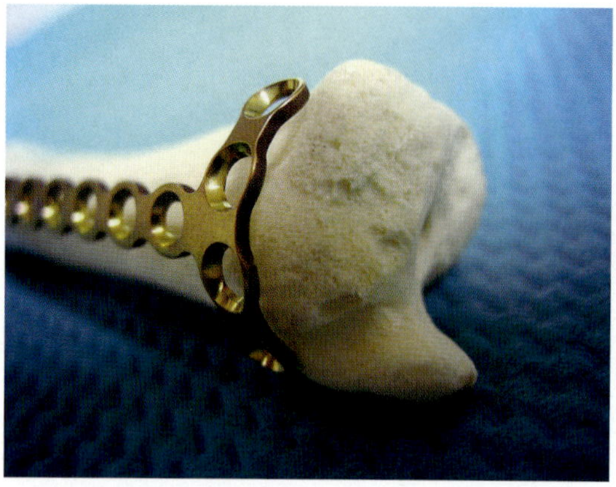

図6 Synthes MODULAR HAND SYSTEM
T型プレート1.5
尺骨頭を包み込むように設置する．
（寺浦英俊ほか：別冊整形外科 **56**：71-75，2009より引用）

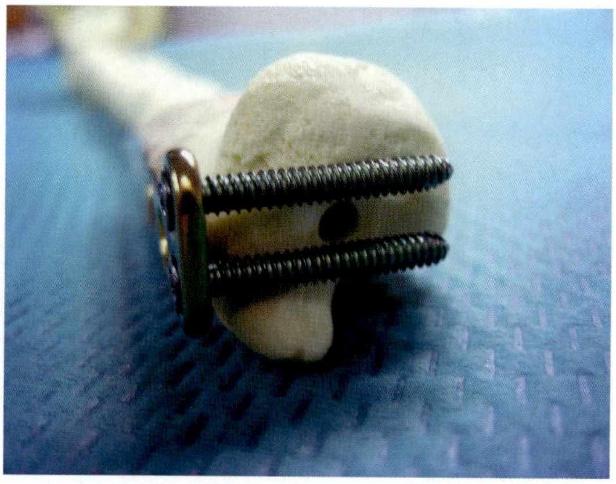

図7 Synthes LCP DISTAL RADIUS SYSTEM 2.4 L型
ロッキングスクリューの刺入イメージ
（寺浦英俊ほか：別冊整形外科 **56**：71-75，2009より引用）

4 プレート固定の変遷

a. ロッキングプレート開発以前

症例の多くは骨脆弱性を基盤とした橈骨遠位端骨折に伴うもので，尺骨遠位端自体も脆弱であり，ロッキングプレート開発以前は内固定の難易度が高かった．当初はSynthes MODULAR HAND SYSTEMのT型プレート1.5を使用していた（**図6**）．このプレートのT字部は円形状となっており，この部分で尺骨頭を包み込むように固定することで，ある程度の固定性が得られた．しかし，ノンロッキングスクリューのゆるみが懸念された．

b. ロッキングプレート開発以降

当初はSynthes LCP DISTAL RADIUS SYSTEM2.4 L型を使用した（**図7**）．遠位のL型部を尺骨頭に合わせてベンディングして遠位部をロックした．しかし，専用アナトミカルプレートでないため適合しにくく，至適位置への設置が困難であった．

5 現在日本で使用可能な主な尺骨遠位端骨折用ロッキングプレート

現在日本で使用可能な主な尺骨遠位端骨折用ロッキングプレートについて概要を表にまとめた（**表1**）（第Ⅳ章-G図10を参照）．

a. LCP DISTAL ULNA PLATE（DePuySynthes）

このプレートの特徴は，① プレート先端部に茎状突起に引っかけるフックを有する　② スクリュー径は2.0 mmで小柄な女性の骨でも適合性がよい　③ ロッキング機構はmonoaxialなので挿入位置は限定される　④ プレート長が46 mmの1種類のみなので

表1 プレート比較

メーカー	DePuySynthes	ホムズ技研	メイラ	エム・イー・システム	日本メディカルネクスト
製品名	LCP DISTAL ULNA PLATE	HAI DistalRadius and Ulna Locking Plate System	尺骨遠位端ロッキングプレート	APTUS 2.5 尺骨プレート	ACU-LOC VDU PLATE
左右	なし	あり	なし	なし	あり
形状	アナトミカル・先端がフック	コンディラー型	アナトミカル・ストレート	アナトミカル・先端がY字	アナトミカル・ストレート
スクリュー径	2.0 mm	2.7 mm	2.7 mm	2.5 mm	遠位：2.3 mm, 骨幹部：3.5 mm
ロッキング機構	monoaxial	monoaxial	monoaxial	polyaxial	monoaxial
サイズバリエーション	1種類	2種類	3種類	2種類	2種類
プレート長	7穴：46 mm	3穴：42 mm 5穴：58 mm	6穴：52.5 mm 7穴：60.0 mm 8穴：67.5 mm	スタンダード：46 mm ロング：67 mm	スタンダード：45 mm ロング：66.1 mm

骨折が骨幹部に及ぶ症例には適さない ⑤尺骨頭へ3本のロッキングスクリューが挿入可能 である.

b. HAI Distal Radius and Ulna Locking Plate System（ホムズ技研）

コンディラープレートで角度安定性を獲得する. 尺骨頭へはブレード1本とロッキングスクリュー1本のみの挿入となる.

c. 尺骨遠位端ロッキングプレート（メイラ）

サイズバリエーションが3種類あるので様々な骨折型に対応可能である.

d. APTUS 2.5尺骨プレート（エム・イー・システム）

先端がY字状で, ロッキング機構がpolyaxialなので尺骨頭の任意の位置へ3本のロッキングスクリュー挿入が可能である.

e. ACU-LOC VDU PLATE（日本メディカルネクスト）

骨幹部のスクリュー径が3.5 mmである点が日本人の高齢女性には大きい. 掌側設置用である.

6 症例提示（図8）

症例. 67歳, 女性.

転倒した際に左手をついて受傷した. 受傷時X線で橈骨遠位端骨折（A3.2）, 尺骨遠位端骨折（Biyani分類type3）を認め, 橈骨, 尺骨ともプレート固定を施行した. 最終調

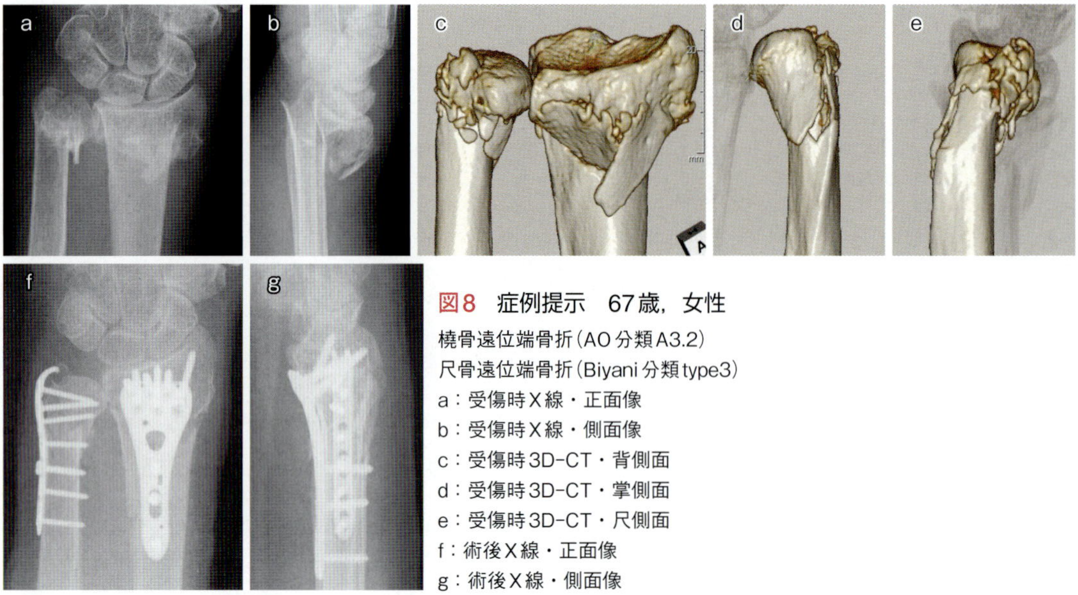

図8　症例提示　67歳，女性
橈骨遠位端骨折（AO分類A3.2）
尺骨遠位端骨折（Biyani分類type3）
a：受傷時X線・正面像
b：受傷時X線・側面像
c：受傷時3D-CT・背側面
d：受傷時3D-CT・掌側面
e：受傷時3D-CT・尺側面
f：術後X線・正面像
g：術後X線・側面像

査時，疼痛なく，矯正位損失は認めなかった．関節可動域は背屈80°，掌屈60°，回内85°，回外85°で左右差を認めなかった．握力は右20 kg，左17 kg（健側比85％）であった．Mayo Wrist Scoreは90点，Quick DASHは0点，PRWEは0点であった．

◉ 文献

1) Biyani A et al：Fractures of the distal radius and ulna. J Hand Surg Br **20**：357-364, 1995
2) Dennison DG：Open reduction and internal locked fixation of unstable distal ulna fractures with concomitant distal radius fracture. J Hand Surg Am **32**：801-805, 2007
3) 日本整形外科学会，日本手外科学会（監修）：橈骨遠位端骨折診療ガイドライン2017（改訂第2版），南江堂，東京，p.115-116，2017
4) 難波二郎：高齢者橈骨遠位端骨折に合併した尺骨遠位端骨折にORIFは必要か？ 骨折 **29**：680-683, 2007
5) Yoneda H et al：Primary excision of the ulnar head for fractures of the distal ulna associated with fractures of the distal radius in severe osteoporotic patients. J Hand Surg Eur **39**：293-299, 2013

手技のポイント

- あくまでも治療目的は手関節機能の再獲得であるので，橈骨遠位端骨折の固定をうまく施行することが前提である．
- 尺側から直視で見ているだけでは，転位が残存していることがわからないことがある．整復状態を透視で前後・側面ともに確認することが大切である．
- 尺骨神経背側枝を扱うときはルーペ装着のうえ，マイクロ攝子を使用したほうがよい．

索引

欧文索引

和文索引

橈骨遠位端骨折を究める — 診療の実践 A to Z

2019 年 4 月 10 日　発行

編集者 安部幸雄
発行者 小立鉦彦
発行所 株式会社 南 江 堂
〒113-8410 東京都文京区本郷三丁目 42 番 6 号
☎(出版) 03-3811-7236 (営業) 03-3811-7239
ホームページ https://www.nankodo.co.jp/
印刷・製本 公和図書
装丁 花村 広

Distal Radius Fractures

定価はカバーに表示してあります.
落丁・乱丁の場合はお取り替えいたします.
ご意見・お問い合わせはホームページまでお寄せください.

Printed and Bound in Japan
ISBN978-4-524-24537-6

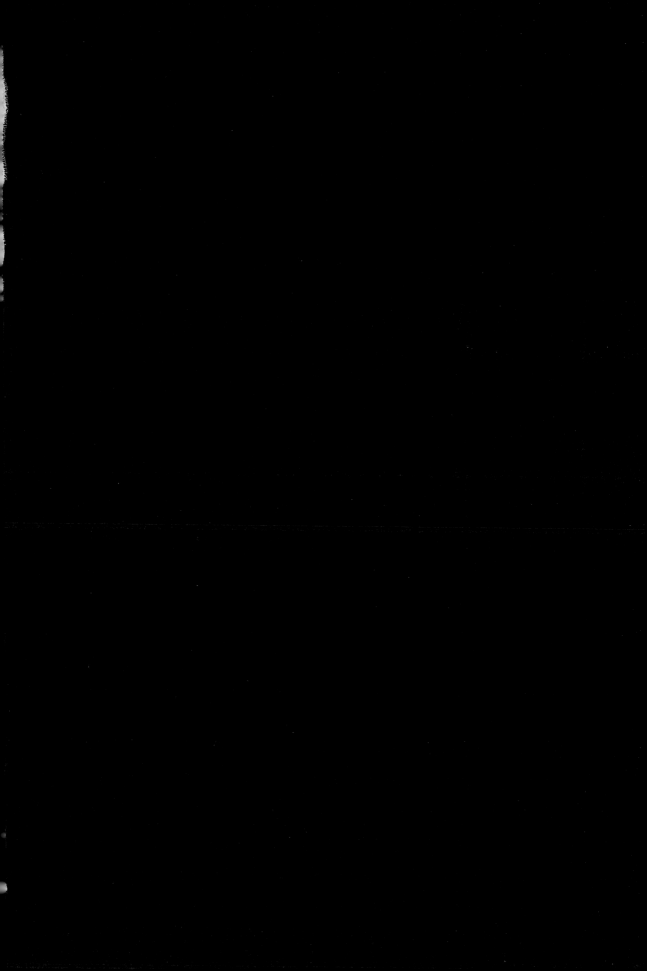